口腔疾病诊断与处理

肖传敏 ◎著

黑龙江科学技术出版社

图书在版编目(CIP)数据

口腔疾病诊断与处理 / 肖传敏著. -- 哈尔滨：黑龙江科学技术出版社，2022.7

ISBN 978-7-5719-1485-1

Ⅰ. ①口… Ⅱ. ①肖… Ⅲ. ①口腔疾病-诊疗 Ⅳ. ①R78

中国版本图书馆CIP数据核字(2022)第117439号

口腔疾病诊断与处理
KOUQIANG JIBING ZHENDUAN YU CHULI

作　　者　肖传敏
责任编辑　陈元长
封面设计　邓姗姗
出　　版　黑龙江科学技术出版社
　　　　　地址：哈尔滨市南岗区公安街70-2号　邮编：150007
　　　　　电话：（0451）53642106　传真：（0451）53642143
　　　　　网址：www.lkcbs.cn
发　　行　全国新华书店
印　　刷　哈尔滨双华印刷有限公司
开　　本　787mm×1092mm　1/16
印　　张　16.75
字　　数　397千字
版　　次　2022年7月第1版
印　　次　2022年7月第1次印刷
书　　号　ISBN 978-7-5719-1485-1
定　　价　58.00元

前　言

我国口腔医学事业发展迅速，尤其是在各类新闻媒体的影响及众多口腔同行的宣教下，人们对口腔保健的认识越来越深入。同时，在口腔流行病调查中发现，龋病、牙周病、牙列缺损、牙齿缺失的发病率非常高。在这一背景下，口腔临床技术更新非常快速，临床医师不仅需要加强临床学习，还要提升自身对新技术、新观念的运用能力。由此，笔者编写了本书，计划对基本技术及临床应用进行详述，以培养相关医师对口腔疾病的诊疗和修复、畸形矫治能力。

本书第一章先对口腔解剖进行简述；第二至第六章依次对牙周病、牙髓病、牙体慢性损伤、牙列缺损、根尖周疾病等口腔常见病的诊疗进行详述；第七至十一章依次对口腔正畸、口腔种植学、错𬌗畸形的矫治展开叙述。全书结构严谨、思路清晰，侧重临床口腔常见病诊疗及畸形矫治，并结合了当前口腔病学诊疗新思路、新技术，以及新器械的使用。编写本书的目的是给口腔科临床医师、进修人员、实习生等提供一本方便并且实用的工具书，完善知识体系，进而提升临床治疗效果。

鉴于编者水平有限，加之时间仓促，书中难免有瑕疵及不足之处，希望各位同仁不吝赐教、批评指正，共同为口腔医学发展做出贡献。

编　者

目 录

第一章　口腔解剖生理学

第一节　口腔解剖

口腔前壁为唇，经口裂通向外界，后方为口咽。牙槽骨及上下牙列将口腔分为两部分：牙列与唇、颊之间为口腔前庭，牙列以内为固有口腔。

一、口腔前庭

口腔前庭为位于唇、颊与牙列、牙龈及牙槽骨、牙弓之间的蹄铁形潜在腔隙，在张口时与固有口腔相通；在上下牙咬紧时，通过在其后部经翼下颌皱襞和最后磨牙远中面之间的空隙与固有口腔相通。口唇与颊部内面都衬有黏膜，中间为肌肉，外面为皮肤。口唇与颊黏膜移行于上下颌骨的牙槽突上，形成牙龈。

二、固有口腔

固有口腔亦称口腔本部，上方以软、硬腭为界，下方以口底为界，前方和两侧以上下牙齿和牙龈为界，后方与口咽相邻。固有口腔内大部分空间为舌所占据。

三、口腔的主要组织器官

（一）唇

唇构成口腔的前壁，分为上唇和下唇。上、下唇脱离接触时构成的通道称口裂，两侧联合处形成口角。唇组织结构由皮肤（外层）、肌层（中层）和黏膜（内层）组成。

1.皮肤

唇部皮肤较厚，与肌层附着紧密。唇部皮肤有丰富的汗腺、皮脂腺及毛囊，为疖、痈好发部位。

2.肌层

肌层主要为扁平成环状或椭圆状的口轮匝肌。手术或外伤时应将其对位缝合，以免形成较宽的瘢痕或隐裂。

3.黏膜下层和唇腺

黏膜下层主要由疏松结缔组织和较多纤细的弹力纤维组成。上、下唇动脉在唇红缘处形成冠状的动脉环，距黏膜近而隔皮肤较远，以手指可触及搏动。唇部手术时可以夹住此处暂时止血。此外还有许多小黏液腺，导管阻塞时容易形成黏液囊肿。

4.黏膜

上皮层较厚，略呈透明，有黏液腺开口，排出黏液。

（二）颊

颊位于面部两侧，形成口腔前庭的外侧壁。上界为颧骨下缘，下界为下颌骨下缘，后界为咬肌前缘，前界为唇面沟。颊的全层厚度为 1～3 cm，其厚度的大小直接影响面容丰满与否。

颊的组织结构由外向内如下所述。

1.皮肤

颊部皮肤较薄。

2.皮下组织

皮下组织为疏松的结缔组织,其内含数目不等的脂肪。在颊肌表面和颊、咬二肌之间有一团菲薄筋膜包裹的脂肪,称颊脂垫。其尖称颊脂垫尖,为下牙槽神经阻滞麻醉的重要标志。

3.颊筋膜

颊筋膜位于皮下组织的深面,覆盖于颊肌表面,在颊肌和向后的咽肌之间形成了翼下颌韧带。

4.颊肌

颊肌起自翼下颌韧带及其上下颌骨的比邻部分,腮腺导管穿过该肌。

5.黏膜下层

黏膜下层含有黏液腺。

6.黏膜

在上颌第二磨牙所对应的颊黏膜上有腮腺导管的开口。在颊黏膜偏后的区域,有时可见黏膜下有颗粒状黄色斑点,称为皮脂腺迷路或皮脂腺异位症。

(三)腭

腭分为前2/3的硬腭及后1/3的软腭两部分:硬腭在腭前部有骨质部分;软腭在腭后部有肌肉可活动部分。软腭后缘正中突出部为悬雍垂。腭参与发音、言语及吞咽等活动。腭表面有如下标志。

1.腭中缝

腭黏膜的正中线上有一很明显的黏膜缝,叫腭中缝。

2.切牙乳头

切牙乳头为位于两种切牙后面、腭中缝上的黏膜突起,其内为切牙孔,鼻腭神经、血管由此穿出向两侧分布于硬腭前1/3。切牙乳头是鼻腭神经局部麻醉的表面标志。

3.硬腭皱襞

硬腭皱襞位于切牙乳头两旁,为多条不规则的波浪形软组织横嵴。儿童或者青壮年时期比较明显,随着年龄增长而逐渐平缓。硬腭皱襞有辅助发音的功能。

4.腭大孔

腭大孔位于硬腭后缘前方约0.5 cm处,上颌第三磨牙腭侧,约相当于腭中缝至龈缘之外、中1/3处。此处黏膜稍凹陷,其深面为腭大孔,腭前神经及腭大血管经此孔向前分布于硬腭后2/3。此凹陷为腭大孔麻醉的表面标志。

5.上颌硬区

上颌硬区在上颌硬腭中央部分,黏膜薄且缺乏弹性。在硬区前部有时可出现不同程度的骨质隆起,称上颌隆突。

6.腭小凹

腭小凹为位于软、硬腭交界处腭中缝两旁的小孔,是腭部许多小唾液腺的开口。有些人没有腭小凹。

(四)舌

舌分为舌体和舌根两部分。前2/3为舌体，活动度大；后1/3为舌根，活动度小，参与咽前壁的构成。其前端为舌尖，上面为舌背，下面为舌腹。舌背黏膜粗糙，与舌肌紧密相连。舌体和舌根以其间的人字形沟为界。界沟的中点后面有一凹陷，为甲状舌管遗留下来的残迹，称为舌盲孔。

舌是由横纹肌组成的肌性器官。肌纤维呈纵横、上下等方向排列，因此舌能进行前伸、后缩、卷曲等多方向运动。舌前2/3遍布乳头，分下列四种：①丝状乳头，数目最多，但体积甚小，呈天鹅绒状，布于舌体上面，司一般感觉；②菌状乳头，数目较少，色红，分散于丝状乳头之间而稍大，有味蕾，司味觉；③轮廓乳头，一般为7～9个，体积最大，排列于界沟前方，乳头周围有深沟环绕，沟内有味蕾，司味觉；④叶状乳头，为5～8条并列皱襞，位于舌侧缘后部，含味蕾，司味觉。舌的感觉神经:舌体部为舌神经，舌根部为舌咽神经。舌的运动为舌下神经所支配。舌的味觉神经为面神经的鼓索交通支，该支加入舌神经，分布于舌背黏膜。

(五)口底

口底又称舌腹面或舌下面。黏膜薄而光滑，在中线处形成舌系带。舌系带过短或附丽点过前时，常造成语言、咀嚼障碍，需手术治疗。舌系带两侧各有一条黏膜皱襞，称舌下肉阜，为颌下腺导管和部分舌下腺导管的开口。

(六)牙列或牙弓

上、下颌牙分别在上、下颌牙槽骨上排列成连续的弓形，构成上、下牙列或牙弓。按照构成牙列的牙齿不同，分为恒牙列、乳牙列和混合牙列三种。恒牙列全部由恒牙组成，一般为尖圆形、椭圆形或方圆形。乳牙列全部由乳牙组成，形态近似半圆形。混合牙列中既有恒牙也有乳牙。

四、牙体解剖生理

牙齿是咀嚼器官的主要组织部分，同时也与发音和面貌外形有密切的关系。

(一)牙的分类、牙列及咬合关系

牙根据功能及形态分为切牙、尖牙、前磨牙和磨牙。根据牙齿所在部位可把牙分为前牙和后牙，前牙包括切牙和尖牙，后牙包括前磨牙和磨牙。上、下颌牙分别在上、下颌牙槽骨上排列成连续的弓形，构成上、下颌牙弓或牙列。上、下牙齿的互相接触关系，称为咬合关系。

(二)牙的类别

人一生中有两副牙齿，幼儿时期长出的一副称乳牙，6～18岁先后长出的一副称恒牙。乳牙20个，恒牙28～32个(图1-1)。根据牙的形态特点和功能特性，恒牙分为中切牙、侧切牙、尖牙、第一前磨牙、第二前磨牙、第一磨牙、第二磨牙、第三磨牙，乳牙分为乳中切牙、乳侧切牙、乳尖牙、第一乳磨牙、第二乳磨牙。

幼儿6个月左右开始萌出乳牙，2～3岁时，乳牙全部萌出。6岁前后开始长出恒牙，逐渐替换乳牙，12～13岁时，乳牙替换完毕，恒牙共长出28个。一般17岁后开始长出第三磨牙(真牙，又称智齿)。由于人类第三磨牙有退化趋势，因此也有的人终生不长智齿，或萌出数目不全，因此成人恒牙数目可以是28～32个。乳牙一般比恒牙小，形态上乳磨牙颈部宽而咬合面略小，恒磨牙咬合面宽而颈部略小，乳切牙冠部一般比恒切牙冠部短小且窄。在乳牙和恒牙交换时期，应注意两者的鉴别，避免误诊。

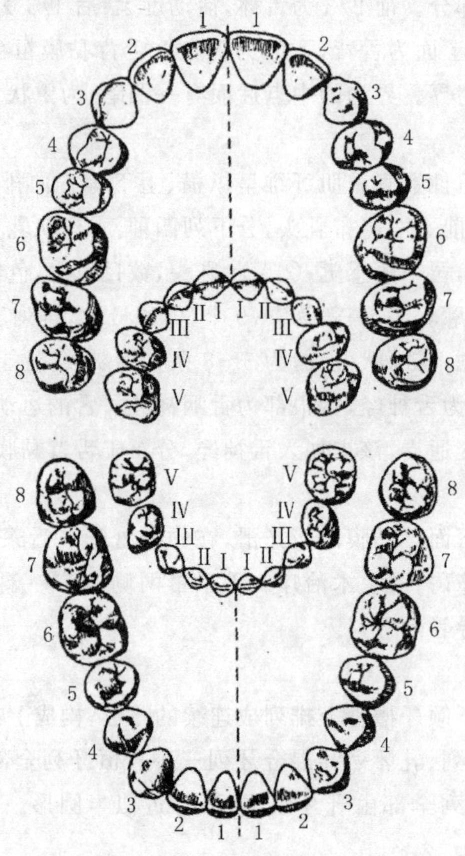

图 1-1　乳牙和恒牙

(三)牙位记录方法

1.常用部位记录法(或称坐标法)

以"＋"符号将上下牙弓分为四区，符号的水平线用以区分上下，垂直线用以区分左右，即$\begin{array}{c|c} A & B \\ \hline C & D \end{array}$。以阿拉伯数字 1 至 8 分别代表恒牙的中切牙至第三磨牙，以罗马数字Ⅰ至Ⅴ分别代表乳牙的中切牙至第二磨牙。如右上颌第一恒磨牙书写为$\underline{6|}$或 6A，左上颌第一乳磨牙书写为$\underline{|\text{Ⅳ}}$或ⅣB。

2.国际牙科联合会(FDI)记录法(FDI 法)

每一个牙齿都用两位数字来表示，第一位数字代表象限，第二位数字代表牙齿的名称。恒牙的象限编号为 1 到 4，从右上象限为 1 开始，顺时针依次为 2，3，4 象限。而乳牙的象限编号为 5 到 8，顺时针依次为 5，6，7，8 象限。1 代表恒牙右上区，2 代表恒牙左上区，3 代表恒牙左下区，4 代表恒牙右下区；5 代表乳牙右上区，6 代表乳牙左上区，7 代表乳牙左下区，8 代表乳牙右下区。恒牙的编号为 1 到 8，乳牙的编号为1 到 5，以从中线向后为序。

恒牙牙式：

18	17	16	15	14	13	12	11	21	22	23	24	25	26	27	28
48	47	46	45	44	43	42	41	31	32	33	34	35	36	37	38

乳牙牙式：

55	54	53	52	51	61	62	63	64	65
85	84	83	82	81	71	72	73	74	75

例如：上颌左侧第一恒磨牙记录为26，下颌右侧恒中切牙记录为41；上颌左侧第一乳磨牙记录为64，下颌右侧乳侧切牙记录为82。检查者在指明牙位时，应先读出代表象限的数字，然后读出代表牙位的数字。如上颌左侧第一恒磨牙应读“2，6”，而不读“26”。

(四)牙齿的表面特征

从外部观察，牙体由牙冠、牙颈及牙根三部分组成(图1-2)。

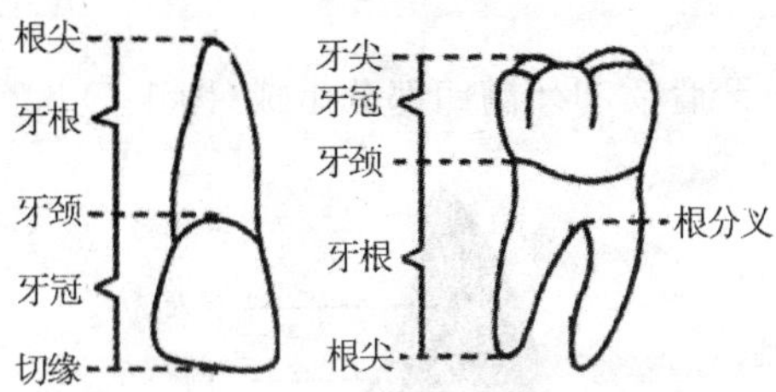

图1-2　牙齿的表面解剖名称

1.牙冠

牙体外层由牙釉质覆盖的部分，也就是在口腔内能见到的部分称牙冠。牙冠是发挥咀嚼功能的主要部分。牙冠的外形随其功能而异，功能较弱而单纯的牙，其牙冠外形也比较简单；功能较强而复杂的牙，其牙冠外形也比较复杂。

临床上为了实际工作需要，有临床牙冠和解剖牙冠的叫法。以牙颈为界，表面覆盖釉质的部分称为解剖牙冠，而临床牙冠是指显露于口腔内的牙体部分。青少年牙龈未萎缩，牙颈部未暴露，其临床牙冠小于解剖牙冠；中老年人牙龈萎缩，牙颈部暴露，其临床牙冠大于解剖牙冠。

牙冠有五个面，还有窝、沟、点隙等标志。各个面都有一定名称。

近中面和远中面：以正中线为准，每个牙冠靠近中线的一面称近中面，远离中线的一面称远中面。每个牙均有一个近中面和一个远中面。近、远中面统称为邻接面。

颊面和唇面：后牙靠近颊部的一面称颊面，前牙靠近唇部的一面称唇面。

舌面和腭面：前牙或后牙靠近舌侧的一面称舌面，上颌牙的舌面接近腭，故亦称腭面。

咬合面或切缘：上、下后牙相对咬合的一面称为咬合面，前牙没有咬合面但有切缘。

牙尖：牙冠上突出成尖的部分称牙尖。

窝：牙冠上不规则的凹陷称为窝。前牙舌面有舌窝，后牙舌面有三角窝和中央窝。

沟：牙面上细长的线形凹陷部分称为沟，如颊沟、舌沟等。发育沟的汇合处如釉质钙化不全则成为沟裂，为龋病的好发部位。

点隙:为沟末端的凹陷或发育沟的汇合处。有时此处釉质钙化不全,则成为点隙裂,为龋病的好发部位。

每个后牙的牙冠都有五个面:即近中面、远中面、颊面、舌(腭)面和咬合面。每个前牙的牙冠都有四个面(近中面、远中面、唇面、舌或腭面)和一个切缘。

2.牙颈

牙冠和牙根交界处叫牙颈。因其呈弧形曲线,故又称颈线或颈缘。

3.牙根

在牙体外层由牙骨质覆盖的部分称牙根,是牙体的支持部分。其形态与数目随功能而有所不同:前牙用于切割和撕裂食物,功能较弱而单纯,故为单根;前磨牙用于捣碎食物,功能较为复杂,故为1～2根;磨牙用于磨细食物,功能强大而复杂,多为2～3个根。每一牙根的尖端称为根尖,每个根尖都有通过牙髓血管、神经的小孔,称为根尖孔。在正常情况下,牙根整个包埋于牙槽骨中。

(五)牙齿组织结构

牙齿由牙釉质、牙本质、牙骨质和牙髓四部分组成(图1-3)。

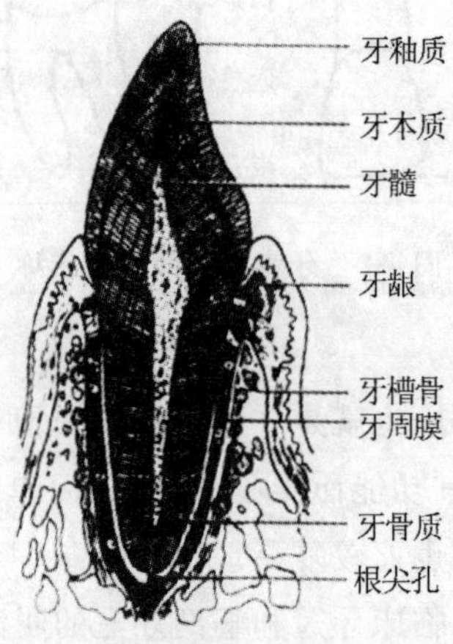

图1-3 牙齿及其周围组织

1.牙釉质

牙釉质覆盖在牙冠表面,是人体中最硬的组织,硬度达340 KHN(努氏硬度值)。呈乳白色或淡黄色,半透明,有光泽,能耐受强大的咀嚼力。牙釉质是一种钙化组织,其中无机盐约占96%,主要是含钙、磷离子的磷灰石晶体,还有少量其他磷酸盐晶体;有机物和水共占4%左右。在组织学上牙釉质是由无数密集的釉柱和少量柱间质组合而成。

2.牙本质

牙本质是构成牙齿的主体部分。牙本质钙化程度和硬度比牙釉质低,比骨组织稍高,平均为68 KHN。色淡黄,不透明。含无机盐类约70%,主要为羟基磷灰石、磷酸钙等;有机物约占30%,主要是胶原蛋白。

在组织学上牙本质是由矿化的基质和牙本质小管组成,牙本质小管中有来自造牙本质细胞的细胞突,借此进行营养代谢。牙本质小管中有神经末梢,是痛觉感受器,对各种理化刺激的反应都表现为痛觉。

3.牙骨质

牙骨质是包绕在牙根表面的一薄层骨样组织。色淡黄，含无机盐55%左右，构成和硬度与骨组织相似，但无哈弗斯管。其营养主要来自牙周膜，并借牙周膜纤维与牙槽骨紧密相接。受牙根部炎症的激发，牙骨质可以发生吸收或增生，甚或与周围骨组织呈骨性粘连。

4.牙髓

牙髓是位于牙髓腔内部的疏松结缔组织，其四周被牙本质所包围。牙髓腔的外形与牙体形态大致相似，牙冠部髓腔较大，称髓室；牙根部髓腔较细小，称根管；根尖部有小孔，称根尖孔。

牙髓组织主要包含成牙本质细胞、牙髓细胞、神经、血管、淋巴细胞和结缔组织。成牙本质细胞排列在牙髓外周，其作用是形成牙本质。当牙冠某一部位有龋或其他病损时，可在相应的髓腔内壁形成一层牙本质，称为修复性牙本质，以补偿该部的牙冠厚度，此为牙髓的保护性反应。

近代观点认为，从胚胎学、组织学及生理学等方面考虑，牙本质和牙髓之间有着极为密切的关系，可将其视为一个组织或器官，合称为牙髓牙本质复合体。

五、牙周组织的解剖结构

牙周组织包括牙龈、牙周膜、牙槽骨三部分，是牙的支持组织。其主要功能是保护和支持牙齿，使其固定于牙槽窝内，承受咀嚼力量。

(一)牙龈

牙龈是包围和覆盖在牙颈和牙槽嵴的黏膜组织，呈粉红色，坚韧而有弹性。牙龈未与牙颈部附着的部分称游离龈，游离龈边缘称为龈缘，龈缘正常情况下呈月牙形。龈缘与牙颈之间的空隙称龈沟。正常龈沟深度为0.5～3 mm，平均1.8 mm，龈沟超过3 mm时则被认为是病理性的，称牙周袋。两邻牙之间突起的牙龈称龈乳头，在有炎症或有食物嵌塞时，龈乳头可发生肿胀或破坏消失。附着龈在游离龈的根方，紧密贴附在牙槽骨表面。其表面有橘皮状的凹陷小点，称为点彩，当牙龈有炎症水肿时点彩可消失。

(二)牙周膜

牙周膜由致密结缔组织构成，环绕牙根，位于牙根和牙槽骨之间。其宽度为0.15～0.387 mm，在根中1/3最薄。牙周膜由纤维、细胞、基质、神经、血管、淋巴等组成，大量纤维排列成束，一端埋于牙骨质内，另一端则埋于牙槽窝骨壁里，使牙齿固定于牙槽窝内，并能抵抗和调节牙所承受的咀嚼压力，具有悬韧带的作用，又称牙周韧带。

(三)牙槽骨

牙槽骨是上下颌骨包绕和支持牙根的部分，又称牙槽突。骨质较疏松且富于弹性。牙根所在的骨窝称牙槽窝，牙槽窝在冠方的游离端称牙槽嵴，牙根和牙根之间的骨板称牙槽间隔。牙槽骨和牙周膜都有支持和固定牙齿的作用。牙槽骨的生长发育有赖于牙的功能性刺激，如果牙齿脱落，牙槽骨也就随之萎缩。

六、口腔的功能

口腔主要具有咀嚼、吞咽、语言和感觉的功能。

(一)咀嚼功能

咀嚼是在神经系统的支配下,通过咀嚼肌的收缩,使颞下颌关节、下颌骨、牙齿及牙周组织产生节律性运动。由于上述各部关系极为密切,因此30余年来,已将咀嚼肌、颞下颌关节、颌骨、牙齿、牙周组织,以及与其有关的神经、血管视为发挥咀嚼功能的统一整体,简称咀嚼系统。

(二)吞咽功能

吞咽为复杂的反射活动,它将食物团从口腔经咽、食管输入胃内。吞咽包括一连串按顺序发生的环节,每一环节由一系列的活动过程组成,前一环节的活动又可引起后一环节的活动。吞咽过程极为迅速,从吞咽开始到食物到达贲门所需的时间与食物的性状、人体的体位有关:液体食物需3～4 s;糊状食物约需5 s;固体食物较慢,需6～8 s,通常不超过15 s。身体倒立时,固体食物从口腔到胃的时间较正常者长,而正常范围内的体位改变对吞咽时间无明显的影响。

吞咽过程分为三期:第一期为食物团块由口腔至咽,第二期为食物团块由咽至食管上段,第三期为食物团块由食管下行至胃。

(三)语言功能

语言是人与人之间用来交流信息的一种符号化工具,而语言功能的实现必须依靠口腔及口腔内的组织器官的参与。口腔的部分残缺或畸形必然导致语言功能的障碍,如牙列缺损、牙列缺失、唇腭裂等均会造成不同程度的语言困难。

(四)感觉功能

口腔是人体多种感觉较为集中的部位,除具有痛觉、温度觉、触觉、压觉外,还有特殊的酸、甜、苦、咸等味觉功能。味觉是由味觉感受器——味蕾实现的。味蕾主要分布在轮廓乳头、菌状乳头和叶状乳头内,软腭、咽和会厌等黏膜上也有少量分布。舌不同部位对各种味觉的反应不同,舌尖对甜味敏感,舌侧对酸味敏感,舌根对苦味敏感,全舌均对咸味敏感。

(五)唾液的功能

唾液是三对大的唾液腺(腮腺、颌下腺、舌下腺)和众多的小唾液腺(唇腺、舌腺、腭腺、颊腺等)所分泌的混合液的总称,具有以下功能。

1.消化作用

唾液内含有淀粉酶,能将食物中的淀粉分解成糊精,进而水解成麦芽糖。

2.溶酶作用

唾液能将固体食物溶解,使味蕾能感觉到食物的味道。

3.保护和润滑作用

唾液的黏蛋白吸附在口腔黏膜表面,形成一层薄膜,这层薄膜既可以保护黏膜组织,对抗脱水,阻止外源性刺激物进入黏膜;又可以使口腔黏膜保持润滑,使唇、颊、舌能自由活动,有助于咀嚼、吞咽等活动顺利进行。

4.清洁作用

唾液能机械性地冲洗口腔黏膜和牙齿,将附着在其上的食物碎屑及细菌冲掉,从而起到清洁作用。患有口干症的患者由于唾液分泌量减少,会在短时间内出现多颗牙同时龋坏。

5.杀菌和抗菌作用

唾液中含有多种物质，如溶菌酶、乳铁蛋白、分泌型免疫球蛋白 A 等，对口腔中的多种细菌都能起到杀菌和抗菌作用，增强抗龋能力。

6.稀释和缓冲作用

当刺激性强的物质进入口腔时，唾液分泌立即增加，以稀释其浓度；对过冷过热的刺激也可以借此实现缓冲，保护黏膜。唾液中还含有较高浓度的碳酸氢盐，起中和酸的作用。

7.黏附与固位作用

唾液本身具有黏着力，可以将食物黏成团以便于吞咽；唾液在义齿基托和黏膜之间形成一层薄膜，对全口义齿的固位起到非常重要的作用，口干症的患者全口义齿固位力往往很差。

8.缩短凝血时间

血液与唾液混合后，凝血时间缩短。混合的比例与缩短的时间有关，血液与唾液之比为1：2时，凝血时间缩短最多。

9.排泄作用

血液中的异常或过量成分可以通过唾液排出，如汞、铅等重金属和病毒等。

10.再矿化作用

唾液中的无机盐可以促使牙齿表面重新矿化。

第二节　口腔颌面部的解剖特点及临床意义

口腔颌面部的特殊性及其解剖特点赋予其特别的临床意义。

一、位置显露

口腔颌面部位置外露，容易受外伤，这是其缺点；但罹患疾病后，容易早期发现，获得及时治疗，则是其优点。

二、血供丰富

口腔颌面部血管丰富，使其组织器官具有较强的抗感染能力，外伤或手术后伤口愈合速度也较快；但因其血供丰富，组织疏松，受伤后出血多，局部组织肿胀明显。

三、解剖结构复杂

口腔颌面部解剖结构复杂，有面神经、三叉神经、唾液腺及其导管等组织和器官，这些组织和器官损伤后可能导致面瘫、麻木及涎瘘等并发症的发生。

四、自然皮肤皮纹

颌面部皮肤向不同方向形成自然的皮肤皱纹，简称皮纹(图 1-4)。皮纹的方向随年龄增加而有所变化。颌面部手术的切口设计应沿皮纹方向，并选择较隐蔽的区域做切口，使术后伤口愈合瘢痕相对不明显。

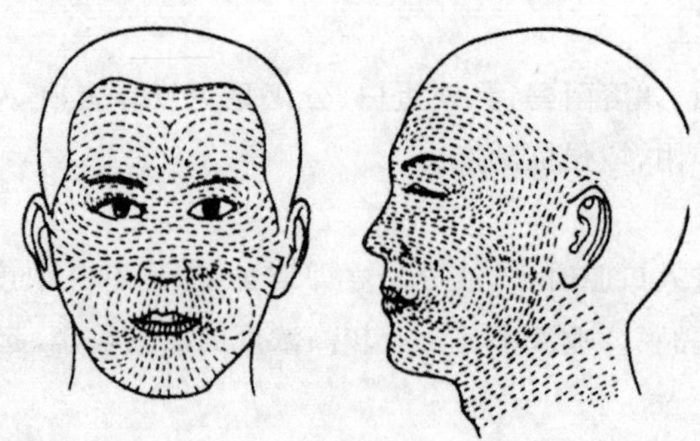

图 1-4　颌面部皮肤皱纹

五、颌面部疾患影响形态及功能

口腔颌面部常因先天性或后天性的疾患，如唇、腭裂或烧伤后瘢痕，导致颌面部形态异常，乃至颜面畸形和功能障碍。

六、疾患易波及毗邻部位

口腔颌面部与颅脑及咽喉毗邻，当发生炎症、外伤、肿瘤等疾患时，容易波及颅内和咽喉部，以及相邻的眼、耳、鼻等器官。

七、结构

由于颌面部结构复杂，面积相对小，且手术直接影响美观，因此颌面部手术难度相对大。

第三节　口腔及颌面部的区域划分

口腔颌面部是口腔与颌面部的统称。上起发际，下至下颌骨下缘或达舌骨水平，两侧至下颌支后缘或颞骨乳突之间的区域通常称为颜面部。以经过眉间点、鼻下点的两个水平线为界，可将颜面部分为三等分(图 1-5)，即上 1/3、中 1/3 和下 1/3。颜面部的中 1/3 和下 1/3 两部分组成颌面部，上 1/3 区域称为颅面部，即颌面部是以颌骨为主要骨性支撑的区域，而颅面部则是以颅骨(额骨)为主要骨性支撑的区域。现代口腔医学，尤其是口腔颌面外科学的研究已扩展到上至颅底、下至颈部的区域，但不涉及此区域内的眼、耳、鼻、咽等组织器官。

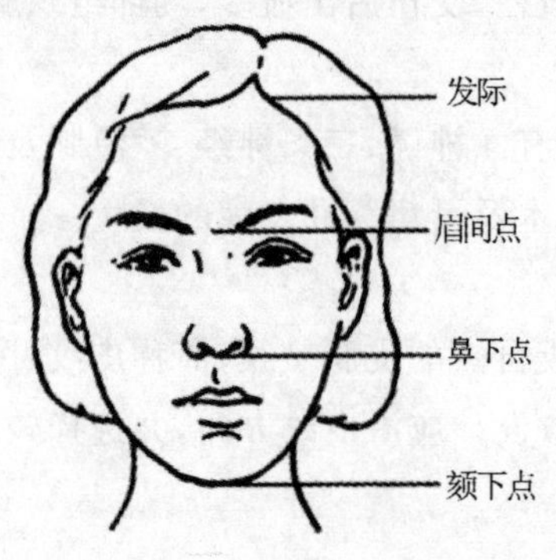

图 1-5　面部三等分

口腔颌面部的解剖区域可分为额面区、眶区、眶下区、颞面区、鼻区、唇区、颏区、颊区、腮腺咬肌区、颧区(图 1-6)。

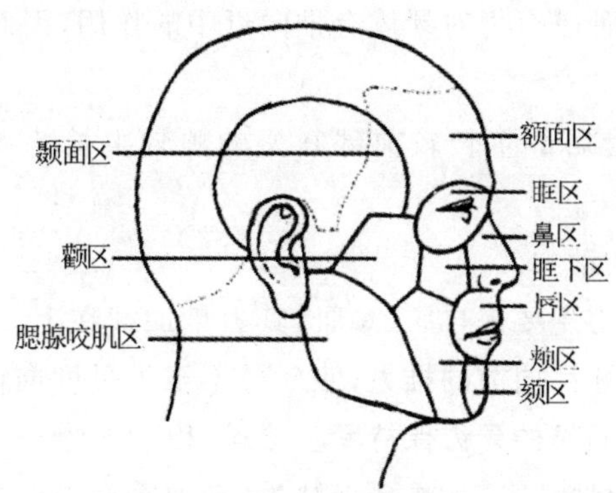

图 1-6 口腔颌面部解剖分区

口腔位于颌面部区域内,是指由牙齿、颌骨及唇、颊、腭、舌、口底、唾液腺等组织器官组成的多功能性器官。口腔为上消化道的起始端,其内牙齿的主要功能为咀嚼食物;唇的主要功能为吮吸;舌的主要功能为运送食物及辅助食物吞咽;唾液腺的功能则是分泌大量唾液,以润滑口腔黏膜和食物,并通过其中的淀粉酶对食物进行初步糖化作用。进食时,舌、颊、唇协调运动,将食物与唾液充分拌匀,送入上下牙间便于咀嚼,并通过咀嚼把食物研细、拌匀以利于吞咽。舌体上有多种感受器,其中味觉感受器可感受酸、甜、苦、辣、咸等味觉,其他感受器可分辨冷热、机械刺激等。唇、舌、牙、腭、颊的协调运动对完成发音和提高语言的清晰度起到很大作用;在鼻腔堵塞时,可通过口腔经咽喉进行呼吸。

第四节 𬌗与颌位

上下颌牙发生咬合接触的现象称为𬌗。颌位指下颌骨相对上颌骨或颅骨的位置,由于下颌骨可以运动,可产生不同的颌位,其中容易重复又有临床意义的颌位有三种:正中𬌗位(牙尖交错位)、正中关系(下颌后退接触位)和息止𬌗位(下颌姿势位)。

一、𬌗的发育和发育阶段

(一)𬌗的发育

咬合正常不仅有赖于牙齿正常的发育和萌出到位,还有赖于颌骨及其牙槽骨以及整个面颅的正常发育,且与机体的整个发育状况密切相关,受遗传、先天、代谢、营养、内分泌以及局部环境等诸多因素的影响。所以𬌗的发育是机体及其与外界诸多因素共同作用的一个复杂过程。正常𬌗的发育有赖于面部各组肌肉间的动力平衡,即作用于牙弓的向前与向后、向内与向外的力相互平衡。正常的动力平衡是建立正常𬌗关系的基础。

1.前后向动力平衡

(1)使下颌向前的动力。

使下颌向前的动力主要来自颞肌、咬肌和翼内肌等升颌肌提下颌向前上的作用，从而对牙列产生向前的推动力，其作用主要可通过以下两种机制实现：①闭口咬合时，下颌从后下向前上运动，咬合力给上牙弓施加一个向前上的作用力。②上、下颌牙牙冠略向近中倾斜，咬合时牙的远中受力大于近中，这种咬合力对牙体有推向近中的作用，因而正常时牙齿基本上是向近中倾斜的。

舌肌的作用，上、下颌骨后部生长较前部旺盛的颌骨生长特点，也对牙列产生向前的推动力。

(2)使下颌向后、向内的动力。

使下颌向后、向内的动力主要来自唇、颊肌，其力量加载在上、下颌前牙，通过邻接点而传至牙弓内各牙，一方面抵抗牙弓向前的推力，使牙弓不至于过度向前发育，形成上颌或(和)下颌前突，另一方面也促进了同颌的牙齿保持紧密接触、相互支持。

前后向动力平衡具有重要意义，如果牙齿缺失，动力平衡被破坏，位于缺牙远中的邻牙因近中支持丧失，在向前的推动力作用下将向近中移动或倾斜，而位于缺牙近中的邻牙也会因缺少远中支持，在向后的推动力作用下向远中移动或倾斜。

2.内外的动力平衡

上、下牙弓内侧有舌体，外侧有颊肌，内外方向的动力相平衡。另外，前、后向的动力平衡，一方面可促进上、下颌骨适当向前发育；另一方面亦可促使牙弓向侧方发育。在正常的内、外向动力作用下，牙弓得以正常发育，不至于过宽或过狭。

3.上下的动力平衡

上、下牙弓密切而稳定的咬合接触关系，使得牙齿在各种生长发育动力作用下，得以保持正常的萌出高度，如果缺少对颌牙，则牙齿将过度萌出，直至遇到萌出阻力为止；如果间隙过小，牙萌出受阻，萌出时阻力大于萌出力，则该牙将低位萌出或阻生。

(二)

牙合的发育阶段

𬌗的发育大致经历无牙𬌗、乳牙𬌗、替牙𬌗、恒牙𬌗四个阶段。①无牙𬌗：新生儿至生后约半年内口腔内没有牙，因而也没有𬌗关系。②乳牙𬌗：从生后 6 个月到 2 岁半期间，乳牙陆续萌出后便逐渐建立了乳牙咬合关系，完整的乳牙𬌗存在于 2 岁半至 6 岁期间。③替牙𬌗：从 6 岁之后，恒牙开始萌出，至12 岁左右，乳牙相继被恒牙替换，因此在 6 岁到 12 岁前后，口腔内同时有乳牙和恒牙存在，为混合牙列期。④12 岁开始，口腔内乳牙全部被恒牙所替换，恒牙𬌗基本建成，直到第三磨牙萌出，完成建𬌗过程。现代人第三磨牙先天缺失、萌出障碍等异常的发生率也很高，因此一般第二磨牙萌出并建立了咬合关系后，即可认为恒牙𬌗建𬌗完成。

1.乳牙𬌗特征

完整的乳牙𬌗存在于 2 岁半至 6 岁左右第一颗恒牙萌出之前。乳牙𬌗在口腔内存留的时期，正是儿童生长发育非常旺盛的时期。一方面，摄取、粉碎食物，满足生长发育的营养需要；另一方面，在咀嚼食物过程中，咀嚼力对颌骨的生长发育也构成一种重要的生理刺激，因此保护乳牙、保持乳牙列的健康非常重要。

乳牙在颌骨上的位置较垂直，无明显近远中及颊舌向倾斜度，无明显𬌗曲线。由于 4 岁以后颌骨发育速度明显加快，牙槽骨迅速增大，乳牙𬌗在 4 岁前和 4 岁后的特征略有不同。

(1)4 岁以前乳牙𬌗特征：①乳牙在颌骨上的位置较正，没有明显的近远中向或唇(颊)舌向倾斜。②𬌗曲线不明显。③上、下颌第二乳磨牙的远中面彼此相齐，成一垂直平面，称为齐平末端。④由于乳切牙的牙长轴接近垂直，无明显唇舌向倾斜，使乳牙𬌗的覆𬌗较深，覆盖较小。

(2)4～6 岁期间乳牙𬌗特征：①随着颌骨的长大，牙排列逐渐不紧密，切牙区及尖牙区出现间隙，其中上颌尖牙近中和下颌尖牙远中的间隙称为灵长类间隙。②牙的切缘及𬌗面产生显著的磨耗。③上、下颌第二乳磨牙的远中面不在同一个平面，下颌第二乳磨牙移至上颌第二乳磨牙的近中。④随着下颌支的发育，暂时性深覆𬌗可有所减小。

2.替牙𬌗特征

此期口腔内既有乳牙又有恒牙，咬合关系变化较大。在替牙𬌗期间，常有暂时性错𬌗表现，此类错𬌗在发育过程中，常可自行调整为正常𬌗，因此无须矫正。这些暂时性错𬌗主要表现为以下几种类型。

(1)上唇系带位置过低：在乳牙初萌时，上唇系带常位于两中切牙之间，此为暂时现象，随着面部和颌骨的发育、牙根的生长，上唇系带可逐渐退缩到正常位置。

(2)上中切牙间隙：上颌的左右中切牙牙冠偏向远中，在两者之间形成一明显的间隙。这多是尚未萌出的上颌侧切牙在牙槽骨内挤压了中切牙的牙根，迫使后者向近中移动造成的。待侧切牙萌出后，一方面其对中切牙牙根的挤压作用减弱或消失；另一方面侧切牙萌出过程中对中切牙的牙冠产生挤压作用，迫使后者向近中移动，这样上中切牙间隙便会逐渐消失，中切牙位置转为正常。

(3)上切牙牙冠偏远中：因颌弓暂时增长不足，上颌中切牙、侧切牙的牙根分别受到来自未萌出的侧切牙、尖牙牙冠向近中的挤压力，使得牙冠向远中偏斜。待侧切牙、尖牙相继萌出，同时牙槽骨又有所增长之后，各切牙的牙体长轴可恢复正常。

(4)暂时性远中𬌗：上、下颌第一恒磨牙在建𬌗的初期阶段，为偏远中关系。由于下颌乳切牙、乳尖牙的近远中总宽度小于下颌恒切牙、恒尖牙的近远中总宽度，而其差数较上颌乳切牙、乳尖牙与上颌恒切牙、恒尖牙的差数小；下颌乳磨牙的近远中总宽度大于下颌前磨牙的近远中总宽度，而其差数比上颌乳磨牙与上颌前磨牙的差数大。因此，在替牙期间，下颌第一恒磨牙向近中移动的距离较上颌第一恒磨牙多。这样，便能使上、下颌第一恒磨牙建立中性𬌗关系。

(5)暂时性拥挤：恒切牙初萌时，可能呈一定的拥挤状态。以后随着颌骨的发育、替换乳牙的恒牙比例差异以及牙齿的倾斜等因素的作用，恒牙弓增大，为恒牙调整位置、建立良好咬合对应关系，提供了有利的条件。

(6)暂时性深覆𬌗：有时上颌恒切牙较先萌出，以后与下颌恒切牙形成深覆𬌗关系。这种现象可能是暂时性的，待后牙咬合高度增长了，切牙的深覆𬌗现象可以自行消失。

总之，替牙𬌗期𬌗的变化很大，需细心观察，慎重诊断，对于能够自行调整的暂时性错𬌗，不需要治疗。

3.恒牙期间的𬌗特征

所有替换乳牙的恒牙以及第一磨牙都在替牙期间建立咬合接触关系。第二恒磨牙约在12 岁时萌出，其所占位置间隙大部分由面前 2/3 向前方增长、小部分由面后 1/3 向后方增长而获得。第三恒磨牙多在17岁以后萌出,其萌出位置的获得与第二恒磨牙相同。但是现代人第三磨牙常常因萌出空间不足而阻生。

二、正中𬌗与正中𬌗位

正中𬌗又名牙尖交错𬌗,是指上下牙颌牙尖相互交错,𬌗面最广泛密切的咬合接触关系,属于牙对牙的关系。

(一)正中𬌗的特点

1.中线对正

上下牙列的中线相一致,并与面部的中线、上唇唇系带和人中一致。

2.一牙对二牙

除了下颌中切牙及上颌第三磨牙外,每个牙均与对颌的两个牙形成咬合接触。上、下牙的这种对位关系的意义在于:可使𬌗面广泛地接触而有利于咀嚼功能,又因为是一牙对二牙的牙交错咬合接触,可以分散𬌗力,又可以避免个别牙负担过重;不会因为个别牙的缺失,而导致无对颌牙咬合接触的现象发生,并在短时间内不至于发生牙齿移位现象。

3.上、下颌第一磨牙的对位关系

第一磨牙的𬌗关系是牙尖交错𬌗的重要标志。临床上根据上、下颌第一磨牙的对位关系分为三种关系。

(1)中性𬌗:上颌第一磨牙的近中颊尖对着下颌第一磨牙的颊沟。

(2)远中𬌗:上颌第一磨牙的近中颊尖对着下颌第一磨牙颊沟的近中,也称为安氏Ⅱ类错𬌗。

(3)近中𬌗:上颌第一磨牙的近中颊尖对着下颌第一磨牙颊沟的远中,也称为安氏Ⅲ类错𬌗。

4.上、下颌尖牙的对位关系

在正中𬌗时,上颌尖牙牙尖的近中舌斜面与下颌尖牙牙尖的远中唇斜面相对。

5.上、下牙列间存在覆𬌗覆盖关系

由于上牙列比下牙列宽大,因而在牙尖交错𬌗时上牙列盖过下牙列。上颌牙列盖过下颌牙列的水平距离,称为覆盖;上颌牙列盖过下颌牙列的垂直距离,称为覆𬌗。在临床上,不特别说明的话,覆𬌗、覆盖一般指前牙。

(1)覆盖及分度:在正中𬌗时,以上颌切牙切缘到下颌切牙切缘水平距离来分度,水平距离在 3 mm 以内为正常覆盖,大于 3 mm 则为深覆盖。①Ⅰ度深覆盖:水平距离在 3～5 mm。②Ⅱ度深覆盖:水平距离在 5～7 mm。③Ⅲ度深覆盖:水平距离大于 7 mm。覆盖过大影响下颌功能运动的范围,可造成前牙的切咬困难;过小可阻碍下颌的前伸运动,限制下颌的左右侧方运动。

(2)覆𬌗及分度:在正中𬌗时,以上颌前牙盖过下颌前牙唇面多少来分度,取决于下前牙咬在上前牙舌面的部位而定,下前牙咬在上前牙舌面切 1/3 以内为正常覆𬌗,超过者为深覆𬌗。①Ⅰ度深覆𬌗:下前牙咬在上前牙舌面中 1/3 以内。②Ⅱ度深覆𬌗:下前牙咬在上前牙舌面颈 1/3 以内。③Ⅲ度深覆𬌗:下前牙咬在上前牙舌面颈 1/3 以上达牙龈者。

发育异常或其他原因,可以形成不同的覆𬌗覆盖类型。①反𬌗:在正中𬌗时,下颌前牙切缘突于上颌前牙的唇面，或下颌后牙的颊尖突于上颌后牙的颊侧。②对刃𬌗：在正中𬌗时，上、下颌前牙彼此以切嵴相对或下颌后牙以颊尖相对。此外，还有浅覆𬌗、深覆𬌗、锁𬌗上颌前突、下颌后缩等类型。

正常的覆𬌗和覆盖，不仅与唇、颊及面部相协调，使容貌和谐美观，并且与发音、呼吸、咀嚼功能都有关系。其主要生理意义有：一是上牙列大于下牙列，便于下颌进行咀嚼运动时，保持𬌗接触关系，从而有利于提高咀嚼效能。二是由于上牙列的切缘与颊尖覆盖着下牙列的切缘与颊尖，使唇、颊侧软组织得到保护，不致被咬伤，同时，由于下颌牙列的舌尖反覆盖着上颌牙的舌尖，这样又可保护舌的边缘，不被咬伤。

(3)切道和切道斜度与覆𬌗覆盖关系：切道是指在咀嚼运动过程中，下颌前伸到上、下颌切牙切缘相对后返回到牙尖交错𬌗的过程中，下颌切牙切缘所运行的轨迹；切道斜度是指切道与𬌗平面相交所成的角度。切道斜度的大小受上、下颌切牙间存在的覆𬌗、覆盖程度的影响。一般来说，覆盖越大切道斜度反而变小，覆𬌗越深则切道斜度越大。所以，切道斜度与覆盖呈反变关系，与覆𬌗呈正变关系。

(二)正中𬌗位

1.定义

正中𬌗位又名牙尖交错位，系指上、下颌牙列最广泛密切接触，牙尖相互交错接触时下颌骨的位置，即牙尖交错𬌗时的下颌骨位置，属于牙对牙关系，因此它又名牙位。由于它是依牙尖交错𬌗而存在，因此该颌位不稳定，随牙尖交错𬌗的变化而改变。

2.正常尖牙交错位的特点

(1)牙尖交错位时，上下颌牙列的中线与颌面部中线一致，与上下唇系带一致。

(2)颞下颌关节的对称性运动(张口、闭口运动)表现为下颌运动在正中不偏左、不偏右，髁突的位置位于关节凹的中部，前后间隙大致相等，左右两侧髁突相互平衡。

(3)达到正常的牙尖交错位，要求两侧咀嚼肌的张力均等。

(4)牙尖交错位时𬌗面接触广泛。

牙尖交错位依据牙尖交错𬌗而定位，并随着牙尖交错𬌗的变化而变化，随牙尖交错𬌗的丧失而丧失。

三、正中关系

(一)定义

正中关系又名下颌后退接触位、韧带位，是指在适当的垂直距离，下颌骨不偏左、不偏右，适居正中，髁状突位于下颌窝的最后位，附着于下颌骨的肌肉和韧带均处于自然状态。它是一种既稳定又可重复的位置，是一种功能性的最后位，如果迫使下颌再后退则会感到颞下颌关节紧张而不适。

从牙尖交错位开始，在保持牙接触的情况下，下颌还可对称性地向后下移动 1 mm 左右，此时后牙牙尖斜面部分接触，前牙不接触，髁突位于下颌窝的最后位，此时的位置即为下颌后退接触位。获得和维持该位置的动力通过颞肌和舌骨上肌群收缩实现；向后移动的幅度由颞下颌韧带决定。

(二)下颌后退接触位的意义

(1)下颌后退接触位是生理位,人在吞咽和咀嚼硬物时下颌常到达此位。

(2)人群中绝大多数为"二位",即大多数人下颌后退接触位能自如地直向前行 1 mm 至正中𬌗位,在滑动的过程中无𬌗障碍,称为长正中,该特点为正中𬌗位功能位留有缓冲的余地,是口颌系统生物力学的优越之处。

(3)下颌后退接触位属于韧带位,为物理性定位,重复性好,不依牙的存在而存在。当依牙尖交错𬌗而存在的牙尖交错位丧失或失去明确定位标志时,可以利用下颌后退接触位作为获得牙尖交错位的参考位。

四、息止𬌗位

(一)定义

息止𬌗位又名下颌姿势位、下颌息止位,是指当人直立或坐正时,两眼平视前方,口腔在不咀嚼、不说话、不吞咽时,下颌处于休息状态时的位置,下颌姿势位时升颌肌仍在发挥作用,以维持下颌姿势位的平衡,故这一位置又称为肌位。

(二)息止𬌗间隙

下颌姿势位时,头部直立,上、下牙列自然分开,无任何𬌗接触关系。从后向前保持一个由小到大的楔形间隙,称为息止𬌗间隙,在前牙上、下切牙切缘间的𬌗间隙为 1～4 mm。

(三)垂直距离

垂直距离通常指在下颌姿势位时面下 1/3 的高度,临床以鼻底到颏下点的距离表示。垂直距离在恢复咬合的治疗中十分重要,临床上常以面中 1/3 距离或眼外眦到口角的距离做参考,以恢复正常的垂直距离。在正常的垂直距离情况下,颌面部诸肌张力适度、表情自然,可发挥最大的咀嚼功能。

(四)下颌姿势位的意义

(1)下颌在此位置时,无牙齿接触,避免非咀嚼性牙磨耗,减轻牙周及颞下颌关节的负荷,口颌肌比较放松,这对维持口颌系统的健康十分重要。

(2)下颌姿势位主要靠升颌肌与下颌骨重力平衡来维持,在正常条件下,该位置相对稳定,且不以牙的存在为先决条件。因此可通过此位置作为恢复牙尖交错位的重要参考颌位。下颌从此位置自然上咬到咬合接触位置,正常情况下,下颌骨位置即为牙尖交错位。

第二章　牙周病

第一节　概　述

一、概论

牙周病是一种古老而常见的疾病，自古以来牙周病就伴随着人类存在。目前我国有 2/3 的成年人患有牙周疾病，它是 35 岁以上人群失牙的主要原因。牙周病不仅会导致牙齿的松动脱落，严重者还会影响咀嚼功能，加重胃肠道的负担；再者，牙周病患牙还可能作为感染病灶，造成或加剧某些全身疾病，如亚急性细菌性心内膜炎、风湿性关节炎、类风湿性关节炎、肾小球肾炎、虹膜炎及多形红斑等，对人类的健康危害极大。

口腔内的环境，如温度、水分、营养、氧气和酸碱度都适合细菌的生长、发育和繁殖。牙周组织复杂的生态环境使牙周微生物具有种类繁多、数量极大、寄生期长、与宿主终生相伴的特点。近 20 年来，随着现代微生物学、免疫学、微生态学及分子生物学等学科的发展和电子显微镜、免疫荧光、免疫组化、单克隆抗体技术的应用，对牙周疾病的病因、病理、诊断、治疗和预防都有长足的认识。

二、牙周组织结构

牙周组织是指包围牙齿并支持牙齿的软硬组织，由牙周膜、牙龈、牙骨质和牙槽骨组成(图 2-1)。牙齿依靠牙周组织牢固地附着在牙槽骨内，并承担咬合功能。

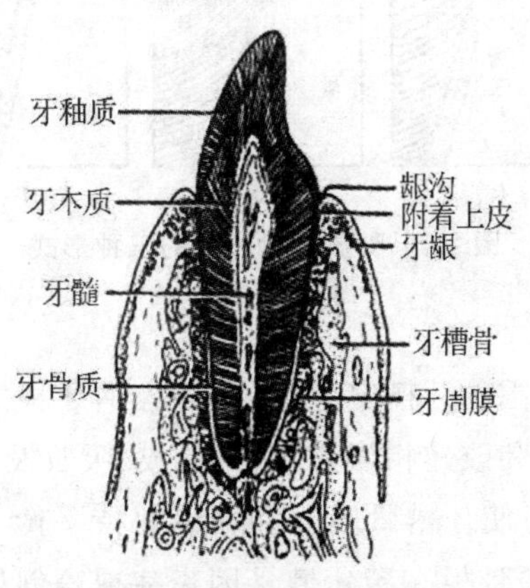

图 2-1　牙周组织结构

(一)牙龈

牙龈由覆盖于牙槽突和牙颈部的口腔黏膜上皮及其下方的结缔组织构成。按解剖部位分为游离龈、附着龈和牙间乳头三部分。游离龈也称边缘龈，宽约 1 mm，呈领圈状包绕牙颈部，正常呈淡红色，菲薄且紧贴牙面，表面覆以角化复层鳞状上皮，其与牙面之间形成的“V”形浅沟为龈沟,正常深度为 1～2 mm,平均 1.8 mm,沟底位于釉质牙骨质界处。

附着龈与游离龈相连续。其复层鳞状上皮下方没有黏膜下层,故呈粉红色,坚韧而不能移动,表面有橘皮样的点状凹陷,称点彩,它是由数个上皮钉突融合并向结缔组织内突起而形成的。牙间乳头呈锥形充满于相邻两牙接触区根方,其由两个乳头即唇颊侧和舌腭侧的乳头及在邻面接触区下方汇合略凹的龈谷构成。龈谷上皮无角化,无钉突。

(二)牙周膜

牙周膜亦称牙周韧带,由许多成束状的胶原纤维以及束间的结缔组织构成。这些纤维一端埋入牙骨质内,另一端埋入牙槽骨,借此将牙齿悬吊固定于牙槽骨窝内。牙周膜宽度为 0.15～0.38 mm,在 X 线片上呈现围绕牙根的窄黑线。正常情况下牙周膜的纤维呈波纹状,使牙齿有微小的生理性动度。牙周膜内成纤维细胞具有较强的合成胶原的能力,不断形成新的主纤维和牙骨质,并实现牙槽骨的改建。牙周膜内有丰富的血管和神经,可感受痛觉、触觉并准确判断加于牙齿上的压力的大小、位置和方向。

(三)牙骨质

牙骨质呈板层样被覆于牙根表面。在牙颈部的牙骨质与牙釉质交界处即釉质牙骨质界有三种形式(图 2-2):①牙骨质与牙釉质不相连接,其间牙本质暴露,占 5%～10%。②两者端口相接,占 30%。③牙骨质覆盖牙釉质,占 60%～65%。第一种情况,当发生牙龈退缩而暴露牙颈部时,易产生牙本质过敏。牙骨质内仅有少量细胞,无血管、神经及淋巴组织,没有生理性改建。在牙周病治疗过程中,牙周膜细胞分化出成牙骨质细胞,新牙骨质沉积于牙根表面,并将新形成的牙周膜纤维埋于其中,形成牙周新附着。

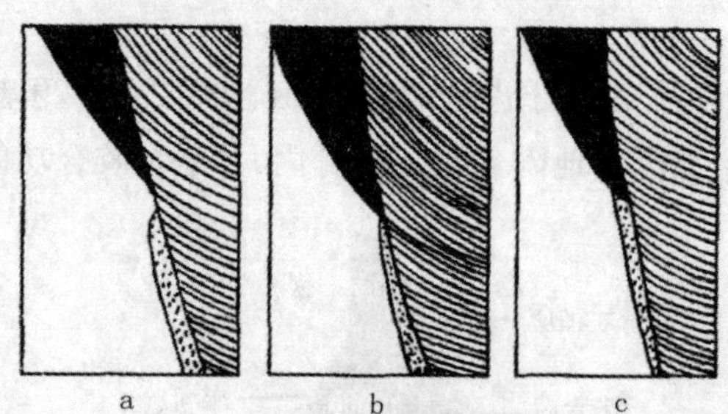

图 2-2　釉质牙骨质界的三种形式

(四)牙槽骨

牙槽骨即颌骨包绕牙根周围的牙槽突起部分,由容纳牙根的凹窝(牙槽窝)和其游离端的牙槽嵴顶构成。牙槽骨的代谢和改建相当活跃,其形成、吸收及形态改变均随牙齿位置和功能状态而变化。正常情况下,𬌗力使牙槽骨吸收和新生保持平衡。X 线片上构成牙槽窝内壁的固有牙槽骨呈致密白线,称为硬骨板。当牙槽骨因炎症或𬌗创伤等发生吸收时,硬骨板模糊、中断甚至消失。正畸治疗时,牙槽骨随𬌗力发生改变。在受压力侧,牙槽骨发生吸收;在牵引侧有新骨生成。

(五)龈牙结合部

龈牙结合部指牙龈组织借结合上皮与牙齿表面连接,良好地封闭了软硬组织的交界处(图 2-3)。结合上皮为复层鳞状上皮,呈领圈状包绕牙颈部,位于龈沟内上皮根方,与牙面的附着由半桥粒体和基底板连接。结合上皮无角化层，无上皮钉突，上皮通透性较高，较易为机械力所穿透或撕裂。牙周探针易穿透结合上皮；深部刮治时，器械较易伤及结合上皮。结合上皮大约五天更新一次，表皮脱落细胞可连同入侵细菌脱落到龈沟内。如果上皮附着被手术剥离，一周左右可重建。

龈沟内上皮亦为无角化的复层鳞状上皮，具有一定的双向通透性，其下方有大量的血管丛，其中多为静脉，一些蛋白分子、抗原、抗体、酶类以及各种细胞成分经沟内上皮进入龈沟，形成龈沟液，当受到细菌、化学、机械等的刺激时，血管丛的通透性增加，龈沟液的量增加。

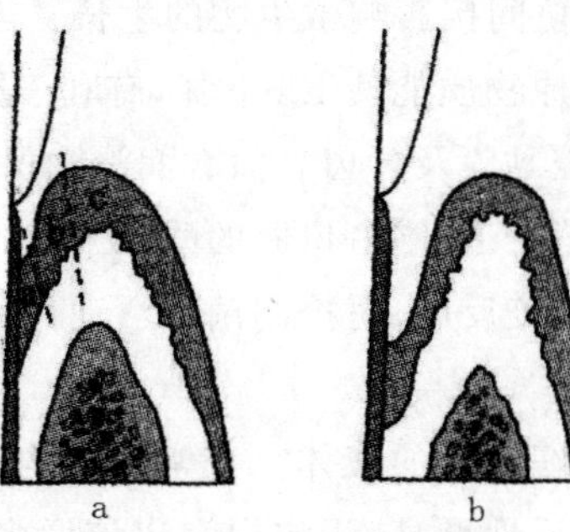

图 2-3　龈牙结合部

三、口腔生态环境

(一)口腔及牙周生态环境

口腔内有上百种微生物，包括细菌(需氧菌、兼性厌氧菌和专性厌氧菌)，还有真菌、酵母菌、支原体、原虫和病毒。唾液中细菌为 1.5×10^{8} 个/mL，牙菌斑中细菌则更多，每克约为 5×10^{11} 个。从婴儿分娩后3～4小时始，口腔即有微生物存在，自此伴随人一生直到死亡。

寄居口腔各部位的微生物群，正常情况下，处于共生、竞争和拮抗状态，以此保持菌群间的相对平衡，以及菌群与菌群宿主之间的动态平衡。这些微生物群一般情况下对人体无害，不致病，与人体其他三大菌库(皮肤、结肠和阴道)一样对维护人体尤其是口腔的健康极为有利，故称为正常菌群。口腔正常菌群的种类和数量随饮食、年龄、机体状态、卫生习惯不同而有所差异，在不同个体或是同一个体不同部位亦存在明显差异，故正常菌群是可变而相对的。

正常菌群之间及其与宿主之间的相互作用称为生态系。当生态系中微生物之间以及微生物与宿主之间处于平衡的状态，就能保持宿主健康。当正常菌群之间失去相互制约，或微生物和宿主之间失去平衡时，会导致疾病发生。牙周组织特殊的解剖结构和理化性质各异，牙周袋形成有氧和无氧各种不同氧张力环境和许多特殊的微环境，并提供各种细菌生长的恒定温度(35～37 ℃)、湿度和营养底物，这为许多微生物的生长、繁殖和定居提供了适宜的环境和条件。

(二)影响牙周生态系的因素

1.唾液的作用

唾液主要由颌下腺、腮腺、舌下腺分泌，以及由许多口腔黏膜小腺体分泌。一般 24 小时总唾液量为0.7～1.5 L，白天活动时分泌较睡眠时为多，咀嚼时比休息时为多，唾液流量及流速因人而异。唾液的成分为 99.5%的水分及 0.5%的固体成分。固体成分中有蛋白质、糖类、氨基酸、尿素、氨、抗体、酶类和各种无机盐类，以及脱落上皮细胞、白细胞、细菌及食物残渣。唾液酸碱度范围为5.6～7.6(平均6.8)。这一相对恒定的pH值主要通过唾液的缓冲来保持，还受饮食(尤其是食糖量)和唾液流率的影响，唾液pH值对口腔正常菌群的构成影响甚大。唾液的缓冲作用与分泌速度有直接关系，分泌快，则缓冲量大。唾液pH值还取决于碳酸盐离子的浓度及溶解的二氧化碳的比例。口腔内各部位受进食影响，pH值会有较大幅度波动。而在牙周袋内，受干扰少，pH值变化不大，有利于嗜酸或嗜碱菌的生存。

新鲜唾液的氧化还原电位(Eh)为＋240～＋400 mV，有利于需氧菌或兼性厌氧菌的生长。唾液pH值通过氧化还原电位间接影响微生物的生长。当pH降低时，Eh为正值；当pH升高时，Eh为负值。唾液中的还原物质能使Eh下降，有利于厌氧菌的生长。

唾液的具体作用：唾液对口腔黏膜及牙齿表面有润滑和保护作用；唾液的流动机械清洗口腔，将食物残渣和口腔细菌带到消化道；维持口腔的酸碱平衡，发挥缓冲作用；唾液含有很多抗菌成分，可有利于抗感染并参与免疫反应；对控制菌斑活动，保持口腔健康起积极作用。

2.龈沟液的作用

龈沟液为龈沟底下方结缔组织渗出的液体。正常时龈沟液分泌很少，甚至无分泌。当处于炎症状态时，牙龈血管扩张，通透性增高，龈沟内渗出液增多。目前多数学者认为观察龈沟液是区别正常牙龈与炎性牙龈的重要临床方法；龈沟液量和质的变化，可作为评价牙龈或牙周炎症程度的指标之一。健康龈沟液成分与血清相似，其中含有大量嗜中性白细胞、淋巴细胞及吞噬细胞，还有脱落上皮细胞和细菌、糖类、蛋白质、酶类，以及代谢产物和无机盐类。这些成分在牙龈发生炎症时比健康时明显增多。钙和磷高出血清3倍，这对龈下牙石的形成有利。

龈沟液的保护作用：①机械清洗作用：冲洗清除沟内细菌和颗粒。②黏附作用：龈沟上皮分泌一种血清蛋白，可以增强上皮与牙面的黏附力。③防御作用：龈沟液中含有的吞噬细胞、抗体、溶菌酶，可以吞噬和破坏细菌。牙龈炎症明显时，其防御反应增强。

龈沟作为一个相对隐蔽的场所，一般口腔的卫生措施(含漱、刷牙等)以及唾液冲洗作用和食物的摩擦作用均难以影响到此处微生物的停留和繁殖。氧化还原电势可降至－300 mV以下，富含糖、蛋白质、无机盐类的龈沟液等便利条件均为各种细菌的生长，尤其是不具备附着能力的、毒性较强的革兰氏阴性厌氧杆菌、活动菌和螺旋体等提供了一个极有利的生长场所。

四、病因

(一)细菌是主要致病因素

1.菌斑细菌是牙周病的始动因素

(1)1965年，Loe设计实验性龈炎，12名牙科大学生(志愿者)停止口腔卫生措施(刷牙)。第10天开始，堆积于牙面的菌斑造成牙龈充血、水肿，开始发生早期边缘性龈炎。直到第21天，龈炎随时间推移而明显加重；实验结束，恢复刷牙，清除牙面菌斑，龈炎渐消，口腔恢复了健康。

(2)流行病学调查亦发现，口腔卫生差者，牙周疾病发生率高于口腔卫生好者。

(3)动物实验证实，将细钢丝或线拴结在牙颈部不会引起龈炎，加用有细菌的食物饲养，可造成动物的实验性牙周炎。

(4)甲硝唑及四环素等抗生素的应用可以减轻牙周病症状。

口腔内存在有上百种微生物，依不同的生物学特性栖息在口腔内不同部位。厌氧培养技术的不断改进和完善，使得专性及兼性厌氧菌的检出率大大提高，而厌氧菌亦是正常菌群的主要成分。龈袋和牙周袋内氧化还原电势低，其龈下菌斑中以厌氧菌占优势。革兰氏厌氧菌感染的特性与牙周病症状相符，说明两者之间存在密切关系：①革兰氏阴性厌氧菌属口腔正常菌群的组成部分，其感染可为内源性感染。②当机体抵抗力下降或局部血液供应障碍以及菌群比例失调时，革兰氏阴性厌氧菌为条件致病菌。③呈现多种厌氧菌共同造成混合感染致病。④引起的病变多呈慢性顽固性，有复发倾向，临床上常表现为炎症、脓肿或组织坏死、分泌物有臭味等。⑤大多数菌含有作用力强的内毒素。⑥用甲硝唑等抗生素可有效控制牙周病症状。从这几个方面来看，革兰氏阴性厌氧菌与牙周病之间存在密切的联系。

2.细菌致病机制

细菌致病性包括以下五种。

(1)在体表被膜或结构存活或穿入体表侵入宿主。

(2)在体内繁殖。

(3)抑制宿主的防御机制。

(4)对宿主起损伤作用。

(5)引起组织和宿主的特异性反应，间接造成组织损伤。

3.牙周菌斑

牙(根)面的细菌因牙周区域不同的生态环境，其细菌的组成差异很大，故分为龈上菌斑和龈下菌斑。龈上菌斑包括牙冠各部的菌斑，如殆面点隙沟裂菌斑、光滑面菌斑、邻面菌斑和颈缘菌斑。龈上菌斑主要由增生的微生物和基质组成，微生物以需氧菌或兼性厌氧菌为主，如革兰氏阳性丝状菌和口腔链球菌，以及一些脱落的上皮细胞、白细胞和巨噬细胞等成分。基质含有机质和无机质两部分，有机质为糖类、蛋白质和脂类，无机质主要有钙和磷，还有少量的镁、钾和钠，无机成分含量高与菌斑的钙化、牙石的形成关系密切。龈下菌斑是龈上菌斑的延续。紧贴牙根面的菌斑组成主要是革兰氏阳性丝状菌，但由于牙周袋特殊的理化环境，为大量可动菌、厌氧菌的生长提供了极为有利的条件，龈下菌斑中与牙周病关系密切的细菌包括：厌氧弧菌、螺旋体、产黑色素类杆菌、伴放线放线杆菌、二氧化碳噬纤维菌等。

通过电镜观察，牙周病患者的牙周袋内壁上皮多处溃疡，上皮下方结缔组织内有各种细菌入侵，有的细菌能达到其下方的牙槽骨和牙骨质。细菌通过自身的酶类如透明质酸酶、胶原酶、硫酸软骨素酶、蛋白酶、核酸酶等，对结缔组织产生破坏，成纤维细胞抑制因子使胶原合成减少，附着丧失。如伴放线放线杆菌的白细胞毒素、多形白细胞趋化抑制因子和淋巴因子就可以降低宿主这方面的防御功能。尤其应关注的是革兰氏阴性杆菌细胞壁、细胞膜或荚膜上的脂多糖内毒素、脂磷壁酸、肽聚糖、胞壁酰二肽等物质以及某些细菌的囊性物质，均能够直接或间接刺激破骨细胞引起骨吸收。

(二)协同因素

协同因素分为局部因素与全身因素。

1.局部因素

(1)牙石：牙石是附着在牙面上的钙化或正在钙化的以菌斑为基质的团块。牙石以牙龈边缘为界，分龈上牙石与龈下牙石。龈上牙石呈淡黄色，常发生于腮腺导管口附近的上颌后牙颊面以及舌下腺导管口的下前牙舌面。而龈下牙石附着于龈沟或牙周袋内的根面上，呈黑色，质地较硬，呈砂粒状或片状，附着很牢，不易直接观察，需用探针做检查。

牙石形成有三个基本步骤：获得性膜形成、菌斑成熟和矿物化。牙石由菌斑和软垢钙化而成，在菌斑形成的2～14天中都可以进行钙化。菌斑钙化形成牙石，牙石提供菌斑继续积聚的核心，在牙石粗糙表面堆积有未钙化的菌斑。菌斑和牙石均可致病，因有牙石的存在及其表面菌斑的刺激，会产生机械压迫以及持续性刺激作用，加重了牙龈出血和牙槽骨吸收、牙周袋加深等情况，加速了牙周病的发展。通过电镜观察，牙石附着于牙面的方式有下列几种：①依靠牙菌斑附着；②渗入牙骨质或牙本质表层；③牙石无机盐结晶与牙结构结合。

(2)食物嵌塞：在咀嚼过程中，食物楔入相邻两牙的牙间隙内，称为食物嵌塞。塞入的食物机械压迫作用和细菌的代谢作用造成牙周炎症的发生，还可以引起和加重口臭、牙槽骨吸收、牙龈退缩及邻(根)面龋等。食物嵌塞原因复杂，可由牙齿松动或移位、咬合面异常磨耗造成牙尖陡峻、牙齿排列不整齐、接触点异常或是邻面不良修复体所致。

(3)不良修复体：义齿修复时桩冠及全冠边缘的不密合，牙体缺损的充填材料如复合树脂、银汞合金等形成的悬突，贴面时边缘粗糙以及不符合生理要求的义齿均有助于颈缘菌斑的堆积而加重牙周炎症。

(4)正畸治疗：矫治器的使用给口腔的清洁卫生带来一定困难，口腔内菌斑堆积增多，会产生暂时性的龈炎。

(5)牙列不齐：牙齿的错位、扭转、过长或萌出不足等，使牙齿间接触不良，容易造成菌斑滞留，妨碍口腔清洁工作，因而牙龈及牙周组织部位的炎症易于产生和发展。

(6)不良习惯：开唇露齿，以口呼吸患者多见，上前牙牙龈通常较干燥，牙面的正常唾液清洁作用减少，易患肥大性龈炎。

(7)吸烟：吸烟时烟草燃烧产生的温度和积聚的产物是局部性刺激物，使牙龈角化增加；焦油沉积在牙面上形成烟斑，不仅使牙齿着黄色、褐色或黑色，并常与菌斑牙石结合，渗透到牙釉质甚至牙本质小管内。

2.全身因素

研究证实，没有一种全身因素可以引起牙周疾病，但可以有助于牙周疾病的发生和发展。

(1)糖尿病：患者易发生牙龈出血、牙周脓肿、牙齿移位等症状。这主要是由于糖尿病造成牙周组织内的小血管壁和基膜增厚，管腔闭塞，牙周组织供氧不足和代谢产物堆积，因而大大降低了牙周组织对感染的抵抗力。

(2)性激素水平：青春期、月经期及妊娠期的内分泌激素水平的变化，可加重牙周组织对局部刺激因素的反应性，而导致青春期龈炎、妊娠性龈炎及妊娠瘤等改变。这是由于牙龈里含有性激素的蛋白受体，如雌激素可促使牙龈上皮过度角化、刺激骨和纤维组织的形成；孕酮可造成牙龈微血管扩张、充血、循环淤滞、渗出增加，从而导致炎症加重。

(3)血液疾病：贫血、白血病及再生障碍性贫血等疾病常伴有牙龈苍白、溃疡、肿大或自发性出血，妨碍口腔卫生，易合并感染。

(4)遗传因素：一些基因异常，有家庭遗传背景的疾病如青少年牙周炎、白细胞减少症、

Down综合征、掌跖角化牙周病综合征等，常伴有多形核细胞缺陷，可加重牙周疾病进程。

(5)其他因素。①药物因素：抗癫痫病药物苯妥英钠有增强人牙龈成纤维细胞合成蛋白质和胶原的能力，因此半数服药者出现牙龈增生成球状遮掩牙冠。其他还有环孢菌素A、硝苯地平等也有类似作用。②维生素C缺乏症：由于维生素C摄入、吸收障碍，致使牙龈出血、牙齿松动等，大量补充维生素C可使症状有明显缓解。

3.免疫反应与牙周病

(1)体液免疫反应：牙周损害的进展期和确立期，在病损区及其下方的结缔组织内有大量的浆细胞浸润，大多数浆细胞能产生IgG，还可产生IgA和IgE。当龈下细菌受IgG、IgA和IgE包被时，龈沟中细菌的数量和种类就会发生改变，免疫球蛋白减少了抗原的数目，有利于机体的保护作用。

龈沟内存在多种杀菌或抑菌物质，如溶菌酶、补体、乳铁蛋白等。补体活化产生大量生物活性物质，后者能增强白细胞的吞噬功能，促进溶菌酶的释放。在牙周病的慢性病程中，激活的补体参与抗原-抗体复合物的形成，使肥大细胞脱颗粒引起组织胺释放，增强吞噬细胞活性，导致溶菌酶释放和骨吸收。细菌刺激的多克隆活化B细胞能产生自身抗体以及白细胞介素-1，后者在牙槽骨的破坏方面起重要作用。

(2)细胞免疫反应：牙周袋内龈下菌斑中的抗原物质与组织中的淋巴细胞接触时，后者会合成和分泌大量的淋巴因子，淋巴因子能刺激吞噬细胞增强吞噬活性和抗菌活性，促进中性粒细胞的趋化性，抑制病毒的复制。因此，细胞免疫是牙周组织抗感染的重要部分。

大量研究表明，牙周炎症的早期，组织中渗出的细胞以T淋巴细胞为主，并可发现大量的迟发性超敏反应物质。活化的淋巴细胞数量、分泌的淋巴因子多少，以及细胞毒反应强弱程度与牙周炎症的严重程度有密切关系。淋巴因子如巨噬细胞趋化因子、巨噬细胞移动抑制因子、巨噬细胞活化因子、破骨细胞活化因子、干扰素和淋巴毒素，这些因子具有放大效应，使吞噬细胞过度释放蛋白溶解酶、胶原酶、溶菌酶和前列腺素，加重牙周病变，而破骨细胞活化因子更是可以直接造成骨吸收和脱钙等骨破坏。

4.中医对牙周病的认识

中医称牙龈为齿龈、牙肉，称牙槽骨组织为牙车或牙床。牙周病实为外感六淫、内伤七情所致。风、寒、暑、湿、燥、火等邪，以及饮食不节，嗜食辛辣煎炒，饮酒无度伤及脾胃，胃热挟邪化火上蒸于口，引起齿衄痈疮等证。七情伤内，脏腑功能失调，与肾气衰弱有密切关系。久病耗损，劳倦过度，生育过多，崩中漏下，先天不足，均致肾气虚损。“肾主骨，齿为骨之余”，“肾虚而牙病，肾衰则齿豁”。

对牙周疾病的描述包括：牙宣，牙龈宣露，牙漏，齿漏，脓漏齿，牙疳，龈衄血，髓溢，齿豁，风齿，火牙，齿挺，风热龈肿痛，齿根露，齿根欲脱，风冷痛，瘀血痛，溃槽，牙槽风，牙漏吹，爆骨搜牙等。

(1)牙衄(亦名：龈烂、溃槽、齿衄)：牙齿清理无方，垢积附齿，三焦之热，蕴于齿龈；手阳明经及足少阴经行之，阳明与冲、任两脉相连附，多气多血，胃肠热邪循经上行，激血外出成衄，多属里热实证。宜去垢敷药含漱。

(2)牙痈(亦名：牙疔)：胃肠运化失调，太阳经湿热，胃经火毒，毒盛成疮。

(3)牙宣(亦名:齿豁、齿漏、牙龈宣露):气血不足,揩理无方,肾气虚弱,骨髓里损,风邪袭弱,骨寒血弱,龈肉缩落,渐至宣露。

(4)齿漏:初则肿痛,久呈黄泡,破溃出脓。多因心烦操劳、烟酒过度所致,时出秽脓,窜至左右齿根。

五、症状体征

(一)牙龈炎症

炎症发生时牙龈色泽呈鲜红或暗红色,牙龈肿胀使龈缘变厚,牙间乳头圆钝,与牙面分离。组织水肿使点彩消失,表面光亮,质地松软脆弱,缺乏弹性。如是增生性炎症,上皮增殖变厚,胶原纤维增殖,牙龈变得坚硬肥厚。健康牙龈的牙龈沟深度不超过 2 mm。当患炎症时,因牙龈肿胀或增生,龈沟加深。如果上皮附着水平没有明显改变,称为龈袋。当牙周袋形成时,袋底结合上皮向根方增殖,上皮附着水平丧失。

(二)牙龈出血

牙龈出血是患者最常见的主诉症状,多在刷牙或咬硬食物时发生,严重时可有自发性出血。牙龈出血可视为牙周疾病的早期症状,探诊后出血,对判断牙周炎症的活动性极具意义。而当牙龈组织纤维增生改变时,牙龈坚实,极少出血。

(三)口腔异味或口臭

牙周疾病患者常出现口腔气味异常,患者自觉口内有血腥味,严重者可从患者呼出的气味中闻到。造成口臭的原因最常见的是牙周菌斑的代谢产物和滞留的食物残渣,尤其是挥发性食物。其他鼻道、鼻旁窦、扁桃体、肺及消化道疾病也会伴有特殊的口臭。

(四)牙周袋形成

牙周袋形成是牙周病的一大特征性改变。牙龈因炎症刺激沟内上皮肿胀、溃疡,沟底结合上皮不规则向根方剥离,结缔组织水肿,慢性炎症细胞浸润,大量增生的毛细血管扩张充血。牙根面暴露于牙周袋内,有牙石、菌斑覆盖。牙周袋内牙骨质因菌斑细菌产酸及酶等化学物质而发生脱矿和软化,易发生根面龋。更有甚之,细菌及内毒素可通过牙骨质深达其下方的牙本质小管,这些改变均会加重牙周组织从牙根面上剥离而成深牙周袋。袋内菌斑、软垢、食物碎屑等毒性较大的内容物刺激亦会加重牙周组织炎症。

牙齿各根面牙周袋的深度不一,通常邻面牙周袋最深,该处最易堆积菌斑,最早受到炎症的侵袭。因此,探查牙周袋就按牙齿颊(唇)、舌(腭)侧之远、中、近三点做测量记录。牙周检查时,应采用带刻度的牙周探针,支点稳,力量适宜(20～25 g)压力,即将探针轻轻插入指甲沟而不致疼痛的力量,方向不偏,与牙齿长轴方向一致,这样才能准确反映牙周袋的真实情况。

(五)牙槽骨吸收

牙槽骨吸收是牙周病另一大特征性改变。牙槽骨是人体骨骼系统中代谢和改建最活跃的部分。在生理情况下,牙槽骨的吸收与再生是平衡的,故骨高度保持不变。当牙龈组织中的炎症从深部牙周组织扩展到牙槽骨附近时,骨表面和骨髓腔内分化出破骨细胞和吞噬细胞,牙槽骨呈现水平状吸收;距炎症较远处,又有骨的修复性再生,新骨的形成可减缓牙槽骨的丧失速度。后者是牙周治疗的骨质修复的生物学基础。𬌗创伤是牙槽骨吸收的又一原因。由于牙周支持组织的病变,𬌗创伤时常发生,使牙齿的压力侧牙槽骨发生明显的垂直吸收。牙槽骨吸收可以用X线片来显示。早期牙槽骨吸收，X线片上可表现为牙槽嵴顶的硬骨板消失或模糊，嵴顶的吸收使牙槽间隔由尖变平，甚至呈火山状的凹陷，随之是牙槽骨高度降低。正常情况下，牙槽骨嵴顶到釉牙骨质界的距离为1～2 mm，若超过2 mm可认为是牙槽骨发生吸收。X线片仅能反映牙齿近、远、中的骨质破坏情况，而颊、舌侧骨板与牙齿重叠，因此无法清晰显示。牙槽骨吸收的程度一般分3度：①Ⅰ度吸收：牙槽骨吸收高度≤根长1/3。②Ⅱ度吸收：牙槽骨吸收高度＞根长1/3，但＜根长2/3。③Ⅲ度吸收：牙槽骨吸收高度≥根长2/3。

(六)牙齿松动、移位

正常情况下，牙齿有水平方向的轻微动度。引起牙齿松动移位的主要原因：①牙周组织炎症：尤其是牙槽骨吸收到一定程度(＞根长1/2)，冠根比例失调者；②𬌗创伤。牙齿松动还可出现于妊娠期及牙周手术时，一经控制，松动度可下降，松动度可视其程度，依方向记录3级：①一级：仅有颊(唇)、舌(腭)侧向动度，其范围≤1 mm。②二级：除有颊(唇)、舌(腭)侧向动度，亦有水平方向动度，其范围≤2 mm。③三级：水平向动度＞2 mm或出现垂直向松动。

牙周疾病常常无明显疼痛等自觉症状，而一个或多个牙齿移位是促使患者就诊的主要原因。牙周病患牙长期受炎症侵扰，牙槽骨吸收，支持组织减少，会引起继发性𬌗创伤。全口牙齿向中线方向移位，造成开唇露齿；牙周病晚期牙齿可向任何方向移位，以缓解继发性𬌗创伤。

(七)牙龈退缩

牙龈退缩和牙根暴露是牙周疾病常有的表现。炎症和𬌗创伤使牙槽骨慢慢吸收，牙齿支持组织不断降低，牙周组织附着丧失，牙龈明显退缩，牙根暴露。此时为如实反映牙周组织破坏的严重程度，附着丧失应是龈缘到釉质牙骨质界的距离与牙周袋深度之和。

六、预后和治疗计划

(一)预后

预后指预测牙周组织对治疗的反映情况，对治疗效果有一个前瞻性认识。牙周病的致病因素和治疗手段是复杂多样的，必须根据患者的情况选择最适宜的治疗方案，以期得到最佳的治疗效果。因此，判断预后应着重考虑以下几个方面。

1.牙周组织病变程度

(1)牙槽骨破坏情况：依X线片判断牙槽骨的吸收破坏情况。丧失的骨量愈多，预后愈差；骨吸收不足根长1/3，预后不佳。

(2)附着水平和牙周袋深度：附着丧失发生在多侧较单侧严重；垂直型骨吸收较水平型骨吸收预后差。附着丧失近根尖，牙周袋深度＞7 mm，则预后最差。多根牙病变波及根分叉较单根病变预后差。

(3)牙齿松动情况：如果松动度由炎症和𬌗创伤引起，预后较好；如果松动度由牙槽骨降低所致，预后较差。

2.年龄与健康情况

一般身体状态良好的年轻人对疾病的抵抗力及恢复力较强，预后较好。如果是患有特殊类型牙周炎存在免疫缺陷，以及糖尿病、白血病、Down综合征、粒细胞减少症等的患者，则牙周治疗预后较差。

3.病因控制

控制菌斑工作需要患者的配合。事先应向患者讲清疾病特点、治疗方法，以及保持口腔卫生清洁的意义和具体做法，这对良好的预后和疗效维持至关重要。

4.余留牙情况

余留牙分布不均匀、数量少、不能负担义齿修复的咬合力等预后不好；牙齿形态小、冠根比例异常、排列错位、咬合不正常等预后较差。

(二)治疗计划

牙周病治疗目的：①控制病因；②恢复功能，创造一个健康的牙周环境和外观、功能均佳的牙列。完整牙周病的治疗是一个以年为单位的较漫长的治疗过程。因此，治疗前应设计一个方案，并向患者进行全面解释，方可开始实施。

1.向患者解释

开始治疗前，应将其牙周病病情、程度、病因以及治疗计划等内容向患者讲清，可根据患者的年龄、时间、经济能力等方面提供若干个治疗方案供其选择。

2.治疗前拔牙

牙槽骨吸收至根尖 1/3 应拔除；因牙周病造成牙槽骨吸收＞根长 1/2 并伴严重倾斜移位造成修复困难应拔除。

3.基础治疗

(1)自我菌斑控制：培养和训练正确刷牙方法，使用牙线与牙签，保持口腔清洁，消除食物及菌斑堆积对牙周组织的不良影响。

(2)除牙石及菌斑：采用器械龈上洁治术或龈下刮治术去除牙(根)面上沉积的菌斑及牙石，彻底除去吸收细菌毒素的牙骨质表层组织，并用化学方法处理根面，以降解根面毒素，创造适宜的牙周软硬组织环境以利牙周组织的重建。

(3)咬合调整：消除咬合创伤，重建𬌗平衡对于牙周组织的修复、重建和功能改善是至关重要的。调𬌗应在炎症控制后及手术前进行。

(4)炎症控制：牙周疾病伴发牙周脓肿或逆行牙髓感染，才会出现明显牙痛。配合抗菌药物的使用，进行牙周牙髓联合病变的处理方可缓解炎症或疼痛。

牙周骨外科手术应视患者牙周疾病严重程度、年龄、机体状态而定，时间应在基础治疗阶段完成 2 周后进行。目的在于彻底消除牙周袋、纠正牙龈形态的异常和治疗牙槽骨的缺损。术后 2 个月即可进行永久性修复牙列工作。

4.修复重建

此期已进入牙周病稳定控制时期。可用强身健体、补肾固齿药物以增强宿主的免疫功能，巩固疗效。再就是进行牙周病的正畸治疗、永久性夹板、缺失牙修复以及食物嵌塞矫治等治疗。

5.疗效维持

每 3 个月至半年复查 1 次，检查口腔卫生情况，指导口腔保健措施，并进行必要的洁治和刮治工作。两年拍 1 次全口牙片，对患者的牙周情况进行再评价。需要强调的是，疗效维持工作绝大部分取决于患者对牙周疾病的认识程度以及自我口腔卫生保健意识的建立与重视，并积极配合治疗，采取有效措施控制菌斑的形成，这样才能取得事半功倍的效果。如果口腔卫生差，菌斑堆积严重，会使牙周病情加重而前功尽弃。

七、疗效保持与监护

牙周病患者经系统治疗稳定后的疗效保持与维护至关重要，这需要医患双方的共同重视和努力。有资料表明，牙周病治疗后疏于牙周保健患者的失牙率是坚持牙周疗效维护者失牙率的3倍。牙周系统治疗后第一年为是否复发的关键阶段。

（一）牙周病的复发

牙周病的治疗是复杂而长期的，而其疗效却未必尽如人意。病变是随时可能再发生的，这与多种因素有关：①治疗不当或不充分，未能消除全部潜在的适于菌斑滞留的因素。常见的原因是对牙石的清除不彻底，尤其是龈下牙石的滞留，牙周袋未彻底消除。②牙周治疗完成后，牙齿修复体设计不良，制作不当，造成进一步牙周损伤。③患者放松了牙周护理或未能定期复查，使牙周病损再度出现。④系统性疾病降低了机体对细菌的抵抗力。

复发可从以下几方面加以判断：①牙龈呈炎症改变及探查龈沟时出血。②龈沟加深导致牙周袋的复发和形成。③由X线检查发现骨吸收逐渐加大。④牙齿松动度增加。

（二）疗效维护程序

随访间隔为2～3个月，复查目前的牙周健康状况，进行必要的牙周治疗，并对今后的疗效维护提出指导意见。

询问近期有何与牙周健康相关的问题。逐一检查牙龈组织、龈沟深度或牙周袋情况及其脓性分泌物、牙齿移动度、根分叉病变，以及X线片复查牙槽骨高度。菌斑染色以确定滞留区位置及口腔卫生措施有效与否。有条件的可利用暗视野显微镜以及厌氧培养技术查找计算牙周病致病菌数量及比例，以确定病变是否处于活动期。

（三）维护措施

1.自我口腔卫生保健

接受有针对性的口腔卫生指导，控制菌斑，对非自洁区即滞留区的彻底清洁极为重要，并应结合牙龈按摩及叩齿等措施保持牙周组织的健康。

2.根面平整

对于病情有反复的牙周区段或牙位，要进行龈下刮治及根面平整手术，以控制病情的发展。

3.抛光与脱敏

牙面经抛光，则菌斑及牙石难以沉积。疾患及术后暴露的牙根呈现过敏表现，应用氟化物进行脱敏治疗。

牙周疾病经过系统的临床治疗后并不意味大功告成，治愈的效果并非一成不变，医患双方均应充分以动态的眼光看待疗效，随时间的推移，其疗效可呈双向发展趋势。这就要求医患之间密切配合，共同促进牙周组织健康的保持和维护，以获得稳定的疗效。

第二节　牙龈病

一、菌斑性龈炎

菌斑性龈炎是仅与牙菌斑有关的牙龈炎，无其他牙周组织的破坏，是牙龈病中最常见者，发病率高，几乎所有人在其一生中均可发生不同程度和不同范围的菌斑性龈炎。

（一）致病因素

龈缘处的牙菌斑是始动因子，而牙石、食物嵌塞、不良修复体等是促使菌斑滞留的因素，加重牙龈的炎症。

（二）临床表现与诊断

菌斑所致的牙龈炎一般无明显自觉症状，仅为刷牙或咬硬物时牙龈有出血，极少数有自发性出血。有些患者偶尔有牙龈局部痒、胀等不适。病损主要表现为牙龈颜色、形态、质地的改变，以及医生探查时牙龈出血等。

(1)正常牙龈色泽为粉红色，牙龈炎时牙龈呈红色或暗红，甚至可呈鲜红色或肉芽状增生。这是牙龈结缔组织内血管充血、增生所致。

(2)正常牙龈的外形特点是龈缘菲薄且紧贴牙面，附着龈表面有点彩。牙龈炎时龈缘变厚，不再紧贴牙面，龈乳头圆钝肥大，表面的点彩因组织水肿而消失。

(3)正常牙龈质地致密而坚韧，牙龈炎时牙龈变得松软脆弱，缺乏弹性。这是组织水肿和胶原的破坏所致。

(4)存在探诊出血(BOP)。健康的牙龈组织在刷牙和牙周探查时均不会引起牙龈出血。患龈炎时牙周探针轻触即出血，即探诊出血，这是诊断牙龈有无炎症的重要客观指标。

(5)与血液病(如白血病、血小板减少性紫癜、再生障碍性贫血等)及其他疾病(坏死性龈炎、艾滋病相关龈炎等)引起的牙龈出血不同的是，龈炎引起的牙龈出血很少为自动出血，一般也能自行止住，局部治疗效果佳。可由此进行鉴别诊断。

（三）治疗原则

(1)对患者进行口腔健康教育，包括介绍菌斑控制与龈炎的关系，龈炎的早诊断、早治疗和定期维护的重要性，并针对个人情况进行口腔卫生指导，如正确的刷牙方法、如何使用牙线控制邻面的牙菌斑。

(2)牙面的清洁，如龈上洁治清除龈上菌斑和牙石，龈下刮治和根面平整清除龈下菌斑和牙石。

(3)龈上和龈下洁治清除菌斑效果不佳时，可使用抗微生物和抗菌斑的制剂(如1%～3%的过氧化氢溶液冲洗龈沟，碘制剂龈沟内上药，氯已定含漱等)，以增强口腔卫生措施的效果。

(4)改正菌斑滞留的因素，如：修改不良的修复体(充填体悬突、修复体边缘不密合、邻牙无接触关系)和不良的固定或可摘局部义齿，治疗龋坏牙和矫正错位的牙齿。

(5)疗效的维护：除了坚持不懈地进行菌斑控制外，还应定期(6～12个月)进行复查和洁治，这样才能保持疗效，防止复发。

二、青春期龈炎

青春期龈炎是指发生于青春期少年的慢性非特异性牙龈炎，也是菌斑性牙龈病，但是受全身因素影响，与青春期内分泌变化有关。

(一)致病因素

1.口腔局部因素

菌斑和牙石仍是最主要的致病因素。青春期的少年正处于替牙期，因此替牙部位和牙齿排列不齐部位，以及口呼吸习惯和戴用各种正畸矫治器等均为菌斑的滞留提供了条件。同时，该年龄段的孩子不易坚持良好的口腔卫生习惯，也是青春期龈炎发生的重要因素。

2.全身的内分泌因素

青春期内分泌(性激素)的变化明显，牙龈是性激素的靶器官，因此随着内分泌的变化，牙龈组织受局部刺激因素产生更加明显的炎症反应。

(二)临床表现和诊断

(1)多见于青春期少年，一般无明显症状，或有刷牙、咬硬物时牙龈出血及口气加重。

(2)前牙唇侧的牙龈缘及牙龈乳头呈球状突起和肿胀，有牙龈颜色暗红、光亮、质地软，以及探诊易出血等龈炎表现。

(3)根据患者处于青春期，局部有致病因素，且相对于致病因素而言牙龈炎症较重，从而进行诊断。

(三)治疗原则

(1)进行口腔卫生指导的同时，施行龈上洁治术，彻底清除菌斑和牙石，并可配合应用龈袋冲洗、袋内上药和含漱剂漱口，一般就可痊愈。病程长和过度肥大增生者需手术切除。

(2)若局部和全身因素依然存在，青春期龈炎虽经治疗仍可复发。因此，教会患者掌握正确的刷牙方法、养成控制菌斑的良好习惯以及定期复查，是防止复发的关键。青春期过后，去除局部因素，炎症程度可消退或缓解。

(3)特殊患者应有相应的预防措施。如正畸患者，首先正畸前应治愈龈炎，矫正器的设计应不影响牙龈且易于患者控制菌斑，同时在整个矫正过程中应定期进行牙周检查和治疗。

三、妊娠期龈炎

妊娠期龈炎是指妇女在妊娠期间，由于雌性激素水平升高，而使原有牙龈的炎症加重或形成炎性的妊娠期龈瘤，故称为“妊娠期龈炎”，而非“妊娠性龈炎”。发生率报告不一，在38％～100％之间，口腔卫生良好者发生率低。

(一)致病因素

1.口腔局部因素

菌斑、牙石的堆积，多在妊娠前已发生，即妊娠前已有菌斑所致的龈炎。但妊娠时龈沟内细菌的成分也有变化，如牙菌斑中的中间普氏菌明显增多，成为优势菌。另外，妊娠后由于雌性激素的变化，牙龈对局部刺激物更加敏感，加重了原有的病变。

2.全身的内分泌因素

如果没有局部菌斑、牙石的存在，妊娠本身并不会引起牙龈的炎症。但妊娠时由于血液中雌性激素(特别是孕酮)水平增高，牙龈作为雌性激素的靶器官，牙龈的毛细血管扩张充血，血管的通透性增加，而使牙龈内炎症细胞和液体渗出量增加，从而加重了牙龈的局部炎症反应。

(二)临床表现和诊断

(1)孕妇在妊娠前患有龈炎，妊娠2～3个月后开始出现明显的牙龈炎症状，至8个月时达高峰。分娩后2个月左右，牙龈炎症可缓解，消退到妊娠前水平。

(2)妊娠期龈炎多发生于前牙区或全口牙龈，龈乳头呈鲜红或紫红色，质地松软，光亮，易出血。患者一般无明显不适，多因牙龈出血而就诊。

(3)妊娠期龈瘤发生于牙间乳头，色鲜红光亮或呈暗紫色，瘤体常呈扁圆形，质地松软，有蒂或无蒂，有的瘤体呈小的分叶状。发生率为1.8%～5%，一般发生于妊娠第4～6个月。患者无疼痛等不适，常因牙龈出血或妨碍进食而就诊。妊娠瘤随着妊娠月份的递增而增大，分娩后能自行逐渐缩小，但多不能完全消失，仍需去除局部刺激物或进行牙周手术。

(4)诊断：育龄期妇女牙龈鲜红、水肿、肥大且极易出血者，应注意询问月经史，以便诊断。文献报告长期服用口服避孕药的妇女也可有类似的牙龈症状。另有研究表明，牙周炎的女性患者(特别是重度牙周炎)发生早产和低出生体重儿的危险性增高。

(三)治疗原则

(1)去除局部刺激因素，加强口腔卫生宣教，如教会患者控制菌斑。进行龈上洁治时，应操作轻柔、仔细，尽量减少出血，可分次分区进行。

(2)对妨碍进食的妊娠瘤在妊娠4～6个月可行妊娠瘤切除术。

(3)理想的预防措施是在妊娠前治疗牙龈炎和牙周炎，并接受口腔卫生指导。

(4)对怀孕的牙周炎患者，进行牙周感染可能对妊娠结果不利的健康教育，同时根据妊娠月份，酌情进行牙周治疗和健康促进。

四、牙龈肥大

牙龈肥大是某些不同病因病理变化所致牙龈疾病的常见体征，而非独立疾病。

(一)病因

(1)炎症性肥大：主要由口腔卫生不佳，菌斑、牙石堆积等不良刺激引起。亦可见于口呼吸、牙齿错位拥挤、不良修复体、长期食物嵌塞等。

(2)药物性牙龈增生：多由于长期服用苯妥英钠或环孢霉素、硝苯地平。

(3)全身因素：妊娠期、青春期；白血病、维生素C缺乏症等。

(二)诊断要点

(1)龈缘及龈乳头肥厚、增大，甚则龈乳头呈球形，相邻之间出现假性龈裂。

(2)肥大的牙龈可覆盖牙冠，造成假性牙周袋。

(3)炎性肥大牙龈深红或暗红，松软光亮，易出血；妊娠性牙龈增生以牙间乳头最明显，色鲜红，极易出血。

(4)药物性牙龈增生，牙龈表面呈桑葚状，质地坚实，呈淡粉红色，无出血倾向。

(三)治疗

(1)病因治疗：包括清除牙石，纠正口呼吸等不良习惯，改正不良修复体及设计不合理的矫正器。

(2)牙龈切除术：适用于牙龈纤维性增生。

(四)护理与预防

(1)保持口腔卫生。

(2)按摩牙龈。

(3)纠正局部不良因素刺激,积极治疗全身疾病。

五、坏死性龈炎

坏死性龈炎又名急性坏死溃疡性龈炎或奋森龈炎。

(一)病因

本病是口腔局部或全身抵抗力下降,口腔内原有的致病菌——梭状杆菌和螺旋体混合感染所致。

(二)诊断要点

(1)有特异的腐败性恶臭。龈缘被覆灰褐色假膜,易渗血,龈乳头呈刀切状。

(2)血性流涎明显,相应淋巴结肿大,有压痛,伴不同程度发热。

(3)直接涂片可见到大量梭形杆菌与奋森螺旋体。

(三)治疗

1.全身治疗

(1)抗菌消炎:口服灭滴灵(甲硝唑)200 mg,每日 3 次或肌内注射青霉素。

(2)补充维生素 C、复合维生素 B 等。

2.局部治疗

(1)0.1%高锰酸钾液或 3%过氧化氢溶液含漱或洗涤。

(2)口含 0.25%金霉素液,每日数次。

(四)护理与预防

(1)患者生活用具严格消毒。

(2)宜食用高蛋白、易消化食物。

(3)忌烟、酒及辛辣刺激食物。

(4)注意口腔卫生。

六、牙间乳头炎

本病指局限于牙间乳头的非特异性炎症。

(一)病因

本病是因牙间乳头受到机械或化学性刺激所致。

(二)诊断要点

(1)龈乳头红肿、探触及吮吸时易出血,并有疼痛,可有自发胀痛。

(2)检查可见龈乳头鲜红肿胀,轻叩痛。

(三)治疗

(1)除去牙间隙异物,用 1%～3%过氧化氢溶液冲洗,涂以复方碘液。

(2)疼痛剧烈者,可用 0.5%～2%普鲁卡因液 1～2 mL 在患牙龈颊沟处局部封闭。

(3)酌情予以抗生素或磺胺药。

(4)急性炎症控制后,应予病因治疗,以消除不良刺激。

七、白血病的龈病损

白血病的龈病损是白血病在口腔牙龈的表征。某些白血病患者以牙龈肿胀和牙龈出血为首发症状，因此根据口腔病损的早期诊断结果，应引起高度重视。

(一)致病因素

白血病的确切病因至今不明，牙龈病损为病变白细胞大量浸润所致，结缔组织水肿变性，胶原纤维被幼稚白细胞所取代。毛细血管扩张，血管腔内可见白细胞形成栓塞，并可见组织坏死，并非牙龈结缔组织本身的增生。

(二)临床表现

(1)起病较急，乏力，不同程度发热，有贫血及皮下和黏膜自发性出血现象。

(2)牙龈肿大，外形不规则，呈结节状，颜色暗红或苍白。

(3)牙龈可坏死、溃疡，伴自发痛、口臭、牙齿松动。

(4)牙龈和黏膜自发性出血(与牙龈炎症不同)，且不易止住。

(5)菌斑大量堆积，多伴牙龈炎症。

(6)局部和全身的淋巴结可肿大。

(7)细胞分析及血涂片可见白细胞数目和形态的异常，骨髓检查可明确诊断。

(三)治疗原则

(1)内科(血液)确诊，口腔治疗是配合血液科医生治疗。

(2)切忌牙龈手术和活体组织检查。

(3)牙龈出血以保守治疗为主，压迫止血(如牙周塞治剂)，局部可用止血药(如云南白药)。

(4)如全身情况允许，可进行简单的口腔局部洁治。

(5)口腔卫生指导，加强口腔护理。

第三节　牙周炎

一、慢性牙周炎

慢性牙周炎是最常见的一种牙周炎，各年龄均可发病，但常见于成年人，35岁以后患病率增加，病情加重，多由龈炎发展而来，引起牙周深层组织的破坏而发展成为慢性牙周炎。

(一)致病因素

菌斑微生物是慢性牙周炎的始动因素，牙石、食物嵌塞、不良修复体、牙齿排列不齐和解剖形态异常等加重菌斑的滞留是局部促进因素。同时，宿主的防御机制也在发病机制中起着重要的作用。吸烟、糖尿病、遗传和精神紧张等是重要的全身易感因素。伴有𬌗创伤时可加重牙周组织的破坏，为协同破坏。

(二)临床表现和诊断

(1)病变可累及全口牙齿或一组牙齿，病程较长，呈活动期和静止期交替出现。

(2)临床表现为牙龈充血、肿胀，探诊出血，牙周袋形成，附着丧失，牙槽骨吸收，牙齿松动。晚期牙齿可松动和移位甚至脱落。当牙龈退缩，牙根暴露时，牙齿对冷热刺激敏感。

(3)晚期可引起逆行性牙髓炎,临床表现为冷热痛、自发痛和夜间痛等急性牙髓炎症状。

(4)机体抵抗力降低时可发生牙周脓肿。

(5)根据疾病的范围和严重程度,可将慢性牙周炎分为局限型和弥漫型。受累部位在30%及以下者为局限型,若大于30%的部位受累则为弥漫型。

(6)附着丧失可以用来描述整个牙列、个别牙齿或位点慢性牙周炎的严重程度。轻度:附着丧失1～2 mm。中度:附着丧失3～4 mm。重度:附着丧失≥5 mm。

(三)治疗原则

牙周炎治疗的目标是去除或改变导致牙周炎的菌斑微生物、局部促进因素及全身易感因素,从而停止疾病的发展,恢复牙周组织的形态和功能,并预防复发。另外,有条件者可促使牙周组织再生。

(1)拔除不能保留的患牙,建议戒烟、控制糖尿病等。

(2)指导患者控制菌斑,评价菌斑控制的状况。

(3)龈上洁治、龈下刮治和根面平整等基础治疗。

(4)个别重度患者可辅助全身或局部的药物治疗。

(5)去除或控制慢性牙周炎的局部致病因素(去除悬突,修改不合适义齿,治疗𬌗创伤等)。

(6)非手术治疗后,未能消除病情,应考虑牙周手术,以控制病情进展和(或)纠正解剖学上的缺陷。

(7)修复缺失牙和正畸治疗。

(8)牙周炎患者需每3～6个月进行复查和复治,否则影响疗效。

二、青少年牙周炎

本病是青少年特有的破坏性牙周病。该病有两种类型:一种是局限性青少年牙周炎,即本节所指类型;另一种是弥漫性青少年牙周炎,又称快速进展性牙周炎。

(一)病因

(1)主要由革兰氏阴性厌氧杆菌感染,特别是伴放线放线杆菌感染。

(2)遗传因素:有认为是隐性基因传递的遗传性疾病。

(3)细胞免疫功能缺陷。

(二)诊断要点

1.局限性青少年牙周炎

(1)病变仅累及第一磨牙和切牙。

(2)初起无明显症状,逐渐出现牙齿松动、移位,牙周袋深而窄,但口腔内菌斑、牙石量少,牙龈外观基本正常。病程进展时可有牙龈红肿疼痛等炎症表现。

(3)X线特征:第一磨牙的近中、远中面有垂直型牙槽骨吸收。在切牙区一般为水平型骨吸收。

2.弥漫性青少年牙周炎

(1)病变累及大部分牙齿。

(2)活动破坏期,病程进展迅速,有牙龈红肿、探诊出血等炎症表现,引起牙槽骨的严重破坏,甚至发展为脓肿形成或牙齿松动、脱落。在静止期,可存在很深的牙周袋,但外观接近正常。

(3)本病常伴有全身症状,如疲劳、体重下降、精神抑郁和纳差等。

(三)鉴别诊断

本病应与掌跖角化牙周病综合征相区别。掌跖角化牙周病综合征的特点是牙周组织严重破坏,早期炎症引起骨丧失及牙齿的脱落,同时有掌、脚底、膝及肘等部位皮肤过度角化和发生鱼鳞病。最早可见于4岁以前的儿童。

(四)治疗

1.局部治疗

(1)牙周袋内用过氧化氢、氯己定等溶液冲洗。

(2)有菌斑、牙石者,应予清除。

2.全身治疗

(1)抗生素:四环素0.25 g,每日4次,连服2周;或螺旋霉素0.2 g,每日4次。

(2)维生素:维生素C、维生素A、维生素D和多种维生素口服。

(3)手术治疗:包括根面平整、袋内壁刮治、牙龈翻瓣术等。

(五)护理与预防

(1)注意饮食营养,增加蛋白质。

(2)按摩牙龈,加强牙齿咀嚼活动。

三、侵袭性牙周炎

侵袭性牙周炎不仅临床表现和实验室检查明显不同于慢性牙周炎,而且相对少见。侵袭性牙周炎分局限型和广泛型两型。

(一)致病因素

侵袭性牙周炎的病因尚未完全明了,目前认为是某些特定的微生物(如牙龈卟啉单胞菌、中间普氏菌和放线杆菌)的感染,以及机体防御能力的缺陷(多数侵袭性牙周炎患者有中性多形核白细胞的趋化功能低下等全身因素)和(或)过度的炎症反应所致。吸烟、遗传等调节因素也起一定作用。

(二)临床表现和诊断

(1)局限型和广泛型侵袭性牙周炎的常见表现是:快速附着丧失和骨破坏,家族聚集倾向。

(2)通常的次要表现是:菌斑堆积量与牙周组织破坏的严重程度不相符;放线杆菌比例升高,有些人牙龈卟啉单胞菌比例升高;吞噬细胞异常,巨噬细胞呈过度反应型;附着丧失和牙槽骨吸收可能有自限性。

(3)发病迅速,发病率低,女性多于男性。

(4)局限型侵袭性牙周炎,多于青春期前后发病;对病原菌有高水平血清抗体反应;局限于切牙和第一磨牙,至少2颗恒牙有邻面附着丧失,其中1颗是第一磨牙,非第一磨牙和切牙的其他牙不超过2颗。

(5)广泛型侵袭性牙周炎,通常发生于30岁以下患者,但也可见于年龄更大者;对病原菌的血清抗体反应较弱;附着丧失和牙槽骨破坏呈明显的间歇性;广泛的邻面附着丧失,累及至少3颗非第一磨牙和切牙的恒牙。

(三)治疗原则

通常侵袭性牙周炎的治疗目标、方法与慢性牙周炎的治疗相似。

(1)强调早期诊断和彻底的龈上洁治、龈下刮治、根面平整,控制菌斑。

(2)必要时调整咬合。

(3)必要时行牙周手术。

(4)配合全身药物治疗,如四环素、阿莫西林和甲硝唑。服用六味地黄丸、补肾固齿丸等以提高机体防御功能。

(5)定期复查,复查的间隔期缩短(3 个月)。

(6)炎症控制,牙周袋变浅后,亦能考虑正畸,改善外观。

(7)治疗效果不佳时,要排除全身疾病和调整吸烟等危险因素。

(8)远期疗效取决于患者的依从性以及是否定期复查和复治。

(9)因发病机制复杂,对于未能完全控制的病例,治疗目标是减缓疾病的进展。

第四节　伴发病变

一、根分叉病变

根分叉病变是指任何类型的牙周炎的病变波及多根牙的根分叉区。以下颌第一磨牙的患病率最高。

(一)病因

(1)根分叉区是一个桥拱样结构,距釉质牙骨质界近,一旦有牙周袋形成,病变易扩展到根分叉区;牙颈部有些发育时留下的釉珠,伸入根分叉区。

(2)菌斑仍是始动因素。根分叉处的菌斑和牙石非常难以彻底清除,这是病变持续损害、加重发展的重要环节。

(二)临床表现

根分叉病变必须依赖探诊及 X 线片来确定病变的范围和严重程度,可分为 4 度:①Ⅰ度:探查发现牙周袋深度已到达根分叉区,但根分叉的骨吸收不明显,X 线片上看不到骨质吸收。②Ⅱ度:根分叉区的骨吸收仅限于颊侧或舌侧,或两侧均有,根分叉区的骨间隔仍存。X 线片示根分叉区牙周膜增宽或骨质密度略降低。③Ⅲ度:病变波及全部根分叉区,骨间隔已完全吸收,探针可贯通颊、舌侧,但牙龈仍覆盖根分叉区。X 线片示根分叉区牙槽骨间隔消失呈透射区。④Ⅳ度:牙龈退缩显露根分叉区,根间骨隔完全破坏。

(三)治疗原则

根分叉区的桥拱样根面与牙槽骨的凹坑状吸收均易于堆积菌斑、牙石,妨碍牙周刮除器械的工作,这给治疗带来相当大的困难,对疗效有一定影响。通过一个系列的治疗,能消除或改善因病变所造成的缺陷,形成一个有利于患者控制菌斑和长期保持疗效的局部形态,促进牙周组织新附着。

二、牙周牙髓联合病变

牙周组织与牙髓组织极为近邻，在解剖结构上有许多交通，因此感染易发生互相影响和扩散，导致牙周牙髓联合病变。

(一)解剖特点

(1)侧支根管和副根管：除主根管外，有相当一部分牙齿在发育的过程中仍残存有许多侧支根管，以根尖1/3部为多见；在髓底附近，1/4～1/3残余有副根管。因此，当牙周炎症进犯到根分叉或根尖1/3处时，牙髓受影响的概率大大增加。

(2)根尖孔：其是联系牙周组织与牙髓的主要通道，是炎症感染互相传播的窗口。

(3)牙本质小管：有10%的牙齿其牙本质表面既无牙釉质又无牙骨质覆盖，牙本质小管贯穿整个牙本质区，对染料、细菌毒素、药物亦有双向渗透作用。

(二)临床类型

(1)牙髓病及治疗失误引起牙周病变：牙髓出现炎症或坏死以及根管壁侧穿，髓室或根管封入砷剂、甲酚、甲醛，根尖的牙周组织亦表现为局部渗出增多，牙周膜增宽，甚至出现急性或慢性的根尖周组织脓肿，牙槽骨吸收，牙齿松动。X线片上根尖区出现骨质吸收区即X线透射区。典型的呈“烧形瓶”。

(2)牙周病变引起牙髓病变：长期存在的牙周炎症，袋内细菌毒素持续地对牙髓造成的刺激和损害是不可忽视的。据报道，有半数以上的牙周病患牙的牙髓有炎症、钙化、变性或坏死。有的诱发慢性牙髓炎急性发作，表现为典型的急性牙髓炎症状。

(3)牙周病变与牙髓病变并存：指同一牙齿先前为各自独立的牙周病变与牙髓病变，严重时才互相融合。这种情况较少见。

(三)治疗原则

(1)由牙髓病变引起牙周病变，只需彻底治疗牙髓疾病，牙周疾病就能完全愈合。

(2)由牙周病变引起牙髓病变，在控制牙周菌斑感染，进行彻底的牙周综合治疗之前，应去除患牙的牙髓并进行根管治疗。

三、牙周脓肿

牙周脓肿是牙周炎症发展到晚期经常出现的一个症状。

(一)病因

(1)牙周袋深，涉及多个根面；或袋口窄，袋内渗出物引流不畅。

(2)牙周洁治、刮治后未将刮除物冲洗去净，或操作不当，根管治疗意外穿髓底或根管侧穿。

(3)伴有机体抵抗力下降或严重全身疾患，如糖尿病等。

(二)临床表现

急性牙周脓肿起病突然，患牙唇颊侧或舌侧牙龈形成椭圆形或半球状肿胀突起。牙龈发红、水肿，表面光亮，牙齿有“伸长感”，叩痛明显。脓肿早期，搏动性跳痛明显；随着炎症的扩散，黏膜表面可扪及波动感，疼痛有所减轻。脓液流出后，肿胀减轻。其间可伴有局部淋巴结肿大。慢性牙周脓肿一般无明显症状，患牙咀嚼有不适感，可有瘘管或长满肉芽组织的开口，挤压时有少许脓液流出。

慢性牙周脓肿与急性牙周脓肿是相互转化的。急性脓肿可为慢性牙周脓肿急性发作，而急性脓肿经自行破溃排脓或未及时治疗，可发展成为慢性牙周脓肿。

(三)治疗原则

(1)止痛，脓肿切开排脓引流。

(2)清除菌斑，刮净牙石，冲洗牙周袋，消炎抗感染。

(3)全身给予抗生素，必要时采用支持疗法。

(4)控制感染后施行牙周手术。

牙周脓肿与牙槽根尖胀肿的鉴别见表 2-1。

表 2-1 牙周脓肿与牙槽根尖胀肿的鉴别

鉴别内容	牙周脓肿	牙槽根尖肿胀
脓肿部位	接近龈缘、局限于牙周壁	范围较弥散、中心位于颊沟附近，波及面部
疼痛及叩痛	相对较轻	相对较重
松动程度	松动明显、消肿后仍松	轻度松动
牙体损害	无/有	有
牙髓活力	有	降低/无
牙周袋	有	无
X线片检查	牙槽嵴有破坏	根尖周可有骨质破坏

四、牙周萎缩

全口或局部牙龈缘与牙槽骨同时退缩，牙根暴露，但无明显炎症和创伤者称为牙周萎缩。牙周萎缩与年龄一致者，称为生理性萎缩、老年性萎缩。而远远早于年龄者，称早年性萎缩。因牙周组织的功能性刺激减少或缺乏而造成萎缩者，称为失用性萎缩。过度的机械性刺激造成萎缩者称机械性萎缩。亦可由牙周炎症治疗后以及牙周手术后牙周组织炎症消退，导致牙龈退缩，牙根暴露。

(一)分类

1.老年性萎缩

老年性萎缩是一种随着年龄增长，牙周组织随全身组织器官功能退化而发生的萎缩，属正常生理现象，并非病理状态。

2.早年性萎缩

早年性萎缩发生于较年轻者，少见，局部无明显刺激因素，全口牙周均匀退缩，其原因不明。

3.失用性萎缩

失用性萎缩通常因错位牙、对颌牙缺失未及时修复、严重牙体牙髓病或偏侧咀嚼等因素，患牙牙周组织的功能性刺激显著降低或缺乏。其特征为牙周膜变窄，牙周纤维数目减少，排列紊乱，牙槽骨骨质疏松，骨髓腔增大，骨小梁吸收。

4.机械性萎缩

机械性创伤：①牙刷的刷毛过粗过硬，顶端未经磨毛处理以及错误的横刷牙方式。②牙膏中摩擦剂颗粒过粗等。长期受其创伤，牙弓弯曲区，即尖牙、前磨牙部位，因其牙体较突出，唇侧骨板薄，常受到机械摩擦而发生牙龈和牙槽骨的退缩。机械性压迫，如不良修复体的卡环或基托边缘压迫牙龈、食物嵌塞、不良习惯等,可发生于个别牙或一侧牙齿。

(二)治疗原则

(1)注意口腔卫生,掌握正确的口腔清洁措施,正确使用牙刷、牙膏、牙线、牙签等。去除牙面菌斑、牙石,保持口腔清洁。

(2)纠正造成牙周萎缩的口腔局部原因,调磨牙齿,消除过大殆创伤力,解除食物嵌塞的原因,治疗牙体牙髓病,纠正偏侧咀嚼习惯。

(3)加强牙周组织生理刺激,坚持每天含漱 2～3 次,叩齿及牙龈按摩。

对于严重的牙龈退缩、牙根暴露而影响美观者,可制作义龈修复,以改善外观;对于个别牙的牙周病损,可采用牙周手术治疗。

第三章　牙髓疾病

第一节　病　因

牙髓位于牙齿内部，周围被矿化程度较高的牙本质所包围，外界刺激不易进入牙髓腔，引起牙髓病变，只有在刺激强度极大时，才可能使牙髓受到损害。牙髓组织通过一个或数个窄小的根尖孔与根尖周组织密切联系，牙髓中的病变产物和细菌很容易通过根尖孔向根尖周组织扩散，使根尖周组织发生病变。

在大多数情况下，牙髓的病变是在牙釉质、牙骨质和牙本质被破坏后产生的。牙髓的感染多由细菌引起，这些细菌都来自口腔，多数是来自深龋洞中，深龋洞是一个相当缺氧的环境，这种环境有利于厌氧菌的生长繁殖，当龋洞接近牙髓或已经穿通牙髓时，细菌或其产生的毒素可进入髓腔，从而引起牙髓炎。其他一些近牙髓的牙体硬组织非龋性疾病，如外伤所致的牙折、楔状缺损过深使牙髓暴露、畸形中央尖、磨损后露髓、畸形舌侧窝、隐裂、严重的磨损等也可引起牙髓炎。牙齿患牙周病时，深达根尖的牙周袋可以使感染通过根尖孔或侧支根管进入髓腔，引起逆行性牙髓炎。另外，有菌血症或脓血症时，细菌可随血液循环进入牙髓，引起牙髓炎。除感染外，一些不当的刺激也会引起牙髓炎，如温度骤然改变，骤冷骤热便会引起牙髓充血，甚至转化为牙髓炎；治疗龋病时，某些充填材料含刺激性物质，会引起牙髓病变；消毒龋洞的药物刺激性过强，牙髓失活剂使用不当，备洞时操作不当产热过多等，也会引起牙髓病变。

第二节　临床表现及分类

牙髓病是临床上常见的口腔疾病，可以表现为急性或慢性的过程，也可以互相转变，牙髓炎是牙髓病中发病率最高的一种疾病。牙髓病是指牙齿受到细菌感染、创伤、温度或电流等外来物理及化学刺激作用时，牙髓组织发生一系列病变的疾病。在组织病理学上一般将牙髓分为正常牙髓和各种不同类型的病变牙髓。由于它们常存在着移行阶段和重叠现象，所以采用组织病理学的方法，有时要将牙髓状况的各段准确地分类也很困难，对于临床医师来说，重要的是需要判断患牙的牙髓是否能够通过实施一些临床保护措施而得以保留其生活状态且不出现临床症状。因此，根据牙髓的临床表现和治疗预后可分为可复性牙髓炎、不可复性牙髓炎、牙髓坏死、牙髓钙化和牙内吸收五类。其中不可复性牙髓炎又分为急性牙髓炎、慢性牙髓炎、残髓炎、逆行性牙髓炎。现将常见的牙髓病表现介绍如下。

可复性牙髓炎是一种病变较轻的牙髓炎，受到温度刺激时，会产生快而锐的酸痛或疼痛，但不严重，刺激去除后，疼痛立即消失，每次痛的时间短暂，不拖延。检查可见无穿髓孔。如果致病的刺激因子被消除，牙髓可恢复正常；如果刺激继续存在，炎症继续发展，将成为不可复性牙髓炎。

有症状不可复性牙髓炎会有间断或持续的自发痛，骤然的温度变化可诱发长时间疼痛。患者身体姿势发生改变时也会引起疼痛，如弯腰或躺卧，这是体位改变使牙髓腔内压力增加所致。疼痛可以是锐痛，也可以是钝痛，但多数人很难指出患牙的确切位置，有时疼痛呈放散性，有时呈反射性。如果炎症渗出物得到引流，炎症可以消退，疼痛缓解；如得不到引流，刺激继续存在，则炎症加重而使牙髓坏死。

逆行性牙髓炎是患牙的牙周组织被破坏后，根尖孔或侧支根尖孔外露，感染由此进入牙髓，引起的牙髓炎症。表现为锐痛，近颈部牙面的破坏和根分叉处外露的孔所引起的炎症，多为局限性，疼痛不很剧烈。牙周袋深达根尖或接近根尖，冷热刺激可引起疼痛。

残髓炎是指经过牙髓治疗后，仍有残存的少量根髓，并发生炎症。如干髓治疗的牙齿，经常发生残髓炎，常表现为自发性钝痛，放散到头面部，每天发作 1～2 次，疼痛持续时间较短，温度刺激痛明显，有咬合不适感或有轻微咬合痛，有牙髓治疗史。

牙髓坏死是指牙髓组织因缺氧而死亡的病变，经常是不可复性牙髓炎继续发展的结果，也可能由于化学药物的刺激产生的，也可能由于牙齿受到外伤或牙周炎破坏达根尖区，根尖周组织和根管内组织发生栓塞而使牙髓坏死，牙冠可变为黄色或暗灰色，冷热刺激时都无反应。如不及时治疗，则病变可向根尖周组织扩展，引起根尖周炎。

第三节　急性牙髓炎的应急措施

俗话说“牙痛不算病，痛起来真要命”，这是急性牙髓炎的典型写照，急性牙髓炎发病急，疼痛剧烈。在没有受到任何外界刺激的情况下，可突然发生自发性锐痛，阵发性发作或加剧，牙髓化脓时可出现跳痛。夜间疼痛较白天剧烈，患者常因牙痛难以入眠，或从睡眠中痛醒。冷热刺激可激发或加剧疼痛，冷刺激可使之疼痛缓解，这是由于牙髓的病变产物中有气体，热刺激可使其膨胀，髓腔内压力增加，疼痛加重，冷刺激使其体积收缩，压力减少，疼痛缓解。疼痛呈放射性，可沿三叉神经分布区放射至患牙同侧的上、下颌牙或头、颊、面部等，患者大多不能明确指出患牙的位置。检查时可发现，患牙有深龋或其他接触牙髓的牙体硬组织疾患，或可见有充填体，或可查到深牙周袋，叩诊可有不适或轻度疼痛。当患有急性牙髓炎，疼痛难忍又不能去医院时，患者可采取些自我救治的方法。口服镇痛剂有一定的镇痛效果，掐按双侧的合谷穴或同侧的平安穴（耳屏与口角边线的中点），效果较好，上颌牙疼痛可加按太阳穴，清除龋洞内嵌塞的食物，把浸有止痛药物如牙痛水、细辛、花椒等棉球放入洞内，也能收到止痛的效果。患急性牙髓炎时，应当及时到医院就诊，因牙髓急性发炎时，体积膨胀，炎症渗出物积聚，使髓腔压力明显增加，牙髓腔周围都是硬壁，牙髓仅通过狭窄的根尖孔与根尖周组织相通，压力得不到缓解，加上毒素的作用，使牙髓受到强烈刺激，疼痛剧烈。治疗的关键在于迅速止痛，最有效的方法是注射麻药后，在牙齿表面离牙髓最近的地方，用牙钻打一个洞，让炎症渗出物从洞口流出，称为开髓引流。当牙髓已坏死时，还要尽可能消除发炎坏死的牙髓，然后在髓腔内放入消炎镇痛的药物。经过这样治疗后,绝大多数患者可收到立竿见影的效果,此外还可以再让患者口服一些止痛药物。当急性炎症控制以后,再进行彻底的牙髓治疗,如塑化术、根管治疗等,使患牙得以保存。

第四节　治疗措施

一、年轻恒牙的治疗特点

乳牙脱落后新萌出的恒牙牙根未发育完全,仍处在继续生长发育阶段,此阶段的恒牙称为年轻恒牙。年轻恒牙髓腔大,根管粗,牙本质薄,牙本质小管粗大,所以外来刺激易波及牙髓;年轻恒牙的牙根在萌出后3～5年才能完全形成,年轻恒牙的牙髓组织与乳牙相似,因根尖开口较大,髓腔内血液供给丰富,发生炎症时,感染容易扩散,如得到及时控制,也可能恢复。

年轻恒牙牙髓组织不仅具有对牙有营养和感觉的功能,而且与牙齿的发育有密切关系。因此,牙髓炎的治疗以保存生活牙髓为首选治疗。年轻恒牙萌出后2～3年牙根才达到应有的长度,3～5年根尖才发育完全。所以,年轻恒牙牙髓炎应尽力保存活髓组织,如不能保存全部活髓,也应保存根部活髓,如不能保存根部活髓,也应保存患牙。治疗中常常选择盖髓术和活髓切断术,对根尖敞开,牙根未发育完全的死髓牙应采用促使根尖继续形成的治疗方法,即根尖诱导形成术。

二、恒牙髓腔解剖特点及开髓方法

(一)上颌前牙

髓腔解剖特点:一般为单根管,髓室与髓腔无明显界限,根管粗大,近远中纵剖面可见近远中髓角突向切方,唇舌向纵剖面可见髓室近舌隆突部膨大,根管在牙颈部横断面呈圆三角形。

开髓方法:在舌面舌隆突上方垂直与舌面钻入,逐层深入,钻针应向四周稍微扩展,以免折断。当有落空感时,调整车针方向与牙体长轴方向一致进入髓腔,改用提拉动作揭去髓室顶,形成一顶向根方的三角形窝洞。

(二)下颌前牙

髓腔解剖特点:与上颌前牙基本相同,只是牙体积小,髓腔细小。

开髓方法:开髓时车针一定要局限于舌隆突处,勿偏向近远中,开髓外形呈椭圆形,进入髓腔方向要与根管长轴一致,避免近远中侧穿。

(三)上颌前磨牙

髓腔解剖特点:髓室呈立方形,颊舌径大于近远中径,有2个细而突的髓角分别伸入颊舌尖内,分为颊舌两个根管,根分歧部比较接近根尖1/3部,从洞口很难看到髓室底,上颌第一前磨牙多为两个根管,上颌第二前磨牙可为一个根管,约40%为双根管。

开髓方法:在颌面做成颊舌向的椭圆形窝洞,先穿通颊舌两髓角,不要将刚穿通的两个髓角误认为根管口,插入裂钻向颊舌方向推磨,把颊舌两髓角连通,便可揭开髓室顶。

(四)下颌前磨牙

髓腔解剖特点:单根管,髓室和根管的颊舌径较大,髓室和根管无明显界限,牙冠向舌侧倾斜,髓腔顶偏向颊侧。

开髓方法:在颌面偏颊尖处钻入,切勿磨穿近远中壁和颊舌侧壁,始终保持车针与牙体长轴一致。

(五)上颌磨牙

髓腔解剖特点:髓腔形态与牙体外形相似,颊舌径宽,髓角突入相应牙尖内,其中近中颊髓角最高,颊侧有近中、远中两个根管,根管口距离较近,腭侧有一粗大的根管,上颌第二磨牙可出现两个颊根融合为一个较大的颊根。

开髓方法:开髓洞形要和牙根颈部横断面根管口连线一致,做成颊舌径长,近远中径短的圆三角形,三角形的顶在腭侧,底在颊侧,其中一边在斜嵴的近中侧与斜嵴平行,另一边与近中边缘嵴平行。

(六)下颌磨牙

髓腔解剖特点:髓腔呈近远中大于颊舌径的长方体。牙冠向舌侧倾斜,髓室偏向颊侧。髓室在颈缘下 2 mm,髓室顶至底的距离为 2 mm,一般有近中、远中两根,下颌第一磨牙有时有三根,近中根分为颊舌两根管,远中根可为一粗大的根管,也可分为颊舌两根管。下颌第二磨牙有时有近远中的两根,在颊侧融合,根管也在颊侧融合,根管横断面呈“C”形。

开髓方法:在颌面近远中径的中 1/3 偏颊侧钻入。开髓洞形为近远中边稍长,远中边稍短,颊侧洞缘在颊尖的舌斜面上,舌侧洞缘在中央沟处。开髓洞形的位置应在颊舌向中线的颊侧,可避免造成舌侧颈部侧穿和髓底台阶。

三、髓腔和根管口的解剖规律

(1)髓室底的水平相当于釉质牙骨质界的水平,继发牙本质的形成不会改变这个规律,所以釉质牙骨质界可以作为寻找和确认髓室底的固定解剖标志。

(2)在釉质牙骨质界水平的牙齿横截面上,髓腔形状与牙齿断面形状相同,并且位于断面的中央,就是说,髓室底的各个边界距离牙齿外表面是等距离的。

(3)继发性牙本质的形成有固定的位置和模式,在髓腔的近远中颊舌 4 个侧壁,髓室顶和髓室底表面呈球面状形成。

(4)颜色规律。①髓室底的颜色比髓腔壁的颜色深,即髓室底的颜色发黑,髓腔壁的颜色发白,黑白交界处就是髓室底的边界。②继发性牙本质比原发性牙本质颜色浅,即继发性牙本质是白色的,原发性牙本质是黑色的。

(5)沟裂标志:根管口之间有深色的沟裂相连,沟裂内有时会有牙髓组织。当根管口被重重的钙化物覆盖时,沿着沟裂的走向去除钙化物,在沟裂的尽头就能找到根管,这是相当快速而安全的技巧。

(6)根管口一定位于髓腔侧壁与髓室底交界处。

(7)根管口一定位于髓室底的拐角处。

(8)根管口分布对称性规律:除了上颌磨牙之外的多根牙,在髓室底画一条近远中方向的中央线,根管口即分布在颊舌两侧,并且对称性排列。就是说,颊舌根管口距离中央线的距离相等,如果只有一个根管口,则该根管口一定位于中线上或其附近,不会偏离很大。根据这个规律可以快速判断下磨牙是否存在远中舌根管。

四、寻找根管口的几种方法

(1)多根管牙常因增龄性变化或修复性牙本质的沉积,或髓石,或髓腔钙化,或根管形态变异等情况,而使根管口不易被查找到时,可借助牙齿的三维立体解剖形态,从各个方向和位置来理解和看牙髓腔的解剖形态;并采用多种角度投照法所拍摄的X线片来了解和指出牙根和根管的数目、形状、位置、方向和弯曲情况;牙根对牙冠的关系;牙根及根管解剖形态的各种可能的变异情况等。

(2)除去磨牙髓腔内牙颈部位的遮拦根管口的牙本质领圈,以便充分暴露髓室底的根管口。

(3)采用能溶解和除去髓腔内坏死组织的根管冲洗剂,以彻底清理髓室后,根管口就很可能被察觉出来。

(4)探测根管口时,应注意选择在髓室底较暗处的,覆盖在牙骨质上方的牙本质和修复性牙本质上做彻底的探查。并且还应注意按照根管的方向进行探查。

(5)髓室底有几条发育沟,都与根管的开口方向有关,即沿髓室底的发育沟移行到根管口。所以应用非常锐利的根管探针沿着发育沟搔刮,可望打开较紧的根管口。

(6)当已经指出一个根管时,可估计其余根管的可能位置,必要时可用小球钻在其根管可能或预期所在的发育沟部位除去少量牙本质,然后使用锐利探针试图刺穿钙化区,以找出根管口,除去牙颈部的牙本质领圈以暴露根管口的位置。注意钻磨发育沟时不要过分地加深或磨平发育沟,以免失去这些自然标志而向侧方磨削或穿刺根分叉区。

(7)在髓室底涂碘酊,然后用稍干的酒精棉球擦过髓底以去碘,着色较深的地方常为根管口或发育沟。

(8)透照法:使用光导纤维诊断仪的光源透照颊舌侧牙冠部的硬组织,光线通过牙釉质和牙本质进入髓腔,可以看到根管口是个黑点;而将光源从软组织靠近牙根突出处进行透照,光线通过软组织、牙骨质和牙本质进入髓腔,则显示出根管口比附近之髓底部要亮些。

五、看牙要用橡皮障

对于大多数患者来说,橡皮障是个非常陌生的概念。其实在欧美很多发达国家,橡皮障已经被广泛使用,甚至在一些口腔治疗过程中,不使用橡皮障是违反医疗相关法规的。在国内,橡皮障也正逐步被一些高档诊所以及口腔医院的特诊科采纳,使得口腔治疗更专业、更无菌、更安全、更舒适。

什么是橡皮障呢?简单地说,橡皮障是在齿科治疗中用来隔离需要治疗的牙齿的软性橡皮片。当然,橡皮障系统还需要有不同类型的夹子及面弓来固定。橡皮障的优点在于它提供了一个干燥清洁的工作区域,即强力隔湿,同时防止口腔内细菌向牙髓扩散,避免伤害口腔内舌、黏膜等软组织。橡皮障还能减少血液、唾液的飞溅,做好艾滋病、肝炎等相关传染病的普遍防护,减少交叉感染。对于患者,橡皮障可以提供安全、舒适的保障,这样在治疗过程中就不必注意要持续张口或者担心自己的舌头,也不必担心会有碎片或者小的口腔器械掉到食管或者气管里,营造一个更轻松的术野。

从专业角度来讲,橡皮障技术的必要性更毋庸置疑。例如,目前齿科最常见的根管治疗应该像外科手术一样在无菌环境下,如果不采用橡皮障,就不能保证治疗区域处于无菌环境,使得根管感染及再感染的可能性将会大大提高。因此，我们常说有效控制感染是根管治疗成功的关键，而使用橡皮障是最重要的手段之一，它可以有效地避免手术过程中口腔环境对根管系统的再污染。此外，橡皮障技术可以更好地配合大量的根管冲洗，避免冲洗液对口腔黏膜的刺激，节约消毒隔离时间，减少诊间疼痛和提高疗效。正是由于橡皮障在根管治疗中有如此重要，因此在美国，口腔根管治疗中不采用橡皮障是非法的。其实，橡皮障最早在口腔内手术中使用应该是在齿科的粘连修复中。国外目前流行的观点是：如果没有橡皮障，最好就不要进行粘连修复。因为在粘连修复中，无论酸蚀前后都需要空气干燥，强力隔湿，这样才能避免水蒸气、唾液等污染。橡皮障的应用明显提高粘连的强度，减少微渗。尽管放置橡皮障不是治疗，但它却是提高治疗效果的有效手段。当然在国内，作为一个较新的技术，牙医们还需要投入一定时间来熟悉新的材料和学习新的操作要求，这样才能达到掌握必要技术来有效率地应用产品。但是，毫无疑问，一旦条件成熟，大多数患者都将享受到橡皮障技术带来的安全舒适。

六、开髓治疗

当牙病发展到牙髓炎时，治疗起来很复杂。首先要备洞开髓引流，牙髓坏死的一次即可清除冠髓和根髓；而牙髓有活力的，开髓引流后，还需让牙髓失活，即人们常说的“杀神经”，然后才能清除患病牙髓。经过局部清洗、暂封消炎药等步骤，牙髓炎症清除后，才能最后充填。

患者常常抱怨，治一颗牙，却需多次去医院。有些人误认为牙痛是龋洞引起的，把洞一次补上，牙就不疼了。单纯的龋病一次就可以治疗完毕，但牙髓炎就不同了，如果仅单纯将牙充填只会使牙髓炎症渗出增多，髓腔压力增高，疼痛加重。所以患牙髓炎时必须经过治疗后才能充填。无论是采用干髓术还是塑化术或根管治疗，都要经过牙髓失活或局麻下拔髓，局部消炎、充填等步骤。牙髓失活和消炎封药要经过一定的时间，一次不能完成，所以发现了龋病，一定要尽早治疗，一旦发展到牙髓炎，到医院就诊的次数就多了，一次治不完。

为了减轻髓腔的压力，消除或减少牙髓组织所受到的刺激，缓解剧烈疼痛，医生常常在龋洞的底部或患牙的咬合面上，用牙钻钻开一个孔通到牙髓腔内，使髓腔内的渗出物或脓液排出，冲洗髓腔后，龋洞内放入樟脑酚棉球，有安抚镇痛的作用。

人们经常对开髓有恐惧心理，认为开髓十分疼痛，因而牙痛也不肯去医院。事实上，开髓时的疼痛程度取决于牙髓的状态。牙髓已经坏死的，牙神经失去了活力，开髓时患者根本就没有疼痛感。当牙髓部分坏死或化脓时，在钻针穿通髓腔的瞬间，患者有疼痛感，但一般都能耐受。在牙髓活力正常而敏感时，患者会感到锐痛难忍，这种情况医生会使用局部麻醉剂，达到抑制痛觉的作用，即使出现疼痛，也很轻微且持续时间短。

开髓时，患者应尽力与医生配合。首先应张大口，按医生要求摆好头部姿势，让医生在最佳视野、体位下操作。其次，开髓时医生一般使用高速涡轮钻磨牙，钻针锋利，转速高达每分钟25万～50万转，切割力很强，患者在医生操作时，切忌随便乱动，以免损伤软组织。若想吐口水或有其他不适，可举手或出声示意，待医生把机头从口中取出后再吐口水或说话。如果在磨牙时，患者突然移动头部或推医生手臂是十分危险的。

七、常用治疗方法

(一)牙髓失活术

牙髓失活术即“杀神经”，是用化学药物使发炎的牙髓组织(牙神经)失去活力，发生化学性坏死。多用于急性、慢性牙髓炎牙齿的治疗。失活药物分为快失活剂和慢失活剂两种。临床上采用亚砷酸、金属砷和多聚甲醛等药物。亚砷酸为快失活剂，封药时间为24～48小时；金属砷为慢失活剂，封药时间为5～7天；多聚甲醛作用更加缓慢温和，一般封药需2周左右。

封失活剂时穿髓孔应足够大，药物应准确放在穿髓孔处，否则起不到失活效果，邻面洞的失活剂必须用暂封物将洞口严密封闭，以防失活剂损伤牙周组织。封药期间，应避免用患牙咀嚼，以防对髓腔产生过大的压力引起疼痛。由于失活剂具有毒性，因此应根据医生嘱咐的时间按时复诊，时间过短，失活不全，给复诊时治疗造成困难，时间过长，药物可能通过根尖孔损伤根尖周组织。封药后可能有暂时的疼痛，但可自行消失，如果疼痛不止且逐渐加重，应及时复诊除去失活剂，敞开窝洞，待症状有所缓解后再行失活。

(1)拔髓通常使用拔髓针。拔髓针有1个"0"、2个"0"和3个"0"之分，根管粗大时选择1个"0"的拔髓针，根管细小时，选择3个"0"的拔髓针。根据临床经验，选择的拔髓针应细一号，也就是说，如根管直径应该使用2个"0"的拔髓针，实际上应使用3个"0"的拔髓针。这样使用，可防止拔髓针折断在根管内。特别是弯根管更要注意，以防断针。

(2)活髓牙应在局麻下或采用牙髓失活法去髓。为避免拔髓不净，原则上应术前拍片，了解根管的结构，尽量使用新的拔髓针。基本的拔髓操作步骤如下：拔髓针插入根管深约2/3处，轻轻旋转使根髓绕在拔髓针上，然后抽出。牙髓颜色和结构，因病变程度而不同，正常牙髓拔出呈条索状，有韧性，色粉红；牙髓坏色者则呈苍白色，或呈瘀血的红褐色，如为厌氧性细菌感染则有恶臭。

(3)对于患慢性炎症的牙髓，组织较糟脆，很难完整拔出，未拔净的牙髓可用拔髓针或10号K形锉插入根管内，轻轻振动，然后用3%过氧化氢溶液和生理盐水反复交替冲洗，使炎症物质与新生态氧形成的泡沫一起冲出根管。

(4)正常情况下，对于外伤露髓或意外穿髓的前牙可以将拔髓针插到牙根2/3以下，尽量接近根尖孔，旋转180°将牙髓拔出。对于根管特别粗大的前牙，还可以考虑双针术拔髓。

双针术：先用75%的乙醇消毒洞口及根管口，参照牙根实际长度，先用光滑髓针，沿远中根管侧壁，慢慢插入根尖1/3部，稍加晃动，使牙髓与根管壁稍有分离，给倒钩髓针造一通路。同法在近中制造通路，然后用两根倒钩髓针在近远中沿通路插至根尖1/3部，中途如有阻力，不可勉强深入，两针柄交叉同时旋转180°，钩住根髓拔除。操作时避免粗暴动作，以免断于根管内，不易取出。双针术在临床实践中能够较好地固定牙髓组织，完整拔除牙髓组织的成功率更高，避免将牙髓组织撕碎造成拔髓不全，不失为值得推广的一种好方法。

(5)后牙根管仅使用拔髓针很难完全拔净牙髓，尤其是后牙处在牙髓炎晚期，牙髓组织朽坏，拔髓后往往容易残留根尖部牙髓组织。这会引起术后疼痛，影响疗效。具体处理方法是：用小号锉(15～20号的，建议不要超过25号的)，稍加力，反复提拉(注意是提拉)。这样反复几次，如果根管不是很弯(＜30°)，一般都能到达根尖，再用2个"0"或3个"0"的拔髓针，插到无法深入处，轻轻旋转，再拉出来，通常能看到拔髓针尖端有很小很小的牙髓组织。

(6)如根管内有残髓，可将干髓液(对苯二酚的乙醇饱和液)棉捻在根管内封5～7天(根内失活法)，再行下一步处置。

(7)拔髓前在根管内滴加少许乙二胺四乙酸(EDTA)，可起到润滑作用，使牙髓更容易从根管中完整拔出。这是一种特别有效的方法，应贯穿在所有复杂的拔髓操作中。润滑作用仅仅是 EDTA 的作用之一，EDTA 有许多其他的作用：①与 Ca 螯合使根管内壁的硬组织脱钙软化，有溶解牙本质的作用。既可节省机械预备的时间，又可协助扩大狭窄和阻塞的根管，具有清洁作用，最佳效能时间 15 分钟。②具有明显的抗微生物性能。③对软组织中度刺激，无毒，也可用作根管冲洗。④对器械无腐蚀。⑤使牙本质小管管口开放，增加药物对牙本质的渗透。

EDTA 作用广泛，是近年来比较推崇的一种口内用药。

如果临床复诊中不可避免地出现因残髓而致的根管探痛，应在髓腔内注射盐酸阿替卡因(碧兰麻)，然后将残髓彻底拔除干净。

最后补充一点就是，拔髓针拔完牙髓后很难将拔髓针清洗干净，有一种很快的方法，也很简单，也许大家都会，具体操作如下：右手拿一根牙刷，左手拿拔髓针，用牙刷从针尖向柄刷，同时用水冲。最多两下就可以洗干净。如果不行，左手就拿针顺时针旋转两下，不会对拔髓针有损坏。

(8)砷剂外漏导致牙龈大面积烧伤的处理方法：在局麻下切除烧伤的组织直至出现新鲜血再用碘仿加牙周塞止血。一般临床普遍用此法，使用碘仿纱条时应注意要多次换药，这样效果才会好一点。

防止封砷剂外漏的方法：止血；尽可能去净腐质；一定要注意隔湿，吹干；丁氧膏不要太硬；棉球不要太大。注意：尽可能不用砷剂，用砷剂封药后应嘱患者，如出现牙龈瘙痒应尽快复诊以免出现不良的后果。医生应电话随访，以随时了解情况。

(二)盖髓术

盖髓术是保存活髓的方法，即在接近牙髓的牙本质表面或已经露髓的牙髓创面上，覆盖具有使牙髓病变恢复效应的制剂，隔离外界刺激，促使牙髓形成牙本质桥，以保护牙髓，消除病变。盖髓术又分为直接盖髓术和间接盖髓术。常用的盖髓剂有氢氧化钙制剂，氧化锌丁香油酚印模糊剂等。

做盖髓术时，注意要把盖髓剂放在即将暴露或已暴露的牙髓的部位，然后用氧化锌丁香油糊酚印模剂暂时充填牙洞。做间接盖髓术需要观察两周，如果两周后牙髓无异常，可将氧化锌去除部分后行永久充填；若出现牙髓症状，有加重的激发痛或出现自发痛，应进行牙髓治疗。做直接盖髓术时，术后应每半年复查 1 次，至少观察两年，复诊要了解有无疼痛，牙髓活动情况，叩诊是否疼痛，X 线片表现，若无异常就可以认为治疗成功。

当年轻人的恒牙不慎受到外伤致使牙髓暴露，以及单纯龋洞治疗意外穿髓(穿髓直径不超过0.5 mm)时，可将盖髓剂盖在牙髓暴露处再充填，这是直接盖髓术。当外伤深龋去净腐质后接近牙髓时，可将盖髓剂放至近髓处，用氧化锌丁香油酚印模糊剂暂封，观察 1～2 周后若无症状再做永久性充填，这是间接盖髓术。

无明显自发痛，龋洞很深，去净腐质又未见明显穿髓点时，可采取间接盖髓术作为诊断性治疗，若充填后出现疼痛，则可诊断为慢性牙髓炎，进行牙髓治疗，盖髓术成功的病例，表现为无疼痛不适，已恢复咀嚼功能，牙髓活力正常，X 线片示有钙化牙本质桥形成，根尖未完成的牙齿，根尖继续钙化。但应注意的是，老年人的患牙若出现了意外穿髓，不宜行直接盖髓术，可酌情选择塑化治疗或根管治疗。

直接盖髓术的操作步骤有以下几点：

(1)局部麻醉，用橡皮障将治疗牙齿与其他牙齿分隔，用麻醉剂或灭菌生理盐水冲洗暴露的牙髓。

(2)如有出血，用灭菌小棉球压迫，直至出血停止。

(3)用氢氧化钙覆盖暴露的牙髓，可用已经配制好的氢氧化钙，也可用当时调配的氢氧化钙(纯氢氧化钙与灭菌水、盐水或麻醉剂混合)。

(4)轻轻地冲洗。

(5)用树脂改良型玻璃离子保护氢氧化钙，进一步加强封闭作用。

(6)用牙釉质/牙本质黏结系统充填备好的窝洞。

(7)定期检查患者的牙髓活力，并拍摄X线片。

(三)活髓切断术

活髓切断术是指在局麻下将牙冠部位的牙髓切断并去除，用盖髓剂覆盖于牙髓断面，保留正常牙髓组织的方法。切除冠髓后，断髓创面覆盖盖髓剂，形成修复性牙本质，可隔绝外界刺激，根髓得以保存正常的功能。根尖尚未发育完全的牙齿，术后仍继续钙化完成根尖发育。较之全部牙髓去除疗法，疗效更为理想，也比直接盖髓术更易成功，但疗效并不持久，一般都在根尖孔形成后，再进行根管治疗。

根据盖髓剂的不同，可分为氢氧化钙牙髓切断术和甲醛甲酚牙髓切断术。年轻恒牙的活髓切断术与乳牙活髓切断术有所不同，年轻恒牙是禁止用甲醛甲酚类药物的，术后要定期复查，术后3个月、半年、1年、2年复查X线片。观察牙根继续发育情况，成功标准为无自觉症状，牙髓活力正常，X线片有牙本质桥形成，根尖继续钙化，无根管内壁吸收或根尖周病变。

活髓切断术适用于感染局限于冠部牙髓，根部无感染的乳牙和年轻恒牙。深龋去腐质时意外露髓；年轻恒牙可疑为慢性牙髓炎，但无临床症状；年轻恒牙外伤露髓，但牙髓健康；畸形中央尖等适合做活髓切断术。病变发生越早，活髓切断术成功率越高。儿童的身体健康状况也影响治疗效果，所以医生选择病例时，不仅要注意患牙情况，还要观察患者全身状况。

1.牙髓切断术的操作步骤

牙髓切断术是指切除炎症牙髓组织，以盖髓剂覆盖于牙髓断面，保留正常牙髓组织的方法。其操作步骤为无菌操作、除去龋坏组织、揭髓室顶、髓腔入口的部位、切除冠髓、放盖髓剂、永久充填。在这里重点讲髓腔入口的部位。为了避免破坏过多的牙体组织，应注意各类牙齿进入髓腔的部位：①切牙和尖牙龋多发生于邻面，但要揭开髓顶，应先在舌面备洞。用小球钻或裂钻从舌面中央钻入，方向与舌面垂直，钻过釉质后，可以感到阻力突然减小，此时即改变牙钻方向，使之与牙长轴方向一致，以进入髓腔。用球钻在洞内提拉，扩大和修复洞口，以充分暴露近远中髓角，使髓室顶全部揭去。②上颌前磨牙的牙冠近远中径在颈部缩窄，备洞时可由颌面中央钻入，进入牙本质深层后，向颊、舌尖方向扩展，即可暴露颊舌髓角，揭出髓室顶。注意备洞时近、远中径不能扩展过宽，以免造成髓腔侧穿。③下颌前磨牙的牙冠向舌侧倾斜，髓室不在颌面正中央下方，而是偏向颊尖处。颊尖大，颊髓线角粗而明显，钻针进入的位置应偏向颊尖。④上颌磨牙近中颊、舌牙尖较大，其下方的髓角也较为突出。牙冠的近远中径在牙颈部缩窄，牙钻在颌面备洞应形成一个颊舌径长，颊侧近、远中径短的类似三角形。揭髓室顶应从近中舌尖处髓角进入,然后扩向颊侧近远中髓角,注意颊侧两根管口位置较为接近。⑤下颌磨牙牙冠向舌侧倾斜,髓室偏向颊侧,颊髓角突出明显,备洞应在咬合面偏向颊侧近颊尖尖顶处,窝洞的舌侧壁略超过中央窝。揭髓室顶也应先进入近中颊侧髓角,以免造成髓腔

2.活髓切断术的应用指征和疗效

临床上根髓的状况可根据断髓面的情况来判断,如断面出血情况,出血是否在短时间内可以止住。另外龋齿的深度、患者有没有自发症状等情况可辅助判断。疗效方面,成功率比较高,对乳牙来说,因为要替换,所以效果还可以。但是恒牙治疗远期会引起根管钙化,增加日后根管治疗的难度。所以,如果根尖发育已经完成的患牙,更建议做根管治疗;如果根尖发育未完成,可以先做活髓切断术,待根尖发育完成后改做根管治疗,这样可以减轻钙化程度。

乳牙牙髓感染,常处于持续状态,易成为慢性牙髓炎。本来牙髓病的临床与病理诊断符合率差别较大,又因乳牙牙髓神经分布稀疏,神经纤维少,反应不如恒牙敏感,加上患儿主诉不清,使得临床上很难提出较可靠的牙髓病诊断。因此在处理乳牙牙髓病时,不宜采取过于保守的态度。临床明确诊断为深龋的乳牙,其冠髓组织病理学表现和牙髓血象表示,分别有82.4%和78.4%的冠髓已有慢性炎症表现,因此也提出采用冠髓切断术治疗乳牙近髓深龋,较有实效。

3.常用盖髓剂

常用的用于活髓切断术的盖髓剂有:①甲醛甲酚(FC)断髓术:FC断髓术用于乳牙治疗有较高的成功率,虽然与氢氧化钙断髓术的临床效果基本相似,但在X片上相比时,发现FC断髓术的成功率超过氢氧化钙断髓术。采用氢氧化钙的乳牙牙根吸收是失败的主要原因,而FC可使牙根接近正常吸收而脱落。②戊二醛断髓术:近年来发表了一些甲醛甲酚有危害性的报道,认为FC对牙髓组织有刺激性,从生物学的观点看不太适宜。且有报道称成功率只有40%,内吸收的发生与氢氧化钙无明显差异。因此提出用戊二醛做活髓切断的盖髓药物。认为它的细胞毒性小,能固定组织不向根尖扩散,且抗原性弱,成功率近90%。③氢氧化钙断髓术:以往认为有根内吸收的现象,但近年来用氢氧化钙或氢氧化钙碘仿做活髓切断术的动物试验和临床观察,都取得了较好地结果,也是应用最广泛的药物。

(四)干髓术

用药物使牙髓失活后,磨掉髓腔上方的牙体组织,除去感染的冠髓,在无感染的根髓表面覆盖干髓剂,使牙髓无菌干化成为无害物质,作为天然的根充材料隔离外界的刺激,根尖孔得以闭锁,根尖周组织得以维持正常的功能,患牙得以保留。这种治疗牙髓炎的方法叫干髓术。常用的干髓剂多为含甲醛的制剂,如三聚甲醛、多聚甲醛等。

做干髓术时要注意将干髓剂放在根管口处,切勿放在髓室底处,尤其是乳磨牙,以免药物刺激根分叉的牙周组织。一般干髓术后观察2年,患牙症状及相关阳性体征,X线片未见根尖病变者方可认为成功。

干髓术的远期疗较差,但是操作简便、经济,在我国尤其是在基层仍被广泛应用。干髓术适用于炎症局限于冠髓的牙齿,但临床上不易判断牙髓的病变程度,所以容易失败。成人后牙的早期牙髓炎或意外穿髓的患牙;牙根已形成,尚未发生牙根吸收的乳磨牙牙髓炎患牙;有些牙做根管治疗或塑化治疗时不易操作,如上颌第三磨牙,或老年人张口受限时,可考虑做干

髓术。

由于各种原因引起的后牙冠髓未全部坏死的各种牙髓病可行干髓术。干髓术操作简便，便于开展，尤其是在医疗条件落后地区。随着我国口腔事业的发展，干髓术能否作为一种牙髓治疗方法而继续应用存在很大的争议。干髓术的术后随着时间的延长，其疗效呈下降趋势，因我们对干髓剂需严格要求，操作严格，分析原因。

(1)严格控制适应证，干髓术后易变色，仅适用于后牙且不伴尖周炎，故对严重的牙周炎、根髓已有病变的患牙、年轻恒牙根尖未发育完成者禁用。

(2)配制有效的干髓剂，用以尽可能保证治疗效果，不随意扩大治疗范围。

(3)严格操作规程，对失活剂用量、时间及干髓剂的用量、放置位置均严格要求。

(4)术后适当降𬌗，严重缺损的可行冠保护。

(五)牙髓息肉

慢性牙髓炎的患牙，穿髓孔大，血运丰富，使炎症呈息肉样增生并自髓腔突出，称之为牙髓息肉。牙髓炎息肉呈红色肉芽状，触之无痛但易出血，是慢性牙髓炎的一种表现，可将息肉切除后按治疗牙髓炎的方法保留患牙。

当查及患牙深洞有息肉时，还要与牙龈息肉和牙周膜息肉相鉴别。牙龈息肉多是牙龈乳头向龋洞增生所致。牙周膜息肉发生于多根牙的龋损发展过程中，不但髓腔被穿通，而且髓室底也遭到破坏，外界刺激使根分叉处的牙周膜反应性增生，息肉状肉芽组织穿过髓室底穿孔处进入髓腔，外观极像息肉。在临床上进行鉴别时，可用探针探查息肉的蒂部以判断息肉的来源，当怀疑是息肉时，可自蒂部将其切除，见出血部位在患牙邻面龋洞龈壁外侧的龈乳头位置即可证实判断。当怀疑是牙周膜息肉时，应仔细探查髓室底的完整性，X 线片可辅助诊断，一旦诊断是牙周膜息肉，应拔除患牙。

八、C 形根管系统的形态、诊断和治疗

(一)C 形根管系统的形态与分类

C 形根管系统可出现于人类上、下颌磨牙中，但以下颌第二磨牙多见。下颌第二磨牙 C 形根管系统的发生率在不同人种之间差异较大，在混合人群中为 8%，而在中国人中则高达 31.5%。双侧下颌可能同时出现 C 形根管系统，Sabala 等对 501 例患者的全口曲面断层片进行了回顾性研究，结果显示在下颌第二磨牙出现的 C 形根管中有 73.9%呈现对称性。

C 形牙根一般表现为在锥形或方形融合牙根的颊侧或舌侧有一深度不一的冠根向纵沟，该纵沟的存在使牙根的横断面呈 C 形。一般认为，上皮根鞘未能在牙根舌侧融合可导致牙根舌侧冠根向纵沟的出现。从人类进化的角度讲，下颌骨的退化使牙列位置空间不足，下颌第二磨牙的近远中根趋于融合而形成 C 形牙根。C 形牙根中的根管系统为 C 形根管系统。C 形根管最主要的解剖学特征是存在一个连接近远中根管的峡区，该峡区很不规则，可能连续也可能断开。峡区的存在使整个根管口的形态呈现 180°弧形带状外观。

Melton 基于 C 形牙根横断面的研究，发现 C 形根管系统从根管口到根尖的形态可发生明显变化，同时提出了一种分类模式，将所有 C 形根管分为 3 型：C1 型表现为连续的 C 形，近舌和远中根管口通常为圆形，而近颊根管口呈连续的条带状连接在它们之间，呈现 180°弧形带状外观或 C 形外观；C2 型表现为分号样，近颊根管与近舌根管相连而呈扁长形，同时牙本质将近

颊与远中根管分离，远中根管为独立圆形；C3 型表现为 2 个或 3 个独立的根管。范兵等对具有融合根的下颌第二磨牙根管系统进行研究，结果显示 C 形根管从根管口到根尖的数目和形态可发生明显变化。

(二)C 形根管系统的诊断

成功治疗 C 形根管系统的前提是正确诊断 C 形根管系统，即判断 C 形根管系统是否存在及其大致解剖形态。仅仅从临床牙冠的形态很难判断是否存在 C 形根管系统，常规开、拔髓之后可以探清根管口的形态。敞开根管口后，用小号锉进行仔细探查可更准确地了解 C 形根管口的特点。手术显微镜下，增强的光源和放大的视野使 C 形根管口的形态更清晰，诊断更容易、准确。

Cooke 和 Cox 认为通过术前 X 线片检查很难诊断 C 形根管，所报道的 3 例 C 形根管的 X 线片均表现为近远中独立的牙根。第一例 C 形根管是在根管治疗失败后进行意向再植时诊断的，第二和第三例则是因为根管预备过程中持续的出血和疼痛类似第一例而诊断。最近的研究表明可以通过下颌第二磨牙术前X 线表现诊断 C 形根管的存在和了解整个根管系统的大致形态。具有 C 形根管系统的牙根多为从冠方向根方具有连续锥度的锥形或方形融合根。少数情况下由于连接近、远中两根的牙本质峡区过于狭窄，C 形根管的 X 线影像表现为近、远中分离的 2 个独立牙根。将锉置于近颊根管内所摄的 X 线片似有根分叉区的穿孔，这种 X 线特征在 C1 型 C 形根管中更多见。

(三)C 形根管系统的治疗

C 形根管系统的近舌及远中根管可以进行常规根管预备，峡区的预备则不可超过 25 号，否则会发生带状穿孔。GG 钻也不能用来预备近颊根管及峡区。由于峡区存在大量坏死组织和牙本质碎屑，单纯机械预备很难清理干净，使用小号锉及大量 5.25％的次氯酸钠溶液结合超声冲洗是彻底清理峡区的关键。在手术显微镜的直视下，医师可以看清根管壁及峡区内残留的软组织和异物，检查根管清理的效果。

C 形根管系统中，近舌及远中根管可以进行常规充填。放置牙胶以前应在根管壁上涂布一层封闭剂，采用超声根管锉输送技术比手工输送技术使封闭剂在根管壁上的分布更均匀。为避免穿孔的发生，C 形根管的峡区在预备时不可能足够敞开，侧方加压针也不易进入峡区很深的位置，采用侧方加压充填技术往往很难致密充填根管的峡区，用热牙胶进行充填更合适。热牙胶垂直加压充填可以使大量的牙胶进入根管系统，对峡区和不规则区的充填比侧方加压和机械挤压效果好。Liewehr 等采用热侧方加压法充填 C 形根管取得了较好的效果。手术显微镜下，医师可以清楚地观察到加压充填过程中牙胶与根管壁之间的密合度，有利于提高根管充填的质量。因此，要有效治疗 C 形根管系统需采用热牙胶和超声封闭剂输送技术。

C 形根管系统治疗后进行充填修复时，可以将根管口下方的牙胶去除 2～4 mm，将银汞充入髓室和根管形成银汞桩核；也可以在充填银汞前在根管壁上涂布黏结剂以增加固位力和减少冠面微渗漏的发生。如果要预备桩腔，最好在根管充填完成后行即刻桩腔预备，以减少根管微渗漏的发生。桩腔预备后，根管壁的厚度应不小于 1 mm 以防根折，根尖区保留 4～5 mm 的牙胶。桩钉应置入呈管状的远中根管，因为桩钉与根管壁之间的适应性以及应力的分布更合理，而在近舌或近颊根管中置入桩钉可能导致根管壁穿孔。所选用桩钉的宽度应尽可能小，以最大限度地保存牙本质和增加牙根的强度。

(四)C形根管系统的治疗预后

严格按照生物机械原则进行根管预备、充填和修复,C形根管的治疗预后与一般磨牙没有差别。随访时除观察患牙的临床症状和进行局部检查外,应摄X线片观察根分叉区有无病变发生,因为该区很难充填,而且常常有穿孔的危险。由于C形牙根根分叉区形态的特殊性,常规根管治疗失败后无法采用牙半切除术或截根术等外科方法进行治疗,可以视具体情况选择根管再治疗或意向再植术。

九、牙髓牙周联合病变的治疗

(一)原发性牙髓病变继发牙周感染

由牙髓病变引起牙周病变的患牙,牙髓多已坏死或大部坏死,应尽早进行根管治疗。病程短者,单纯进行根管治疗,牙周病变即可完全愈合。若病程长久,牙周袋已存在,则应在根管治疗后,观察3个月,必要时再行常规的牙周治疗。

(二)原发性牙周病变继发牙髓感染

原发性牙周病继发牙髓感染的患牙能否保留,主要取决于该牙周病变的程度和牙周治疗的预后。如果牙周袋能消除或变浅,病变能得到控制,则可做根管治疗,同时开始牙周病的一系列治疗。如果多根牙只有一个牙根有深牙周袋而引起牙髓炎,且患牙不太松动,则可在根管治疗和牙周炎控制后,将患根截除,保留患牙。如牙周病已十分严重则可直接拔除。

(三)牙髓病变和牙周病变并存

对于根尖周病变与牙周病变并存,X线片显示广泛病变的牙,在进行根管治疗与牙周基础治疗中,应观察半年以上,以待根尖病变修复;若半年后骨质仍未修复,或牙周炎症不能控制,则再行进一步的牙周治疗,如翻瓣术等。总之,应尽量查清病源,以确定治疗的主次。在不能确定的情况下,死髓牙先做根管治疗,配合一般的牙周治疗,活髓牙则先做牙周治疗和调颌,若疗效不佳,再视情况行根管治疗。

在牙髓牙周联合病变的病例中,普遍存在着继发性咬合创伤,纠正咬合创伤在治疗中是一个重要环节,不能期待一颗有严重骨质破坏的牙,在功能负担很重的情况下发生骨再生和再附着。

牙髓牙周联合病变的疗效基本令人满意,尤其是第一类,具有相当高的治愈率,而第二类和第三类,其疗效则远不如前者。

十、急性牙髓炎开髓后仍然剧烈疼痛的原因

急性牙髓炎疼痛机制可分为外源性和内源性两个方面。一方面,急性牙髓炎时,由于血管通透性增加,血管内血浆蛋白和中性粒细胞渗出到组织中引起局部肿胀,从而机械压迫该处的神经纤维,引起疼痛。这就是引起疼痛的外源性因素。另一方面,渗出物中各种化学介质如5-羟色胺、组织胺、缓激肽和前列腺素在发炎牙髓中都能被检出。这些炎性介质是引起疼痛的内源性因素。据报道,有牙髓炎症状患者的牙髓内炎性介质浓度高于无症状患者的牙髓内浓度。

急性牙髓炎时行开髓引流术能降低髓腔内压力而缓解疼痛,但不能完全去除炎性介质,加上开髓时物理刺激和开放髓腔后牙髓组织受污染,有些患者术后疼痛加重。有研究显示,急性牙髓炎开髓引流术疼痛缓解率为78.2%,术后疼痛加重率为21.8%。

急性牙髓炎时采用封髓失活法，甲醛甲酚具有止痛作用，并能使血管壁麻痹，血管扩张出血形成血栓引起血运障碍而使牙髓无菌性坏死。暂封剂中丁香油也有安抚止痛作用。154例急性牙髓炎行封髓失活疗法疼痛缓解率为92.2%，疼痛加重率为7.8%，与开髓引流比较有显著差异（$P<0.01$）。剧烈疼痛患者一般服用镇静止痛药后疼痛缓解。剧痛一般在术后24小时内出现，持续2小时左右，其后疼痛逐渐消退。本组研究观察到急性牙髓炎时采用封髓疗法完成牙髓治疗总次数少于开髓引流术组（$P<0.01$）。该结果与Weine的研究结果相近。急性牙髓炎现最好治疗方法是行根管治疗术，但由于受国情所限，一般对部分有干髓适应证患者行干髓治疗术。

十一、牙髓炎治疗过程中可能出现的并发症

治疗牙髓炎可采用干髓术、塑化术、根管治疗等方法，治疗过程中可能出现一些并发症。

（一）封入失活剂后疼痛

封入失活剂后一般情况下可出现疼痛，但较轻可以忍受，数小时即可消失。有些患牙因牙髓急性炎症未得缓解，暂封物填压穿髓孔处太紧而出现剧烈疼痛。此时应去除暂封药物，以生理盐水或蒸馏水充分冲洗窝洞，开放安抚后再重新封入失活剂或改用麻醉方法去除牙髓。

（二）失活剂引起牙周坏死

将失活剂放于邻面龋洞时，由于封闭不严，药物渗漏，造成龈乳头及深部组织坏死。

（三）失活剂引起药物性根尖周炎

这主要是由于失活剂封药时间过长造成患牙有明显的咬合痛、伸长感、松动，应立即去除全部牙髓，用生理盐水冲洗，根管内封入碘制剂。因此，使用失活剂时，应控制封药时间，交代患者按时复诊。

（四）髓腔穿孔

这是髓腔的形态有变异，术者对髓腔解剖形态不熟悉，或开髓的方向与深度掌握失误，根管扩大操作不当等原因造成的。探入穿孔时出血疼痛，新鲜穿孔可在用生理盐水冲洗、吸干后，用氢氧化钙黏固剂或磷酸锌黏固剂充填。

（五）残髓炎

干髓术后数周或数年，又出现牙髓炎的症状，可诊断为残髓炎，这是根髓失活不全所致，是干髓术常见的并发症。塑化治疗的患牙也可出现残髓炎，是由于塑化不全，根尖部尚存残髓未被塑化或有遗漏根管未做处理。若出现残髓炎，则应重新治疗。

（六）塑化剂烧伤

牙髓塑化过程中，塑化液不慎滴到黏膜上，可烧伤黏膜，出现糜烂、溃疡，患者感觉局部灼痛。

（七）术后疼痛、肿胀

术后疼痛、肿胀是一般是操作过程中器械穿出根尖孔或塑化液等药物刺激所致根尖周炎症反应所致。

（八）器械折断于根管内

在扩大根管时使用器械不当，器械原有损伤或质量不佳；或当医生进行操作时患者突然扭转头等原因，可导致器械折断于根管内。

(九)牙体折裂

经过牙髓治疗后的患牙,牙体硬组织失去了来自牙髓的营养和修复功能,牙体组织相对薄弱,开髓制洞时要磨去髓腔上方的牙齿组织,咀嚼硬物时易致牙体折裂,所以在治疗时要注意调整咬合,并防止切割牙体组织过多。必要时做全冠保护,并嘱患者不要咬过硬的食物。

十二、牙体牙髓病患者的心理护理

(一)治疗前的心理护理

首先,为患者提供方便、快捷、舒适的就医环境,以"一切以患者为中心,将患者的利益放在首位"为服务宗旨,热情接待患者,以简洁的语言向患者介绍诊疗环境,手术医师和护士的姓名、资历,治疗过程,术中配合及注意事项,以高度的责任心和同情心与患者交谈,耐心解答患者所担心的问题,通过交谈了解病情及病因,根据患者的病情及要求,讲明治疗的必要性、不同材料的优缺点、治疗全过程所需费用及疗效。对经济条件差的患者,尽量提供经济实用的充填材料。其次,美学修复可以改变牙齿的外观,在一定程度上可以改善牙齿的颜色和形态,但无法达到与自然牙一致。因此对在美学修复方面要求较高的患者,应注意调整患者对手术的期望值,治疗前向患者讲明手术的相对性、局限性,慎重选择,避免出现治疗后医生满意而患者不满意的情况,提高患者对术后效果的承受力,必要时向他们展示已治疗患者的前后照片,使其增强自信心。这样在治疗前使患者对治疗全过程及所需费用有了充分的了解和心理准备,以最佳的心理状态接受治疗。

(二)治疗中的心理护理

临床发现,80%以上的患者均有不同程度的畏惧心理,主要是害怕疼痛。对精神过于紧张,年老体弱者或儿童,允许家属守护在旁,对于老年人应耐心细致解释治疗中可能出现的情况,由于不同的人疼痛阈值不同,不能横向比较,说伤害患者自尊心的话;而对于儿童,在治疗过程中应多与儿童有身体接触,给以安全感,但不要帮助儿童下治疗椅,减少其依赖性,树立自信心,不必和儿童解释牙科治疗问题,与儿童讨论一些他们所感兴趣的问题,对患者的配合给予鼓励。对于无家属的患者,护士应守护在旁,减轻患者对"钻牙"的恐惧,医护人员操作要轻,尽量减少噪声,在钻牙、开髓术中,如患者感到疼痛难忍或有疑问,嘱其先举手示意,以免发生意外,同时应密切观察患者的脉搏、血压,轻声告知治疗进程,随时提醒放松的方法,使医、护、患配合默契,顺利地实施治疗。根据患者治疗进程,告知患者下次复诊时间,在根备或根充后可能会出现疼痛反应,多数是正常反应。如果疼痛严重、伴有局部肿胀和全身反应,应及时复诊,酌情进一步治疗。

(三)治疗后的心理护理

患者治疗结束后,征求患者意见,交代注意事项,稳定患者情绪。牙髓治疗后的牙齿抗折断能力降低,易劈裂,治疗后嘱患者避免使用患牙咀嚼硬物或遵医嘱及时行全冠或桩核修复。美学修复可以改变牙齿的外观,但不会改变牙齿的抵抗疾病的能力,因此术后更要注重口腔保健的方法和效率。教给患者口腔保健知识,养成良好的口腔卫生习惯,有条件者应定期口腔检查、洁牙,防止龋病和牙周病的发生,以求从根本上解决问题。

第四章　牙体慢性损伤

第一节　牙体磨损

单纯的机械摩擦作用造成牙体硬组织缓慢、渐进性地丧失称为磨损。在正常咀嚼过程中，随年龄的增长，牙齿𬌗面和邻面由于咬合而发生的均衡的磨耗称为生理性磨损，牙齿组织磨耗的程度与年龄是相称的。临床上，常由正常咀嚼以外的某种因素引起个别牙或一组牙，甚至全口牙齿的磨损不均或过度磨损，称为病理性磨损。

一、病因

(一)牙齿硬组织结构不完善

发育和矿化不良的釉质与牙本质易出现磨损。

(二)𬌗关系不良，𬌗力负担过重

无𬌗关系的牙齿不发生磨损，甚至没有磨耗；深覆𬌗、对刃𬌗或有𬌗干扰的牙齿磨损重。缺失牙齿过多或牙齿排列紊乱可造成个别牙或一组牙负担过重而发生磨损。

(三)硬食习惯

多吃粗糙、坚硬食物的人，如古代人、一些少数民族，全口牙齿磨损较重。

(四)不良习惯

工作时有咬紧牙或以牙咬物等习惯可造成局部或全口牙齿的严重磨损，或牙齿特定部位的过度磨损。

(五)全身性疾病

如胃肠功能紊乱、神经官能症或内分泌紊乱等，导致咀嚼肌功能失调而造成牙齿磨损过度；唾液内黏蛋白含量减少，降低了其对牙面的润滑作用而使牙齿磨损增加。

二、病理

因磨损而暴露的牙本质小管内成牙本质细胞突逐渐变性，形成死区或透明层，相应部位近髓端有修复性牙本质形成，牙髓发生营养不良性变化。修复性牙本质形成的量，依牙本质暴露的面积、时间和牙髓的反应而定。

三、临床表现及其并发症

(一)磨损指数

测定牙齿磨损指数已提出多种，其中较完善和适合临床应用的是 Smith 和 Knight(1984)提出的，包括牙齿的𬌗、颊(唇)、舌面、切缘及牙颈部的磨损程度在内的牙齿磨损指数(5 度)。

0 度：釉面特点未丧失，牙颈部外形无改变。

1 度：釉面特点丧失，牙颈部外形丧失极少量。

2 度：釉质丧失，牙本质暴露少于表面积的 1/3，切缘釉质丧失，刚暴露牙本质，牙颈部缺损

深度在1 mm以内。

3 度：釉质丧失，牙本质暴露多于牙面的 1/3，切缘釉质和牙本质丧失，但尚未暴露牙髓和继发牙本质，牙颈部缺损深达 1～2 mm。

4 度：釉质完全丧失，牙髓暴露或继发牙本质暴露，切缘的牙髓或继发牙本质暴露，牙颈部缺损深度＞2 mm。

(二)临床表现和并发症

随着磨损程度的增加，可出现不同的症状。

(1)釉质部分磨损：露出黄色牙本质或出现小凹面。一些磨损快、牙本质暴露迅速的病例可出现牙本质过敏症。

(2)当釉质全部磨损后：䪼面除了周围环以半透明的釉质外，均为黄色光亮的牙本质(图 4-1)。牙髓可因长期受刺激而发生渐进性坏死或髓腔闭锁；亦可因磨损不均而形成锐利的釉质边缘和高陡牙尖，如上颌磨牙颊尖和下颌磨牙舌尖，使牙齿在咀嚼时受到过大的侧方䪼力产生䪼创伤；或因充填式牙尖造成食物嵌塞，发生龈乳头炎，甚至牙周炎；过锐的牙尖和边缘还可能刺激颊、舌黏膜，形成黏膜白斑或褥疮性溃疡。

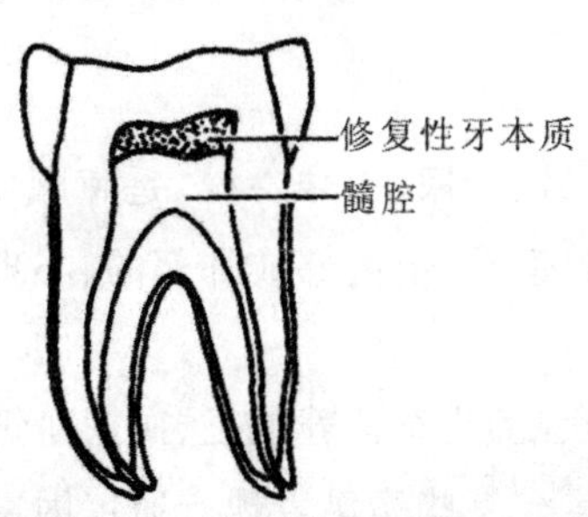

图 4-1　䪼面釉质磨损

(3)牙本质继续迅速磨损，可使髓腔暴露，引起牙髓病和根尖周病。

(4)全口牙齿磨损严重，牙冠明显变短，颌间距离过短可导致颞下颌关节病变和关节后压迫症状。

四、防治原则

(1)去除病因：改正不良习惯、调䪼、修复缺失牙，以及治疗引起磨损的全身疾病等。

(2)对症治疗：磨损引起的牙本质过敏症可行脱敏治疗。

(3)个别牙齿重度磨损与对䪼牙之间有空隙的，深的小凹面用充填法治疗；牙齿组织缺损严重者可在牙髓治疗后用高嵌体或全冠修复。

(4)多个牙齿重度磨损可用䪼垫适当抬高颌间距离。

第二节 磨牙症

睡眠时有习惯性磨牙或清醒时有无意识磨牙的习惯，称为磨牙症。

一、病因

磨牙症的病因虽然至今尚未明确，但与下列因素有关。

（一）精神因素

口腔具有表示紧张情绪的功能。患者的惧怕、愤怒、敌对、抵触等情绪，若因某种原因难以表现出来，这些精神因素，特别是焦虑、压抑、情绪不稳等，可能是产生磨牙症的重要因素之一。

（二）殆因素

神经紧张的个体中，任何殆干扰均可能是磨牙症的触发因素。磨牙症患者的殆因素多为正中殆早接触，即牙尖交错位殆干扰，以及侧方殆时非工作侧的早接触。临床上用调殆的方法也能成功地治愈部分磨牙症。殆因素是口腔健康的重要因素，但是否为引起磨牙症的媒介尚有争议。

（三）中枢神经机制

目前有趋势认为，磨牙与梦游、遗尿、噩梦一样，是睡眠中大脑部分唤醒的症状，是一种与白天情绪有关的中枢源性的睡眠紊乱，由内部或外部的、心理或生理的睡眠干扰刺激所触发。

（四）全身其他因素

与寄生虫有关的胃肠功能紊乱、儿童营养缺乏、血糖血钙浓度变化、内分泌紊乱、变态反应等都可能成为磨牙症的发病因素。有些病例表现有遗传因素。

（五）职业因素

从事精确性要求较高的工作者，如钟表工、汽车驾驶员、运动员，均有发生磨牙症的倾向。

二、临床表现

患者在睡眠时或清醒时下意识地做典型的磨牙动作，可伴有嘎嘎响声。磨牙症可引起牙齿殆面和邻面的严重磨损，可出现牙磨损并发的各种病症。顽固性磨牙症会导致牙周组织破坏、牙齿松动或移位、牙龈退缩、牙槽骨丧失。磨牙症还能引起颞下颌关节功能紊乱症、颌骨或咀嚼肌的疲劳或疼痛，面痛、头痛并向耳部、颈部放散。疼痛为压迫性和钝性，早晨起床时尤为显著。

三、治疗原则

（一）除去致病因素

心理治疗，调殆，治疗与磨牙症发病有关的全身疾病等。

（二）对症治疗

治疗因磨损引起的并发症。

（三）其他治疗

对顽固性病例应制作殆垫，定期复查。

第三节　牙隐裂

未经治疗的牙齿硬组织由于物理因素的长期作用而出现的临床不易发现的细微裂纹，称为牙微裂，习惯上称牙隐裂。牙隐裂是导致成年人牙齿劈裂，继而牙齿丧失的一种主要疾病。

一、病因

(一)牙齿结构的薄弱环节

正常人牙齿结构中的窝沟和釉板均为牙齿发育遗留的缺陷区，不仅本身的抗裂强度最低，而且是牙齿承受正常𬌗力时应力集中的部位，因此是牙隐裂发生的内在条件。

(二)牙尖斜面牙齿

在正常情况下，即使受到应力值最小的0°轴向力时，由于牙尖斜面的存在，在窝沟底部也会同时受到两个方向相反的水平分力作用，即劈裂力的作用。牙尖斜度愈大，所产生的水平分力愈大。因此，承受力部位的牙尖斜面是牙隐裂发生的易感因素。

(三)创伤性𬌗力

随着年龄的增长，可由于牙齿磨损不均出现高陡牙尖，正常的咀嚼力则变为创伤性𬌗力。原来就存在的窝沟底部劈裂力量明显增大，致使窝沟底部的釉板可向牙本质方向加深加宽，这是微裂纹的开始。在𬌗力的继续作用下，裂纹逐渐向牙髓方向加深。创伤性𬌗力是牙隐裂发生的重要致裂因素。

(四)温度作用

釉质和牙本质的膨胀系数不同，在长期的冷热温度循环下，可使釉质出现裂纹。这点可解释与咬合力关系较小的牙面上微裂的发生。

二、病理

隐裂起自窝沟底或其下方的釉板，随𬌗力作用逐渐加深。牙本质中微裂壁呈底朝𬌗面的三角形，其上牙本质小管呈多向性折断，有外来色素与荧光物质沉积。该陈旧断面在微裂牙完全劈裂后的裂面上，可与周围的新鲜断面明显区分。断面及其周边常可见牙本质暴露和并发龋损。

三、临床表现

(1)牙隐裂好发于中老年患者的磨牙𬌗面，以上颌第一磨牙最多见。

(2)最常见的主诉为较长时间的咀嚼不适或咬合痛，病史长达数月甚至数年。有时咬在某一特殊部位可引起剧烈疼痛。

(3)隐裂的位置磨牙和前磨牙𬌗面细微微裂与窝沟重叠，如磨牙和前磨牙的中央窝沟，上颌磨牙的舌沟，向一侧或两侧延伸，越过边缘嵴。微裂方向多为𬌗面的近远中走行，或沿一主要承受𬌗力的牙尖，如上颌磨牙近中舌尖附近的窝沟走行。

(4)检查所见患牙多有明显磨损和高陡牙尖，与对颌牙咬合紧密，叩诊不适，侧向叩诊反应明显。不松动但功能动度大。

(5)并发疾病微裂纹达牙本质并逐渐加深的过程，可延续数年，并出现牙本质过敏症、根周膜炎、牙髓炎和根尖周病。微裂达根分叉部或牙根尖部时，还可引起牙髓牙周联合病变，最终可导致牙齿完全劈裂。

(6)患者全口秴力分布不均，患牙长期秴力负担过重，即其他部位有缺失牙、未治疗的患牙或不良修复体等。

(7)X线片可见到某部位的牙周膜间隙增宽，相应的硬骨板增宽或牙槽骨出现X线透射区，也可以无任何异常表现。

四、诊断

(一)病史和早期症状

较长期的咬合不适和咬在某一特殊部位时的剧烈疼痛。

(二)叩诊

分别对各个牙尖进行各个方向的叩诊可以帮助患牙定位，叩痛显著处则为微裂所在位置。

(三)温度试验

当患牙对冷敏感时，以微裂纹处最显著。

(四)裂纹的染色检查

2%～5%碘酊溶液或其他染料类药物可使已有的裂纹清晰可见。

(五)咬楔法

将韧性物，如棉签或小橡皮轮，放在可疑微裂处做咀嚼运动时，可以引起疼痛。

五、防治原则

(一)对因治疗

调整创伤性秴力，调磨过陡的牙尖。注意全口的秴力分布，要尽早治疗和处理其他部位的问题，如修复缺失牙等。

(二)早期微裂的处理

微裂仅限于釉质或继发龋齿时，如牙髓尚未波及，应做间接盖髓后复合树脂充填，调秴并定期观察。

(三)对症治疗

出现牙髓病、根尖周病时应做相应处理。

(四)防止劈裂

在做牙髓治疗的同时，应该大量调磨牙尖斜面，永久充填体选用复合树脂为宜。如果微裂为近远中贯通型，应同时做钢丝结扎或戴环冠，防止牙髓治疗过程中牙冠劈裂。多数微裂牙单用调秴不能消除劈裂性的力量，所以在对症治疗之后，必须及时做全冠保护。

第四节　牙根纵裂

牙根纵裂系指未经牙髓治疗的牙齿根部硬组织在某些因素作用下发生与牙长轴方向一致的、沟通牙髓腔和牙周膜间隙的纵向裂缝。该病首先由我国报告。

一、病因

本病病因尚不完全清楚，其发病与以下因素密切相关。

(一)创伤性𬌗力及应力疲劳

临床资料表明，患牙均有长期负担过重史，大多数根纵裂患者的牙齿磨损程度较正常人群严重，𬌗面多有深凹存在。加上邻牙或对侧牙缺失，使患牙较长时期受到创伤性𬌗力的作用；根纵裂患者光𬌗分析结果证实，患牙在正中𬌗时承受的接触𬌗力明显大于其他牙；含根管系统的下颌第一磨牙三维有限元应力分析表明，牙齿受偏离生理中心的力作用时，其近中根尖处产生较大的拉应力，且集中于近中根管壁的颊舌面中线处。长期应力集中部位的牙本质可以发生应力疲劳微裂，临床根纵裂发生最多的部位正是下颌第一磨牙拉应力集中的这个特殊部位。

(二)牙根部发育缺陷及解剖因素

临床有 25%～30%的患者根纵裂发生在双侧同名牙的对称部位，仅有程度的不同，提示了有某种发育上的因素。上颌第一磨牙近中颊根和下颌第一磨牙近中根均为磨牙承担𬌗力较重而牙根解剖结构又相对薄弱的部位，故为根纵裂的好发牙根。

(三)牙周组织局部的慢性炎症

临床资料表明，牙根纵裂患者多患成人牙周炎，虽然患者牙周炎程度与患牙根纵裂程度无相关关系，但患牙牙周组织破坏最重处正是根纵裂所在的位点。大多数纵裂根一侧有深及根尖部的狭窄牙周袋，表明患牙牙周组织长期存在的炎症与根纵裂的发生、发展及并发牙髓和根尖周的炎症可能有关系。长期的𬌗创伤和慢性炎症均可使根尖部的牙周膜和牙髓组织变为充血的肉芽组织，使根部的硬组织——牙本质和牙骨质发生吸收。而且受损的牙根在创伤性𬌗力持续作用下，在根尖部应力集中的部位，沿结构薄弱部位可以发生微裂，产生牙根纵裂。

二、病理

裂隙由根尖部向冠方延伸，常通过根管。在根尖部，牙根完全裂开，近牙颈部则多为不全裂或无裂隙。根尖部裂隙附近的根管壁前期牙本质消失，牙本质和牙骨质面上均可见不规则的吸收陷窝，偶见牙骨质沉积或菌斑形成。牙髓表现为慢性炎症、有化脓灶或坏死。裂隙附近的根周膜变为炎症性肉芽组织，长入并充满裂隙内。裂隙的冠端常见到嗜伊红物质充满在裂隙内。

三、临床表现

(1)牙根纵裂多发生于中老年人的磨牙，其中以下颌第一磨牙的近中根最多见，其次为上磨牙的近中颊根。可单发或双侧对称发生，少数病例有 2 个以上的患牙。

(2)患牙有较长期的咬合不适或疼痛，就诊时也可有牙髓病或(和)牙周炎的自觉症状。

(3)患牙牙冠完整，无牙体疾患，𬌗面磨损 3 度以上，可有高陡牙尖和𬌗面深凹，叩诊根裂侧为浊音，对温度诊断的反应视并发的牙髓疾病不同而变化。

(4)患牙与根裂相应处的牙龈可有红肿扪痛，可探到深达根尖部的细窄牙周袋，早期可无深袋；常有根分叉暴露和牙龈退缩，牙齿松动度视牙周炎和𬌗创伤的程度而不同。

(5)患者全口牙𬌗力分布不均，多有磨牙缺失，长期未修复。患牙在症状发生前曾是承担𬌗力的主要牙齿。

四、X 线片表现

(一)纵裂根的根管影像

有四种表现(图 4-2):①根管影像仅在根尖 1/3 处增宽;②根管影像在根尖 1/2～2/3 处增宽;③根管影像全长增宽;④纵裂片横断分离,均匀增宽,增宽部分无论多长均起自根尖部。

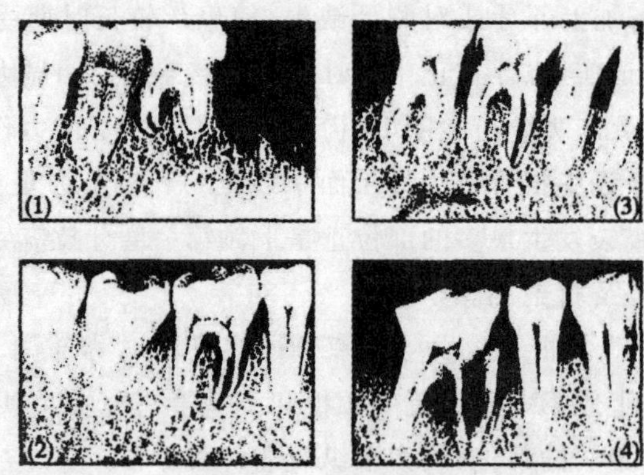

(1)患根的根管影像仅在根尖 1/3 处增宽;(2)患根根管影像在根尖 1/2～2/3 处增宽;
(3)患根根管影像全长增宽;(4)患根纵裂片横断分离,增宽部分无论多长均起自根尖部。

图 4-2 根纵裂的 X 线片表现

(二)牙周组织表现

可有患根周围局部性骨质致密,牙周膜间隙增宽,根分叉部骨质丧失及患根周围的牙槽骨垂直吸收或水平吸收。

五、诊断

(1)中老年人牙冠完整的磨牙,有长期咬合痛,并出现牙髓炎、牙周炎症状,应考虑除外根纵裂。

(2)磨牙一侧有叩痛,叩诊浊音,有深及根尖的细窄牙周袋。

(3)患牙根髓腔特有的 X 线片表现是诊断牙根纵裂的主要依据。如 X 线片上根髓腔不清可改变投照角度。

(4)注意对照同名牙的检查与诊断。

六、鉴别诊断

(1)牙根纵裂发生于未经牙髓治疗的活髓牙齿,可与根管治疗后发生的牙根纵裂鉴别。

(2)牙根纵裂 X 线片显示,起自根尖部的呈窄条增宽的根管影像可与因牙髓肉芽性变造成的内吸收相鉴别,后者 X 线片表现为髓室或根管某部位呈圆形、卵圆形或不规则膨大的透射区。

(3)牙根纵裂患牙牙冠完整无任何裂损,可与牙冠劈裂导致的冠根纵劈裂相区别。

七、治疗原则

(1)解除𬌗干扰,修复牙体形态,充填𬌗面深凹。

(2)对症治疗,并发牙髓根尖周病、牙周炎时,做相应的牙髓、牙周治疗。

(3)如健根牙周组织正常,可行患根的截根术或半切除术,除去纵裂患根,尽量保留部分患牙。

(4)全口牙列的检查、设计治疗,使全口𬌗力负担均衡。

第五节　楔状缺损

牙齿的唇、颊或舌面牙颈部的硬组织在某些因素长期作用下逐渐丧失，形成楔状缺损。

一、病因

楔状缺损的发生和发展与下列因素有关。

(一)不恰当的刷牙方法

唇(颊)侧牙面的横刷法是导致楔状缺损的主要因素之一。其根据为：①此病不见于动物；②少发生在牙的舌面；③不刷牙者很少发生楔状缺损；④离体实验横刷牙颈部可以制造典型的楔状缺损，且为旋转法刷牙所造成牙体组织磨损量的2倍以上。

(二)牙颈部结构

牙颈部釉质牙骨质交界处是整个牙齿中釉质和牙骨质覆盖量最少或无覆盖的部位，为牙体结构的薄弱环节，加之牙龈在该处易发生炎症和萎缩，故该部位耐磨损力最低。

(三)酸的作用

龈沟内的酸性环境可使牙颈部硬组织脱矿，受摩擦后易缺损。唾液腺的酸性分泌物、喜吃酸食、唾液pH的变化、胃病返酸等均与缺损的发生有关。

(四)应力疲劳

牙齿萌出至建立咬合关系后，即开始承受咀嚼压力。根据断裂力学理论，牙齿硬组织中长期应力集中的部位可以产生应力疲劳微裂，导致硬组织的损伤甚至断裂。已有生物力学研究证实，当给牙齿与牙长轴呈45°方向的载荷时，颊侧颈部应力集中系数最大；模拟𬌗力疲劳的人牙离体实验已证明，在实验牙颊舌向纵剖面的颊半侧颈部牙本质中，用扫描电镜见到多条方向一致的细微裂纹，而其他处无类似发现；该实验还表明横刷牙、酸蚀和𬌗力疲劳三因素作用的积累与协同导致了实验性楔状缺损的发生，其中𬌗力因素对楔形缺损的形成和加深起了重要的作用。临床研究结果证实，楔状缺损的患病与咬合力的增加和积累关系密切，与患牙承受水平𬌗力和创伤性𬌗力关系密切。

二、临床表现

(1)多见于中年以上患者的前磨牙区，其次是第一磨牙和尖牙。有时范围涉及第二恒磨牙以前的全部牙齿，常见邻近数个牙齿，且缺损程度可不相同。偶见年轻患者单个牙齿的楔状缺损，均伴有该患牙的𬌗干扰。中老年人中，该病的发病率可达60％～90％。

(2)缺损多发生在颊、唇侧，少见于舌侧。调查资料表明，老年人中，舌侧缺损的患病率达15.2％，好发牙位是第一、二磨牙。

(3)楔状缺损由浅凹形逐渐加深，表面光滑、边缘整齐，为牙齿本色。

(4)楔状缺损达牙本质后，可出现牙本质过敏症，深及牙髓时可引起牙髓和根尖周病。缺损过多可导致牙冠折断。

三、防治原则

(一)消除病因

检查𬌗干扰并进行调整，改正刷牙方法。

(二)纠正环境

纠正口腔内的酸性环境,改变饮食习惯,治疗胃病,用弱碱性含漱液漱口,如2%碳酸氢钠溶液。

(三)修复缺损

患牙出现缺损必须进行修复,黏结修复效果好。

(四)对症治疗

出现其他病症应进行相应的治疗。

第六节　酸蚀症

酸蚀症是牙齿受酸侵蚀,硬组织发生进行性丧失的一种疾病。20世纪,酸蚀症主要长期与酸雾或酸酐接触的工作人员的一种职业病。随着社会进步和劳动条件的改善,这种职业病明显减少。近十几年来,饮食习惯导致的酸蚀症上升,由饮食过多酸性物质引起的青少年患病率增高已引起了人们的重视。反酸的胃病患者,牙齿亦可发生类似损害。

一、病因

酸蚀症的致病因素主要是酸性物质对牙组织的脱矿作用,而宿主的因素可以影响酸性物质导致酸蚀症的作用。有发病情况的调查研究发现,无论饮食结构如何,酸蚀症仅发生于易感人群。

(一)酸性物质

1.饮食酸

酸性饮料(如果汁和碳酸饮料)的频繁食用,尤其青少年饮用软饮料日趋增加。饮食酸包括果酸、柠檬酸、碳酸、乳酸、醋酸、抗坏血酸和磷酸等弱酸。酸性饮料pH值常低于5.5,由于饮用频繁,牙面与酸性物质直接接触时间增加,导致出现酸蚀症。

2.职业相关酸性物质

工业性酸蚀症曾经发生在某些工厂,如化工、电池、电镀、化肥等工厂空气中的酸雾或酸酐浓度超过规定标准,致使酸与工人牙面直接接触,导致职业性酸蚀症。盐酸、硫酸和硝酸是对牙齿危害最大的三类酸。其他酸,如磷酸、醋酸、柠檬酸等,酸蚀作用较弱,主要集聚在唇侧龈缘下釉质牙骨质交界处或牙骨质上。接触的时间愈长,牙齿破坏愈严重。与职业相关的酸蚀症,如游泳运动员在氯气处理的游泳池中游泳,因为Cl_2遇水产生HClO和HCl,可发生酸蚀症,还如职业品酒员因频繁接触葡萄酒(pH:3～3.5)可发生酸蚀症等。

3.酸性药物

口服药物,如补铁药、口嚼维生素C、口嚼型阿司匹林,以及患胃酸缺乏症的患者用的替代性盐酸等,长期服用均可造成酸蚀症。某种防牙石的含漱液(含EDTA)也可能使牙釉质表面发生酸蚀。

4.胃酸

消化期胃液含0.4%盐酸。胃病长期返酸、呕吐及慢性酒精中毒者的胃炎和反胃均可形成后牙舌面和腭面的酸蚀症，有时呈小点状凹陷。

(二)宿主因素

1.唾液因素

口腔环境中，正常分泌的唾液和流量对牙表面的酸性物质有缓冲和冲刷作用。如果这种作用能够阻止牙表面 pH 下降到 5.5 以下，可以阻止酸蚀症发生。如果唾液流率和缓冲能力降低，如头颈部放疗、唾液腺功能异常或长期服用镇静药、抗组胺药等，则牙面接触酸性物质发生酸蚀症的可能性就更大。

2.生活方式的改变

酸性饮食增多的生活习惯，尤其在儿童时期就建立的习惯，或临睡前喝酸性饮料的习惯是酸蚀症发生的主要危险因素。剧烈的体育运动导致脱水和唾液流率下降，加上饮用酸性饮料可对牙造成双重损害。

3.刷牙因素

刷牙的机械摩擦作用加速了牙面因酸脱矿的牙龈组织缺损，是酸蚀症形成的因素之一。对口腔卫生的过分关注，如频繁刷牙，尤其是饭后立即刷牙，可能加速酸蚀症的进展。

4.其他因素

咬硬物习惯或夜间磨牙等与酸性物质同时作用，可加重酸蚀症。

二、临床表现

前牙唇面釉质的病变缺损(以酸性饮料引起的酸蚀症为例)可分为 5 度(图 4-3)。

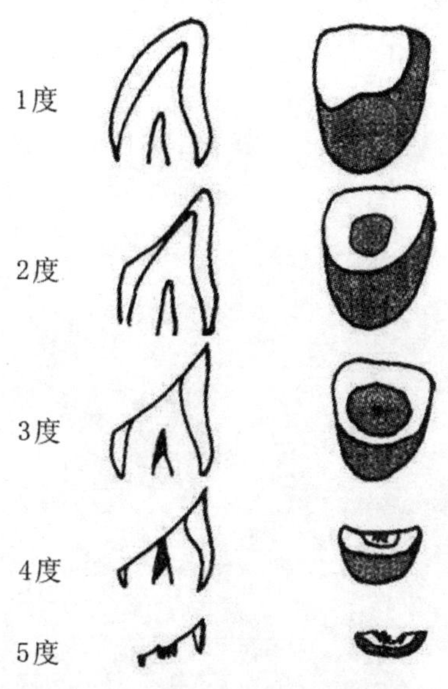

图 4-3　酸蚀症的程度

1 度：仅牙釉质受累。唇、腭面釉质表面横纹消失，牙面异样平滑，呈熔融状，吹干后色泽晦暗；切缘釉质外表熔融状，咬合面牙尖圆钝，外表熔融状，无明显实质缺失。

2 度：仅牙釉质丧失。唇、腭面牙釉质丧失，牙表面凹陷，凹陷宽度明显大于深度；切缘沟槽样病损；咬合面牙尖或沟窝的杯口状病损。

3 度：牙釉质和牙本质丧失，牙本质丧失面积小于牙表面积的 1/2。唇、腭面牙釉质牙本质丧失，切缘沟槽样病损明显，唇面观切缘透明；咬合面牙尖或沟窝的杯口状病损明显或呈弹坑状病损。

4 度：牙釉质和牙本质丧失，牙本质丧失面积大于牙表面积的 1/2。各牙面的表现同"3 度"所描述，范围扩大加深，但尚未暴露继发牙本质和牙髓。

5 度：①牙釉质大部丧失，牙本质丧失至继发牙本质暴露或牙髓暴露，牙髓受累。②酸蚀患牙对冷、热和酸刺激敏感。③酸蚀 3～4 度已近髓腔或牙髓暴露，可继发牙髓炎和根尖周病。④与职业有关的严重患者，牙感觉发木、发酸，并可伴有其他口腔症状，如牙龈出血、牙齿咀嚼无力、味觉减退，以及出现全身症状，如结膜充血、流泪、畏光、皮炎、呼吸道炎症、嗅觉减退、食欲不振、消化障碍。

三、防治原则

（一）对因治疗

改变不良的生活习惯，改善劳动条件，治疗有关的全身疾病。

（二）个人防护

与职业有关的患者使用防酸口罩，定期用 3%的碳酸氢钠溶液漱口，用防酸牙膏刷牙。

（三）对症治疗

对牙齿敏感症、牙髓炎和根尖周病的治疗。

（四）牙体缺损

可用复合树脂修复或桩冠修复。

第五章 牙列缺损的修复

第一节 固定义齿的设计要领

一、适应证的选择与把握

固定桥修复(固定义齿)能够最大限度地恢复患者的咀嚼功能、语音功能及缺失牙的解剖形态,基本上不改变口腔原有的环境,戴用舒适,容易适应,美观,是受患者欢迎的修复方式。与可摘局部义齿相比较,固定桥基牙的牙体磨除量较大,少数患者难以接受;固定桥制作的难度较大;固定桥修复有更为严格的适应范围,并非所有牙列缺损患者都适合固定桥修复。因此,修复前必须对牙列缺损患者的口腔局部环境进行周密的检查,并结合患者的个体特点和全身情况进行综合分析,确认能否达到固定桥修复的预期效果。为此,应该严格控制其适应证,可以从以下几方面考虑。

(一)缺牙的数目

固定桥的力主要由缺牙区两侧或一侧的基牙承担,必要时将相邻牙共同选作基牙,所有基牙共同分担桥体的力。固定桥较适合于少数牙缺失的修复,或者少数牙的间隔缺失,即 1 个牙或 2 个牙缺失,由 2 个基牙支持。如为间隔的少数牙缺失,可增加中间基牙作支持。对多数牙的间隔缺失,应持谨慎态度,在有条件设计中间种植基牙时,也可以设计固定桥。若前牙的咬合力不大,中切牙和侧切牙累加达到 3～4 个时,只要尖牙的条件好,也可以设计前牙固定桥。总之,考虑缺牙的数目是为了防止基牙超过负荷能力造成牙周损害,导致固定桥修复失败。对于口内缺失牙太多而余留牙很少的情况,在没有其他辅助固位、支持措施时,不能采用固定桥修复。

(二)缺牙的部位

牙弓内任何缺牙的部位,只要符合少数牙缺失,或者少数牙的间隔缺失,而基牙的数目和条件均能满足支持、固位者,都可以考虑固定桥修复。对缺牙的部位要求较为特殊的是末端游离缺失的病例。如第二、第三磨牙游离缺失的病例,要求单端固定桥修复,其桥体受力会对基牙产生杠杆作用,可以用第二前磨牙和第一磨牙同时做基牙,基牙支持力量足够,桥体选择减轻力设计形式,设计单端固定桥修复第二磨牙。如果只用第一磨牙做基牙,则要求基牙条件好:对颌牙为可摘局部义齿的病例,桥体的颊舌径和面近远中径均应减小;对颌牙为天然牙或固定桥时,通常不应设计单基牙的单端固定桥。对于多个磨牙游离缺失的病例,牙槽骨条件允许种植者,可以借助种植基牙,设计种植基牙固定桥或天然牙-种植体联合支持联合固定桥,以解决末端游离病例固定修复的问题。

(三)基牙的条件

固定桥基牙和桥体承受的力几乎全部由基牙来承担,故基牙的条件是患者能否接受固定桥修复治疗的关键性因素,也是适应证选择中最重要的条件。

1.牙冠

理想的基牙的牙冠龈高度应适当,形态正常,牙体组织健康。临床实践中,常常遇到牙冠硬组织缺损或牙冠发育畸形者,只要不影响固位体固位形的预备,能满足固位的要求,可以作为固定桥的基牙;如果牙冠缺损面积过大、牙冠形态不良、临床牙冠过短等,均必须采取增强固位力的措施。例如牙体形态调整预备为有利于固位的形态;增加牙体的龈向垂直高度;预备辅助固位形;使用根管内桩核固位等,必要时增加基牙数目以满足固定桥的固位要求。达到上述条件的牙冠,可选做基牙。

2.牙根

基牙牙根应该粗壮并有足够的长度。多根牙的牙根有一定的分叉度最好,支持力最强。随着患者年龄的增长和牙周疾病等原因,牙根周围可能出现牙槽骨吸收,要求最多不超过根长的1/3。必须选用牙槽骨吸收较多的牙做基牙时,应该增加基牙数。对于牙根短、小、细的病例,除使用根桩固位的措施外,也应该增加基牙数。

3.牙髓

基牙最好是健康的活髓牙。如是牙髓有病变的牙,应进行完善的牙髓治疗,并经过一定时间的观察,证实病变已治愈,不影响固定桥的效果,则可以选作基牙。经牙髓治疗后,考虑到牙体组织脆性增加,应采取桩核等措施增加牙体强度。牙髓治疗不彻底或治疗导致余留牙体组织大量减少时,不宜选作基牙。

4.牙周组织

基牙要承担自身和桥体的双重力,必须要求基牙牙周组织健康。最为理想的情况是牙周无进行性炎症,根尖周无病变,牙槽骨及颌骨结构正常,牙槽骨几乎无吸收。但是在临床上很难遇到理想的状况,较为常见的是牙周无不可治愈的炎症,无病理性动度,牙槽骨虽有不同程度的吸收,其吸收最多不超过根长的1/3。牙周病患者经过综合治疗后,要求用固定桥修复少数缺失牙,条件可适当放宽,增加基牙的数目,设计类似牙周夹板的多基牙固定桥。

5.基牙位置

通常要求基牙的位置基本正常,无过度的牙体扭转或倾斜移位,以便牙体预备时,易于获得基牙间的共同就位道和少磨除牙体组织。个别严重错位的牙,征得患者同意后,可以将牙髓失活后用核冠改变牙冠轴向并用做基牙,取得基牙之间的共同就位道。

(四)咬合关系

缺牙区的咬合关系要求基本正常,缺牙间隙有适当的龈高度,对颌牙无伸长,有良好的间锁结关系,缺隙侧邻牙无倾斜移位。如果邻牙倾斜,对颌牙伸长等,只要能采取措施,调磨短伸长牙,或调磨基牙倾斜面,或者改变固位体的设计,均可以制作固定桥。对于牙缺失导致咬合紊乱者,或伴有余留牙磨耗严重,垂直距离降低不能单独使用调的方法,应该在经过调䅟、咬合板治疗后进行咬合重建。对于缺牙间隙的龈高度过小的病例,一般不宜设计固定桥。患者牙列的覆关系对适应证有一定的影响,通常不适宜为重度深覆䅟的患者设计固定桥,原因是前伸运动时,下前牙容易撞击上前牙造成创伤。对其他的深覆䅟的病例,应结合口内情况分析,只要牙体预备能够为固位体提供足够的间隙,患者无咬合和颞下颌关节症状,就可以考虑行固定桥修复,并注意避免正中与前伸的早接触。

(五)缺牙区的牙槽嵴

缺牙区的牙槽嵴在拔牙或手术后3个月完全愈合,牙槽嵴的吸收趋于稳定,可以制作固定桥。缺牙区的牙槽嵴的愈合情况与拔牙时间、手术创伤范围、患者的愈合能力等有关。对缺牙区剩余牙槽嵴的要求是愈合良好,形态基本正常,无骨尖、残根、增生物及黏膜疾患。临床上常有患者要求立即修复或拔牙后短期内修复,早期修复有助于患者恢复功能和美观,功能性刺激可能减缓牙槽嵴的吸收,可行暂时桥修复。随着牙槽嵴的吸收,桥体龈端与牙槽嵴黏膜之间会形成间隙,影响美观和自洁,待牙槽骨吸收稳定后,可做永久性固定桥。

不同患者牙槽嵴的吸收程度不同,不同的部位牙槽嵴的吸收程度亦不同,对适应证和设计有影响。前牙缺失牙槽嵴吸收较多时,桥体牙龈端至牙槽嵴顶通常留有间隙,或者勉强关闭间隙,但桥体牙过长,都会影响美观(图5-1)。可用可摘式基托关闭此间隙,但是必须注意保持口腔清洁卫生;也可将过长的桥体牙颈部上龈色瓷,使之与邻牙的颈缘协调。后牙牙槽嵴的吸收较多时,由于对美观影响小,可以设计非接触式桥体,或者设计接触面积较小的桥体。

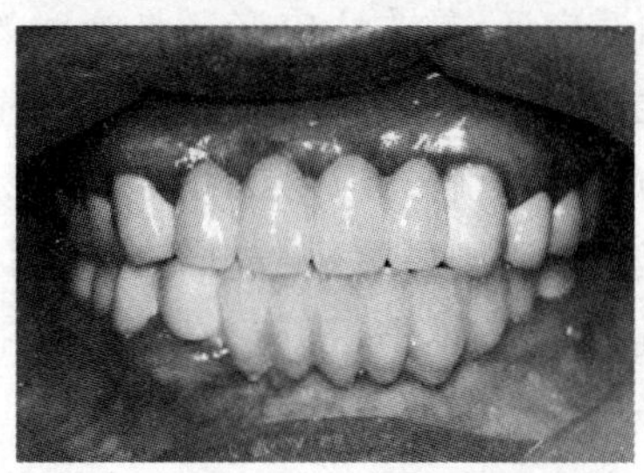

图5-1　牙槽嵴吸收较严重,不美观的固定义齿修复

(六)患者年龄

患者的年龄对固定桥适应证的选择有一定的影响,随着临床诊疗水平的提高,年龄对适应证的影响正在逐步减小,一般说来,青年和壮年阶段是最佳年龄段,即20～55岁范围内。年龄过小者的恒牙特点是临床牙冠短、髓腔大、髓角高,有时根尖尚未发育完全,牙的患龋率较高,在做牙体预备时容易发生意外穿髓。而老年患者经常有牙周组织退缩的情况发生,若年龄过大,牙周组织退缩明显,牙根暴露,牙周支持力下降,还可因牙的倾斜或移位而较难取得共同就位道;老年患者常常伴有牙松动、牙颈部龋齿、重度不均匀磨耗、食物嵌塞和口腔卫生不良的不利因素,给固定桥修复带来困难和不良后果。对于老年患者个别牙缺失,牙槽骨虽有一定程度的吸收,但余留牙无或仅有轻微的动度,牙体组织健康,口腔卫生良好,也可以考虑设计固定桥。如果想要减少牙体磨除量,固位体可以设计龈上边缘形式。

(七)口腔卫生情况

固定桥是患者不能自行摘戴的修复体,虽然设计时要求固定桥能够自洁和易于清洁,但由于固定桥结构的特殊性,桥体龈端和邻间隙难于清洁。患者的口腔卫生差,牙垢沉积,菌斑集聚,容易形成龋病和牙周病,导致固定桥修复失败。为患者制作固定桥前,必须进行完善的牙体、牙周治疗,让患者认识到保持口腔清洁卫生的重要性并密切配合,形成良好的口腔卫生习惯,治疗完成后仍然可以进行固定桥修复。

(八)余留牙情况

在决定选择固定桥设计时,不仅要考虑基牙的健康情况,而且要考虑口内余留牙的情况,特别是在同一牙弓内。要求余留牙牙冠无伸长、下沉及过度倾斜,无重度松动,无不良修复体;牙冠无龋坏或龋坏已经治疗;无根尖周病或牙周病。对于无法保留的患牙,拔牙应纳入患者的治疗计划内并在固定桥修复前进行;一旦在固定桥修复时出现患牙去留问题,应该全盘考虑,是继续制作固定桥还是改变设计为可摘局部义齿。

(九)患者的要求和口腔条件的一致性

在适应证的选择中,应该充分考虑患者的要求,如患者在较充分知晓固定桥优缺点后,有制作固定桥的主观愿望,并能接受牙体预备的全过程,能够合作,有良好的依从性。患者的主观愿望常和患者的口腔医学常识有关,也和良好的医患沟通有关。口腔医师应认真负责地如实介绍固定桥的相关知识,进行口腔医学的科普宣传。

二、主观愿望与客观条件的协调

口腔的局部条件是选择固定桥的决定因素,医师必须考虑患者的要求和口腔条件的一致性,是最佳适应证还是可选择的适应证,是非适应证还是绝对的禁忌证,应该明确界定。当口腔的客观条件符合患者的主观要求时,固定桥修复通常能够取得较好的效果;当两者发生冲突时,医师应向患者做耐心细致的解释和引导,取得患者的理解和配合,选择适宜的修复方法,而不能无条件地满足患者的任何要求,否则可能造成事与愿违的结果。固定桥修复虽然有着显著的优点,但也不能滥用,如果选择应用不当,反而会给患者带来不必要的损害。下面一些情况不宜采用固定桥修复:①患者年龄小,临床牙冠短,髓腔较大,髓角高,根尖部未完全形成时。②缺牙较多,余留牙无法承受固定义齿力时。③缺牙区毗邻牙(基牙)牙髓、牙周已有病变且未经治疗时。④缺牙区的龈距离过小时。⑤末端游离缺失的缺牙数为 2 个或超过 2 个时。⑥基牙松动度超过Ⅰ度时或牙槽骨吸收超过根长 1/3 者。⑦拔牙后未愈合,牙槽嵴吸收未稳定者。

非适应证或者禁忌证并非绝对不变,经过彻底治疗的牙髓病、牙周病患牙,依然可以做基牙;经调磨伸长牙,可能解除牙间锁结;通过增加基牙或采用种植基牙等手段,可达到固定桥的固位的要求;牙槽嵴吸收未稳定者经过一段时间吸收稳定后,可做固定桥修复。

在临床实践中,适应证的把握是十分重要的。然而,因患者存在个体差异,口内条件各不相同,医师对适应证的掌握尺度经常有差异,通常没有一个绝对的界限,可以有最佳适应证、可接受的适应证、有一定保留条件的适应证、非适应证或者禁忌证。尽管如此,医师应站在患者的立场上,从长远考虑,掌握好适应证的尺度,而这个尺度是衡量医师的医疗技术知识和水平的标准,甚至是衡量医师职业道德的水平的标准。应该注意的是,医师如过分放宽适应证,可能给患者带来不必要的损害与痛苦。

三、基牙的合理选择与保护

作为支持式的牙修复体,固定桥修复成功与否,在很大程度上取决于基牙的选择是否正确。基牙是固定桥的基础,基牙的健康是固定桥存在及行使功能的重要前提,不合理的固定桥设计往往首先导致基牙及其牙周组织的损伤而使修复失败。因此,保护固定桥基牙并维持其长期健康是固定桥设计必须遵循的原则。

保护基牙应从基牙的牙髓、牙体和牙周组织三方面来考虑。在基牙上设计固位体时,要根据基牙的形态及修复体所要求的固位力和支持力选择固位体的种类，尽可能少磨除牙体组织。固位体的设计应该尽可能地减少继发龋的发生，以保持其牙体组织的健康。同样，固位体的设计也应尽可能保持正常的牙髓活力，尤其是年轻患者，牙齿的髓腔较大，更应注意对牙髓的保护。基牙的牙周组织健康对保证修复体长期存在并行使功能是非常重要的，应该按照生物力学的原则进行设计，以保证基牙在功能活动中不受损害。近年来，随着理工科学的迅猛发展，各学科之间的交叉融合也日益增多，各种先进的技术和方法被引入口腔科学，不少学者进行了口腔生物力学方面的研究，并取得了大量的科学的实验结果。应用这些研究成果指导修复临床，有可能使固定桥的设计建立在更符合生物力学原理的基础上，这对维护基牙的健康、预防疾病发生、延长固定桥的使用寿命都是十分重要的。此外，修复体的外形应该有利于自洁，对牙龈组织有功能性按摩作用，以保证基牙的牙龈和牙周健康。

基牙的主要功能是支持固定桥，负担着基牙自身和桥体额外的力，故要求基牙要有足够的支持负重能力。同时，固定桥是靠固位体固定在基牙的冠或根上才能行使功能，因此要求基牙预备体应该满足固位体的固位形要求，牙冠部或根部提供良好的固位形，所以基牙应有良好的固位作用。由于固定桥将各基牙连接成为一个整体，故要求各基牙间能够取得共同就位道。选择基牙时，应考虑以下因素。

(一)基牙的支持作用

固定桥所承受的力，几乎全部由基牙的牙周组织承担，基牙及牙周组织的健康对固定桥修复工作非常重要。基牙的支持能力的大小与基牙的牙周潜力有关，即与基牙牙根的数目、大小、长短、形态、牙周膜面积的大小及牙槽骨的健康密切相关。多根牙比单根牙的支持能力大；牙根粗壮比牙根细小支持作用强；而牙根长比牙根短的支持作用强；从牙根形态来看，分叉的多根牙比单根牙或融合牙根负重能力强，牙根横截面呈椭圆、扁圆或哑铃形时支持作用好。在具体选择时，应该考虑临床牙冠和牙根的比例，临床冠根比例若能达到 1∶2 或 2∶3 较为理想。冠根比为 1∶1 时，是选择基牙的最低限度，否则需要增加基牙。

通常认为，健康的牙周组织均具有一定的牙周潜力，而牙周潜力与牙周膜面积成正相关关系，故牙周膜是固定桥支持的基础，可用牙周膜面积来衡量基牙的质量及是否能选为基牙。牙周膜的面积与牙根的数目、大小、长短、形态有关。长而粗壮的多根分叉牙，牙周膜面积大，支持能力强。临床上，要求各桥基牙牙周膜的面积总和等于或大于缺失牙牙周膜面积的总和。在应用这一原则时，还应该注意下述三个问题。

(1)牙周膜面积是不断变化的，当牙周退缩，或牙周袋形成时，牙周膜面积相应减小。必须正确判断不同程度牙槽骨吸收后的剩余牙周膜面积，以便作出符合实际情况的设计。特别应该注意牙周组织有一定程度退缩或者伴有牙周损害时，牙周膜面积的变化大，牙周膜受损的程度和部位与牙周膜减少的程度密切相关。牙周膜的附着面积在牙根的各部位是不相同的，单根牙以牙颈部最大，故牙颈部牙周膜的丧失会导致该牙较多支持力的丧失。而多根牙以根分叉处附着的牙周膜面积最大，因此牙槽骨吸收达根分叉时，牙周膜面积和支持力才会有较多的损失。当牙周膜的面积减小时，牙周支持组织的耐力也随之下降，牙周储备力也相应减小。

(2)牙周膜的正常厚度为 0.19～0.25 mm，此时的支持能力最大。随着咀嚼功能和牙周的病理变化，牙周膜厚度会发生变化，无功能的失用牙的牙周膜变窄，有咬合创伤或松动牙的牙周膜变宽虽然不影响牙周膜面积，但是支持能力均有所减弱。

(3)牙周膜面积的大小并不是决定固定桥设计的唯一因素。根据牙周膜面积来决定桥基牙的数量，在临床上具有一定的参考价值，但并不能适用于所有情况。例如，3|3 的牙周膜面积之和小于 21|12 之和，当 21|12 缺失时，仅以 3|3 为桥基牙做固定桥修复，按照牙周膜面积的计算，这种修复是不恰当的，必须增加桥基牙。但临床实践证明，如果前牙牙弓较平直，扭力不大，患者的咬合力不大，而 3|3 冠根正常，牙周组织健康，咬合关系正常时，可以用两尖牙做基牙支持 321|123 固定桥。在单端固定桥的修复中，也不能单纯根据牙周膜面积的公式计算来确定基牙。例如，|6 的牙周膜面积大于|7，如果以|6 为桥基牙作单端固定桥修复|7，虽然按照牙周膜面积的计算是可行的，但因为单端固定桥受到较大的杠杆力作用，必然导致修复的失败。因此在设计时，要考虑尽量减小或避免对基牙牙周健康不利的杠杆力、侧向力。

固定桥的力通过牙周膜传导给牙周组织和牙槽骨，故牙槽骨及支持组织的健康直接影响固定桥的支持作用。基牙周围骨质致密，骨小梁排列整齐，其支持力大。相反，对于日久失用或牙槽骨吸收多或牙周存在炎症的牙，均因支持力减弱不宜选作基牙；如果必须用作基牙，应经过相应的治疗后，再慎重选用，并在该侧增加基牙。固定桥设计一般有三个基本类型：双端固定桥、单端固定桥和半固定桥。在条件许可时，应尽可能采用双端固定桥。一般来说，两个健康基牙可以恢复一个缺失牙的生理功能。但若缺失牙较多，或基牙的条件不够理想，或各基牙条件悬殊，要决定基牙的数目就比较困难。单端固定桥由于其缺乏平衡的支持，基牙受到较大的旋转力，容易造成基牙牙周的损害应慎用。后牙游离端缺失的单端固定桥修复，桥体长度不应超过一个牙单位，否则再多的基牙也不能获得良好的远期效果(图 5-2)。

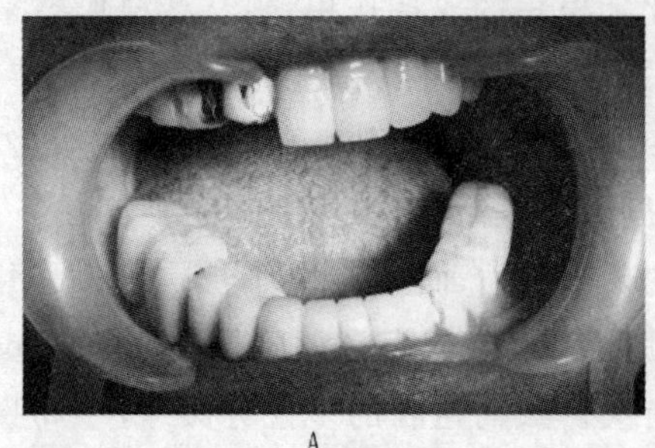
A

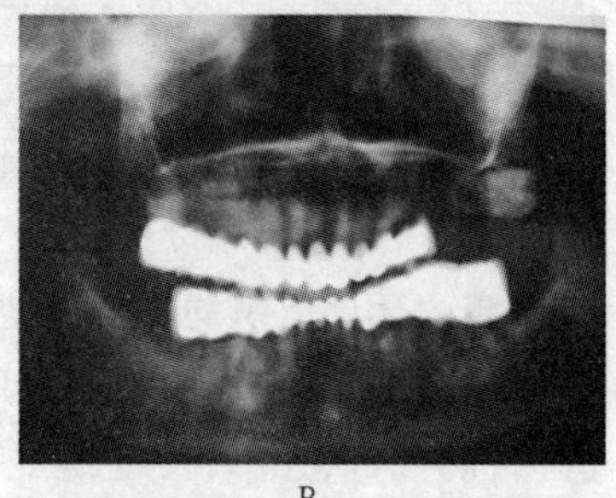
B

图 5-2　失败的后牙单端固定桥修复

当固定桥基牙支持力不足时，可以增加桥基牙的数目以分散力的作用，减轻某个较弱桥基牙的负担。原则上，增加的桥基牙应放在较弱的桥基侧，才能起到保护弱桥基牙的作用。如|6 缺失，用|57 作桥基牙的双端固定桥，若|5 牙周情况稍差，为了减轻基|5 的负担，而增加|4 为桥基牙，形成三基牙固定桥。也有采用力比值的方法来判断基牙的支持力，并据此选择基牙和确定基牙数目。但无论以何种方式确定基牙的支持力，必须遵循的原则是：桥基牙负重的大小应以牙周支持组织能够承担的限度为依据，维持在生理限度以内，即牙周储备力的范围内，这样才有维持牙周组织健康的作用。若其负担超过了生理限度，将会损害牙周组织健康，进而导致固定桥修复的失败。这是固定桥设计中的一条重要生理原则。

造成固定桥修复失败的原因很多，最常见者是桥基牙负担过重而逐渐松动，或固定桥的固位不良，固位体松动脱落。因此，在临床上在桥基牙的选择上，桥基牙数量的决定和固位体的设计十分重要。在设计中既不能盲目增加桥基牙，也不能让桥基牙超负荷工作，还必须注意少磨除牙体组织，保护牙髓及牙体组织的健康。设计中还要考虑使各基牙受力平衡，受力分布均匀，使固定桥的设计符合生物力学的原则。总之，应结合患者的实际情况，全面考虑桥基牙的健康、缺失牙的部位、咬合关系、桥的形式、患者的咀嚼习惯等有关情况，综合分析，以判断桥基牙的支持能力，作出合理的修复设计。

(二)基牙的固位作用

基牙良好的固位作用不仅可以对抗固定桥功能运动中的脱位力，而且对基牙的健康也是至关重要的。固位作用与基牙的牙冠形态有密切关系，使用根内固位方式时，与牙根有一定的关系。基牙牙冠必须有足够的牙体组织、适当的形态和良好的牙体结构，为固位体提供固位形。基牙牙冠的形态和结构与固位体的固位形和抗力形有密切关系。通常，牙冠长、体积大可增大基牙预备面和固位体的接触面积，并能获得辅助固位形以增加固位力。牙冠短小或畸形，例如锥形牙冠，固位效果不好。牙体组织结构正常，固位体固定在坚实的牙体组织上，不仅固位作用好，抗力作用亦好，不易引起牙体组织折裂。相反，钙化不良或牙釉质发育不全的牙，其组织结构松软或残缺，容易磨损而导致牙冠高度降低，对固位体的固位形和抗力形都有影响；此外，容易发生继发龋，导致固位体的松动，进而造成牙髓病变，最终可能导致固定桥修复的失败。

对于龋病引起的牙冠大面积缺损牙，应在去净龋坏组织后，根据牙冠剩余牙体组织的情况来判断能否用作基牙。有时需要先治疗和填充后，才能满足固位体的固位形要求。如果龋坏已损及牙髓，必须经过彻底的牙髓或根管治疗，用桩核恢复缺损的牙体组织形态。如果是其他原因所致缺损牙，填充后不影响固位体的固位形者，可直接选作基牙；否则将在治疗后用桩核固位和恢复冠部外形。对于严重磨耗、磨损，牙尖高度降低，咬合接触紧，牙本质暴露或已接近牙髓的牙，在牙体预备时，磨出固位体面的间隙相当困难，而且牙冠轴面高度不足，固位体的固位力和抗力均不足，是否能选作基牙要慎重考虑。既保证足够的固位力又能保持牙髓的活力最好，否则应行牙髓失活术，以便取得辅助固位形，才能选作基牙。基牙最好是活髓牙，有正常的代谢能力和反应能力，以维持牙体组织的健康。如果患牙已经过完善的牙髓治疗或根管治疗，牙体组织因失活而逐渐变脆，容易出现牙尖折裂。对无髓基牙的固位形设计，除采用充填材料填充恢复牙冠外形外，必要时应采取固位钉或桩核增强固位，保护基牙受力时不会折裂。对基牙牙冠几乎完全缺损的根内固位者，要求牙根粗大，有足够的长度，能提供良好的根桩固位形，且要经过完善的根管治疗。

在有条件时，可根据患者的具体情况考虑用种植体作桥基进行固定义齿修复，但对于能否联合使用天然牙与种植体进行固定桥修复，存在不同的观点。在开展种植体修复较早的北美部分国家，目前主张不采用联合应用的固定桥修复，其理由是种植体与牙槽骨为骨性结合，没有动度，而天然牙是由牙周膜将其与牙槽骨连结在一起的，有一定的动度，天然牙与种植体联合应用时受力不均衡，无论对天然牙还是对种植体都是有害的，而最终将导致修复失败。而目前国内仍有采用天然牙与种植体联合应用的固定桥修复，认为种植体能起到良好的辅助固位和支持作用，使固定桥修复的适应证范围扩大，且有较长期的成功病例作为支持。固位体足够的固位力是固定桥成功的关键因素，而不同结构的固定桥对固位力的要求不一定相同。为基牙设计固位力时，除考虑基牙自身的条件外，还应考虑固定桥本身对固位力的要求。这些要求包括固定桥的类型、力的大小、桥体的跨度、桥体的弧度、固定桥的材质等。患者的力越大，桥体跨度越大，桥体弧度越大，对基牙的固位力要求越高。

(三)基牙的共同就位道

因固定桥的各固位体与桥体连接成为一个整体，固定桥在桥基牙上就位时只能循一个方向戴入，所以各桥基牙间必须形成共同就位道。在选择基牙时，应注意牙的排列位置和方向，这与牙体预备时能否获得各桥基牙的共同就位道有密切关系。在一般情况下，只要牙排列位置正常，顺着各桥基牙的长轴方向做牙体预备，即可获得共同就位道。对有轻度倾斜移位的牙，可适当消除倒凹，或稍微改变就位道方向，便可获得共同就位道。对于严重倾斜移位的牙，为了求得共同就位道，必须磨除较多的牙体组织，这样容易造成牙髓损伤而且严重倾斜的牙，力不易沿着牙长轴传导，牙周组织易受创伤。但近年来，经光弹性实验证明，桥基牙倾斜在30°以内者，在固定桥修复后，尚可改善倾斜桥基牙的应力状况。可见基牙倾斜度在一定范围内仍然可以选作基牙。

对于倾斜移位的牙，如果患者年轻，在有条件时最好先经正畸治疗改正牙位后，再选作桥基牙；或者选择适当的固位体设计，使牙体预备时既能取得共同就位道，又不至于损伤牙髓，并在另一端增加桥基牙以分散力，则仍可选作桥基牙。如向舌侧倾斜的下颌磨牙，固位体可设计为暴露舌面或部分暴露舌面的部分冠，既可求得共同就位道，又可尽量少磨牙体组织。对于错位严重的牙，如果已影响牙体预备，则不宜选作桥基牙。当缺失牙的情况复杂时，如缺牙较多或有间隔缺牙需要选用多个桥基牙时，应先取研究模型，在导线观测仪上设计就位道。在考虑共同就位道的同时，必须注意尽量少切磨牙体组织，又要考虑排牙的美观效果，调整缺隙的大小。总而言之，在求得桥基牙的共同就位道时，不能为此而损伤基牙的牙髓和牙周组织，并以此作为取舍基牙的重要参考因素。

目前，随着修复技术的提高，固定义齿修复的适应证范围有所扩大，临床上有很多固定桥的设计是前面提到的三种基本类型的组合，可称为复合固定桥。有时固定桥的跨度可达全牙弓，这种分布对基牙的支持、固位及共同就位道都有所影响。

四、固位体的设计

固位体是固定桥中将桥体连接于桥基牙上的部分，它借黏结剂固定在桥基牙上。固位体能抵御各种外力，并将外力传递到桥基牙及其支持组织上，同时保持本身的固定，不至于因外力而松动脱落，这样才能很好地发挥固定桥的功能。因此，它是固定桥能否成功的重要因素之一。

(一)固位体设计的一般原则

(1)有良好的固位形和抗力形，能够抵抗各种外力而不至于松动、脱落或破损。

(2)能够恢复桥基牙的解剖形态与生理功能。

(3)能够保护牙体、牙髓和牙周组织的健康，预防口腔病变的发生。

(4)能够取得固定桥所需的共同就位道。

(5)固位体的美观要求：以烤瓷固定桥修复前牙缺失，多采用全冠固位体，固位效果好，美观,坚固耐用,不仅可以较好地修复缺失牙,对桥基牙的颜色、外形、排列等都可加以改善。

(6)固位体材料的加工性能、机械强度、化学性能及生物相容性良好;经久耐用,不易腐蚀和变色,不刺激口腔组织,无毒性。

(二)固体位的分类

固位体一般分为三种类型,即冠内固位体、冠外固位体与根内固位体。

1.冠内固位体

冠内固位体即嵌体固位体,因其固位力差,外形线长,容易产生继发龋。对活髓牙来说,嵌体洞形的预备因需要一定的深度而易伤及基牙的牙髓;对死髓牙而言,嵌体起不到应有的保护作用,因此目前临床上已很少采用嵌体作固位体。但如果桥基牙已有龋坏,在去净龋坏后,只需将洞形稍加修整,且缺牙间隙小、咬合力小或对固位体的固位力要求不太高,也可考虑选用嵌体作固位体。此外,嵌体还可以向面和轴面扩展,形成“嵌体冠”,利用冠内及冠外联合固位形以满足固位力的要求。

2.冠外固位体

冠外固位体包括部分冠与全冠,这是固定桥最多采用,也较理想的一种固位体。其固位力强,牙体切割浅,能够满足美观的需要,能较好地保护桥基牙牙体组织,适应范围广。传统的部分冠包括金属铸造 3/4 冠及锤造开面冠,不过随着口腔修复技术的发展,目前已不再采用锤造开面冠。部分冠磨切牙体组织较全冠少,其固位力较嵌体强。前牙 3/4 冠暴露于唇面,可选作前牙固位体,但因其达不到理想的美观效果,目前已应用较少。3/4 冠也可在金属修复中作为后牙固位体,特别是前磨牙。对于某些倾斜基牙,部分冠更易取得共同就位道。

全冠固位体包括铸造金属全冠、金属塑料全冠、金属烤瓷全冠、全瓷冠。全冠固位体因为覆盖桥基牙的各个牙面,其固位力最强,对桥基牙短小、缺失牙多、桥体跨度长、承受力大者,全冠是最适合选用的固位体。全冠固位体对于无牙髓活力的桥基牙还有保护作用,并能同时修复基牙的缺损。铸造金属全冠因其金属的颜色对美观会有影响,所以主要用作后牙固位体,一般不用于前牙与前磨牙。目前,前牙与前磨牙应用较多的是金属烤瓷全冠固位体和金属塑料全冠固位体,不仅固位力强,且美观效果好,既可作为前牙桥的固位体,也可一并修复桥基牙的变色、釉质发育不全、畸形和缺损等。全瓷冠固位体由于其强度已有较大改善,目前应用已逐渐增多,但因其需要磨除的牙体组织相对较多,适应证还需严格把握。

3.根内固位体

根内固位体即桩冠固位体。其固位作用良好,能够恢复牙冠外形,符合美观要求。根内固位体主要用于经过完善根管治疗的死髓牙。对于某些牙位异常,且没有条件做正畸治疗的患者,可通过根内固位体改变牙的轴向,以此增进美观。目前,随着烤瓷修复技术的发展,根内固位体一般与全冠固位体联合使用,即将根内固位体做成桩核,再在桩核上制作全冠固位体,这样可更容易地获得共同就位道。

(三)影响固位力的因素

固位体与单个牙修复体不同,它要承担比单个牙修复体更大的力,且受力的反应也与单个牙不同,故要求更大的固位力。固位体固位力的大小,取决于桥基牙的条件、固位体的类型及牙体预备和固位体制作的质量。

1.基牙形态对固位力的影响

由于通常采用冠外固位体,只要基牙的牙冠长大、牙体组织健康、咬合关系正常,都能够获得较大的固位力;反之,牙冠短小、畸形、牙体组织不健康或牙体组织缺损,则会影响其固位力。在此情况下,应选择固位力较大的固位体,如全冠固位体。对于根内固位体,牙根粗长、牙体组织质地坚实的基牙,能够获得较大的固位力。

2.固位体的类型对固位力的影响

固位体的类型对固位力的影响很大,一般情况下,全冠的固位力大于部分冠,部分冠的固位力大于嵌体。在选用部分冠作固位体时,常需要加辅助固位形,以增强固位力,如切沟、邻轴沟、针道等。嵌体的固位效果最差,在需要时也应考虑增加辅助固位形,或采用嵌体冠,以满足固位和抗力的需要。根内固位体由于桩核的种类较多,其固位力的大小也不同,通常铸造金属桩核的固位力较成品桩核的固位力更大。

3.固位体的制备对固位力的影响

全冠固位体的固位力与基牙轴面的向聚合度有关,基牙牙体预备时,如果向聚合度过大,固定桥容易发生向脱位。为保证固位体既有足够的固位力,又有利于固定桥的戴入,在所有基牙的轴壁彼此平行的前提下,要求向聚合角度不超过 5°角。尖牙呈菱形,邻面短小时,邻轴沟的长度受限,可将远中切面适当向唇面延伸,或者在尖牙的舌隆突上加一针道,以增强固位力。嵌体固位体的固位力较差,要求洞形有一定的深度,点角和线角清晰,洞轴壁的龈向聚合度宜小,必要时增加辅助固位形,或采用高嵌体固位体的形式。

4.双端固定桥两端固位力的平衡

双端固定桥两端桥基固位体的固位力应基本相等,若两端固位力相差悬殊,则固位力弱的一端固位体易松动,而固位力强的一端固位体又暂时没有脱落,患者不易察觉,其后果往往是松动端的牙产生继发龋,甚至损及牙髓,而固定端的基牙的牙周组织往往也受到损害。因此,固定桥两端的固位力应基本相等,若一端固位体的固位力不足时,首先应设法提高固位力,必要时增加桥基牙,从而与另一端固位体的固位力相均衡。单端固定桥由于杠杆力的作用,且固定端承担了全部力,故对固位体的固位力要求高,应特别重视。

5.固定桥的结构和位置等对固位力的影响

固定桥的形态结构不同,对固位力的要求也有所不同,固位体固位力大小设计应与力的大小、桥体的跨度及桥体的弧度相适应,桥体跨度越长、弧度越大、力越大者,要求固位体的固位力越大,必要时可增加基牙数来增加固位力。此外,固定桥的刚度越小,变形性越大,对固位体的固位力要求越高。固定桥在牙弓中所处的位置不同,其承受的咬合力的大小和方向是不同的,对固位力的影响也不同。总之,固位体的固位力大小应适合固定桥的需要。

6.固位体的就位道

固位体的就位道影响固位力的大小,因此在设计时可以利用制锁作用来提高固位力。固定义齿的共同就位道不仅取决于基牙的形态、位置和排列,还取决于固位体的设计。在选择固位体时,必须考虑各固位体之间应有共同就位道。一般而言,获得共同就位道的难度以全冠固位体最大,部分冠次之,嵌体最小。在使用根内固位体时,如果直接用桩冠作固位体,因其易受根管方向的限制,很难通过预备的方式与其他基牙求得共同就位道,此时可先做核桩,将其固定在根管内以后，再于核上设计制作全冠固位体。此法的优点是，在桥基牙的核形上预备全冠固位体比在根管内预备桩道固位体更容易取得共同就位道。当一端基牙颊舌向倾斜，全冠固位体不易求得共同就位道时，可将倾斜端的固位体设计为部分冠，将倒凹大的一面做适当的暴露处理。

(四)固位体的边缘设计

对于全冠固位体而言，边缘即颈缘，其伸展的范围视桥基牙的条件和修复体对固位力要求的大小而定。对于牙冠短小的基牙，固位体的边缘应尽可能向根方延伸，因为固位体边缘越向根方伸展，其固位力越大。当然，这种延伸是以不损伤牙周组织为前提的。对于牙颈部明显缩小的牙，或牙周有一定退缩的基牙，固位体边缘的延伸意味着要磨除较多的牙体组织，如果牙冠比较长大，则不必把固位体的边缘延伸至龈缘处。对于前牙来说，固位体的唇面一定要延伸至龈缘下，这样才能保证美观的效果。部分冠的边缘线在前牙不能伸展到唇面，以免影响美观。冠内固位体的边缘应延伸到自洁区。

(五)固位体对基牙的修复和保护

1.一并修复桥基牙的缺损

若桥基牙有缺损和畸形，在设计固位体时应予以一并修复，若牙冠已有充填物，固位体应尽量将其覆盖，这样可防止充填物的脱落。

2.防止桥基牙牙折

一方面，固位体的设计应防止桥基牙产生牙尖折裂，冠外固位体因牙的面完全被覆盖，不易发生牙尖折裂，而冠内固位体则应该注意在面上的扩展，适当降低牙尖高度，并将其覆盖，从而避免发生牙尖折裂。另一方面，全冠固位体虽能有效保护基牙的牙体组织，但在某些情况下，需要与根内固位体联合应用，例如没有牙髓的前牙及前磨牙，在全冠修复的牙体预备后，其颈部牙体组织很脆弱，尤其是有楔状缺损的牙，修复体及基牙易在牙颈部发生折断。因此，全冠固位体修复前在髓腔用桩加强是很重要的。应用断面较低的残根做基牙时，固位体在牙颈部应对残根有一个箍的保护作用，以防止残根的纵折。

(六)特殊桥基牙的固位体设计

1.牙冠严重缺损牙的固位体设计

此类牙多为死髓牙或残根，只要缺损未深达龈下，牙齿稳固，应尽量保留。先进行彻底的根管治疗，在根管内插入并黏固固位桩，用银汞合金或复合树脂充填形成核形，再在其上制作全冠固位体。前牙可先做金属铸造核桩，再做全冠固位体。

2.牙冠严重磨耗牙的固位体设计

临床上常见患者的磨牙因磨耗变短，如果作常规的全冠牙体预备，面磨除后则会使牙冠变得更短，固位力下降。对于这类牙的处理有两种方法：如果是活髓牙，可只预备各轴面，设计制作不覆盖面的开面冠，但这类固位体要求有性能良好、不易溶解的黏结剂；如果基牙是死髓牙，经过根管治疗后，可利用髓腔预备箱状洞形，设计成嵌体冠固位体，利用箱状洞形增加固位力。

3.倾斜牙的固位体设计

对于无条件先用正畸治疗复位的基牙，可以改变固位体的设计，以少磨除牙体组织为原则来寻求共同就位道。如临床上常见下颌第一磨牙缺失后久未修复，造成第二磨牙近中倾斜移位。当倾斜不很严重时,在牙体预备前仔细检查设计,使倾斜牙与其他桥基牙一道按最适合的共同就位道进行预备,其原则是不损伤牙髓,尽可能少磨除牙体组织。如做全冠固位体牙体预备时,因为牙的倾斜,其近、远中的垂直轴面都较短,即使在远中面向龈方延伸,固位作用仍有限,而且易在龈端形成台阶。此时可做成不覆盖远中面的改良 3/4 冠固位体,在颊、舌侧轴面预备出平行轴沟,以增强固位力。如果磨牙倾斜比较严重,还可设计为套筒冠固位体。其方法是,先按倾斜牙自身的长轴方向进行牙体预备,制作内层冠,将内层冠的外表面做成与其他桥基牙有共同就位道的形态,最后按常规完成固定桥。先黏固内层冠,再黏固固定桥。固位体(外层冠)的边缘不必伸至龈缘,因内层冠已将牙齿完全覆盖。当然,有时出于美观需要,也要求外层冠覆盖到龈缘。

近年来,由于黏结技术的迅速发展,对于严重倾斜的桥基牙,已有采用少磨牙体组织的黏结固定桥予以修复,即采用金属翼板固位体,由颊舌方向分别就位,并与桥体面部分组合而成。但这类黏结桥需拓宽足够的邻间隙,才有利于自洁作用。

五、常规及特殊条件下的固定义齿设计

牙列缺损患者口腔局部条件的差异较大,根据固定桥的适应证范围,结合患者的具体情况,如基牙条件、缺牙数目、缺牙的部位、余留牙情况、缺牙区牙槽嵴的情况等,进行综合分析,在此基础上制订修复治疗方案。对于已经确定做固定桥修复的患者,必须确定最适当的固定桥设计。在固定桥类型中,双端固定桥支持的力大,两端基牙承受力较均匀,对牙周健康有利,如果无特殊情况,应尽量采用双端固定桥。由于固定桥共同就位道的获得存在不同的难度,能够采用短固定桥时,尽量不设计复杂的长固定桥。单端固定桥桥体受力时基牙接受扭力,故应严格掌握适应证,慎重选用该设计。中间种植基牙的应用,将长固定桥变为复合固定桥,减轻了基牙的负担。种植基牙的应用,使游离缺失也可以设计天然牙-种植体联合支持固定桥。随着附着体在临床的应用增多,对某些牙列缺损,固定-可摘联合桥为另一种可采用的设计。

在不同的固定修复设计中,尽管有些方案更加完善,但是受限于患者的各种条件,不一定能够成为患者最终选择的设计,修复医师需要在掌握原则的前提下,结合患者口内的具体情况综合考虑而定。

(一)固定义齿修复类型的设计

1.单个牙缺失

一般有较好的条件可选择双端固定桥的修复,如果基牙条件理想,在单个牙游离缺失的病例中,还可以考虑单端固定桥修复。考虑到对基牙和余留牙的保护,在具备条件时,种植修复应该是首选的方法。

2.两个牙的连续缺失

对基牙的支持和固位力要求相对更高,有时需要通过增加基牙的方法来保证支持力和固位力。发生在前牙或前磨牙的连续缺失,通常可以用两个基牙修复两个缺失牙,但如果是磨牙缺失,通常需要增加基牙。磨牙的游离缺失达两个牙,则不能采用常规的固定桥修复,只有在配合种植的前提下,才能以固定义齿修复。

3.两个牙的间隔缺失

对于间隔缺失的牙,既可以设计为双端固定桥,也可设计为复合固定桥,如果间隔的余留

牙在两个牙以上，尽可能设计为两个双端固定桥，应尽量避免长桥的设计。跨度过长的固定修复体在制作、受力、维护、后期治疗等方面都有一定困难。

4.三个牙或多个牙缺失

发生在牙弓后段的三个牙连续缺失，一般不考虑设计固定桥修复。多个切牙连续缺失，如果咬合关系正常，缺隙不大，在尖牙存留，且牙周条件良好，可设计以尖牙为基牙的双端固定桥；如果咬合紧力大，尖牙支持和固位均不足，应增加前磨牙为基牙设计双端固定桥。

(二)固定义齿修复材料的选择

1.金属固定桥

修复体用金属整体铸造而成，机械强度高，桥基牙磨除的牙体组织相对较少，经高度抛光后表面光洁，感觉舒适。其缺点是不美观，故只适用于比较隐蔽的后牙固定桥，特别适用于后牙区失牙间隙缩小或龈距离小的情况，也适用于基牙牙冠较短的病例。虽然其适用范围小，但在某些情况下仍不失为一种有效的设计。

2.非金属固定桥

非金属固定桥主要包括全塑料固定桥和全瓷固定桥。全塑料固定桥因材料硬度低，易磨损，化学性能不稳定，易变色，易老化，对黏膜刺激较大，故一般只用作暂时性固定桥，其优点是制作方便。目前虽有一些新型树脂材料投入临床应用，但一般也限于制作短期的固定桥修复体。全瓷固定桥硬度大，化学性能稳定，组织相容性良好，美观，舒适。随着口腔材料研究的进展，陶瓷材料的强度特别是韧性得到很大程度的提高，全瓷固定桥已较广泛地用于临床，特别是用于前牙的修复。

3.金属烤瓷固定桥

金属烤瓷固定桥是目前临床应用最广的一种固定修复体。金属部分可增加修复体的机械强度，并加强桥体与固位体之间的连接。陶瓷材料能恢复与天然牙相协调的形态和色泽，满足美观的要求。由于这种修复体兼有金属与非金属的优点，故在临床上广为采用，对前、后牙都适用。

(三)固定义齿修复的补面设计

固定修复体恢复的力与咀嚼功能，主要取决于修复体的面设计。修复体的面是其咬合功能面，即上前牙的切嵴和舌面，以及下前牙的切嵴和后牙的面。面形态恢复是否合理，直接关系到固定桥的咀嚼功能。面的恢复应从以下几方面考虑。

1.补面的形态

面的形态应根据缺失牙的解剖形态及与对颌牙的咬合关系来恢复。面的尖、窝、沟、嵴都应与对颌牙相适应，在恢复咬合关系时，咬合接触点应均匀分布，并使接触点的位置在功能尖部位，尽量靠近桥基牙面中心点连线。适当降低非功能尖的高度，以减小固定桥的扭力。切忌前伸或侧向的早接触。有研究表明，正常牙齿牙周膜对垂直力与侧向耐力的比值为3.49：1。

2.补面的大小

咬合面的大小与咀嚼效能有关，也与基牙承担的力的大小有关。为了减轻基牙的负担，保持基牙健康，常需要减小力，要求桥体面的面积小于原缺失牙面的面积，可通过适当缩小桥体面的颊舌径宽度和扩大舌侧外展隙来达到此目的。桥体面颊舌径宽度一般为缺失牙的2/3；

基牙条件差时,可减至缺失牙宽度的1/2。一般来说,若两个基牙条件良好,桥体仅修复一个缺失牙,可恢复该牙原面面积的 90%左右;修复两个缺失牙时,可恢复原缺失牙面面积的 75%,修复三个相连的缺失牙时,可恢复此三牙原面面积的 50%左右。在临床设计时,这些数值仅作参考,还需结合患者的年龄、缺牙部位、咬合关系等具体情况灵活应用。减少力,减轻基牙负担的措施除了减小桥体的颊舌径外,还可以加大桥体与固位体之间的舌外展隙,增加食物的溢出道,减小面的牙尖斜度等。对于单端固定桥,由于其杠杆力的作用,面减径以减小力更是必要的措施,可在近远中向和颊舌向各减径 1/3～1/2。

3.固定义齿修复的补重建

无论是何种牙的修复都会涉及重建的问题。固定桥修复,特别是多个牙单位的长桥修复,重建是十分重要的,通过面整体的位置和形态的设计完成。对于前牙而言,可以通过固定桥修复,建立新的关系,以增进和改善美观等功能。对于后牙而言,可以通过固定桥修复,建立新的曲线和有利的咬合关系。

六、固定修复设计中的美学要点

固定桥修复的设计中,美观设计是十分重要的,尤其是前牙固定桥修复。修复体的美观效果主要与修复体的形态、色泽及其与口腔组织的协调性有关。前牙的非对称性修复对修复的协调性要求更高。

(一)美学修复材料的选择和应用

选用美学修复材料是获得理想美学效果的基本条件。随着人们审美要求的提高和美学修复材料的发展,口腔修复体正向着自然逼真、美观、舒适的方向发展。口腔固定修复经历了从金属全冠到开面冠、3/4 冠,再到塑料全冠,又发展为金属烤塑、烤瓷冠、全瓷冠的变化过程。在这些修复材料中,陶瓷材料由于具有良好的生物学性能和美观的修复效果,成为主流材料。非贵金属烤瓷修复是目前临床应用最广泛的修复方式,具备陶瓷美观、生物相容性好及强度高的优点,但易出现颈缘层次不清楚、颈缘灰线、金属底层影响瓷层颜色再现的问题。近年来,贵金属烤瓷和全瓷材料发展很快,可明显改善固定修复的美学效果。全瓷冠桥的制作技术有粉浆涂塑和渗透玻璃陶瓷技术、热压铸陶瓷技术、CAD/CAM 加工技术、CAD/CAM 加工和渗透复合技术。为了模仿天然牙的层次感,全瓷冠桥一般为多层次的制作方法,即用上述各种方法完成高强度全瓷基底冠或者桥架后,再分层涂塑饰面瓷,易于成形,同时减小修复体表面硬度,避免过多地磨耗对颌牙。

(二)固定修复与牙龈美学

牙龈美学是固定修复美学的重要组成部分,健康的牙龈是获得理想牙龈美学的前提基础,特别是在前牙,牙龈的美观性显得尤为重要。

1.修复材料对牙龈的影响

临床上使用的非贵金属烤瓷修复体多采用镍基合金,除易引发牙龈炎症外,牙龈变色的情况也常有发生。色差仪分析显示,变色牙龈的明度值和饱和度降低,颜色变得紫红,尤其是边缘龈和龈乳头的改变更显著。

金属烤瓷冠修复后牙龈变色的原因一直存在争议,一部分学者认为是基底冠中的镍、铬和铝瓷竞争形成氧化物经光线折射所致;而部分学者认为是底层冠中的镍、铬在电化学的作用下析出、聚集并进入牙龈,导致牙龈变色;还有人推测可能是修复体颈部悬突刺激或损伤引发炎症所致。有研究发现,牙龈变色时牙龈组织结构发生了改变,牙龈组织存在明显炎症反应,且与时间存在明显正相关,变色牙龈的吞噬细胞发生凋亡,机体的免疫防御系统受到破坏,并促进了自由基的产生,最终在自由基代谢失衡下引发牙龈变色。还有一种牙龈染色现象是可逆的,即金瓷冠粘戴后,游离龈发生变色,冠取下后,牙龈色泽又恢复正常状态。常用的非贵金属不透光,若唇侧龈缘处的牙体预备不足或不规范,基牙游离龈就会呈现出暗色,这是游离龈的光透性及金属底层冠对牙根的阻光作用造成的。可采用瓷边缘技术或选择耐腐蚀的材料覆盖金属边缘,抑制金属氧化物的溶解、析出,同时遮盖金属黑线。非贵金属的腐蚀防护包括在冠内壁涂饰金粉,在颈缘烧制金泥,沉积镀金等。

贵金属合金用于烤瓷修复可减少因金属离子析出而造成的牙龈毒性和变色。贵金属含量增多有利于耐腐蚀性的提高,金铂合金、金钯合金最常用于金瓷冠的制作。

2.修复技术对牙龈的影响

修复治疗与牙周健康密切相关,在修复前应获得最佳的牙龈状态,同时在修复中应以最小的创伤来维持修复牙齿周围正常健康的牙龈外貌。

(1)修复前的牙龈预备:修复前首先要对基牙及失牙区的牙龈健康状态进行评估,对患有龈炎或牙周疾患的应先予治疗以恢复健康。其次应对牙龈做修复美学的评估,对于影响修复美感的牙龈做相应的修整和处理。如对牙龈增生者可行龈成形术,以恢复牙龈的波浪状曲线美;对轻度牙龈退缩者,可适当调整邻牙的牙龈曲线,也可将修复体颈缘设计成龈色或根色,以达到视觉上的和谐;对一些不愿做正畸治疗患者的错位牙和扭转牙,可通过行牙龈成形术,以改善牙龈缘曲线或调整牙面长宽比例使之协调;对失牙区牙槽骨缺失较大者,可考虑在修复前行牙槽骨重建术或在桥体部分设计义龈,重建和谐自然的龈齿关系。

(2)龈边缘线的设计:修复体龈边缘的位置关系到牙龈的健康与美观。有学者对不同边缘位置的金瓷冠分析表明,冠边缘位于龈下时,龈沟内酶活性均提高,龈下边缘会使牙周组织发生炎症反应,出现细胞营养障碍、细胞渐进性坏死等变化,唾液成分的改变也会进一步加强底层金属的电化学腐蚀。

有调查显示,在微笑时大约有67%的人会显露牙龈,在大笑时这一比例将提高到84%。尽管修复体龈下边缘线对牙周健康不利,但临床上在进行前牙的瓷修复时常常倾向采用龈下边缘线,以期获得美观效果,而龈上边缘线仅仅适用于牙龈退缩、牙冠轴面突度过大的后牙修复。

采用龈下边缘线时操作中应注意以下几点。①牙体预备:要求冠边缘和附着上皮间保持1 mm或更大的距离,应避免损伤牙龈及上皮附着,因为龈沟内面上皮的损伤可能改变游离龈的高度,使冠边缘外露或出现颈缘“黑线”影响美观。同时,为提供瓷料的美观厚度及避免颈缘悬突对牙龈的刺激,唇颊侧颈缘须磨除1 mm的肩台宽度。②在牙体预备过程中,机械刺激会导致牙龈组织中成纤维细胞和内皮细胞明显增生,并出现一过性的血管扩张。Ito H.认为,牙体预备时有时会伤及牙龈,金属核上的金属残渣有可能移植入牙龈引起着色。Sakai T.等发现,金属离子可影响黑色素细胞的新陈代谢并诱导黑色素细胞渗入牙龈组织结构表面,从而发生病理性色素沉着。③排龈线的应用:牙体预备前就应将排龈线放于龈沟内,使牙龈暂时向侧方或根方移位，减少操作时对龈组织的损伤。另外，取模时应再次使用排龈线，这有助于控制龈沟液渗出及出血，暴露龈下边缘线，且有利于印模材料的充盈。④暂时修复体：暂时修复体是在完成永久修复前维持牙龈位置形态并保护牙髓、保持预备空间的措施，同时，作为最终修复体的导板，其外形、大小、形态和边缘放置都将为最终修复体提供参考，暂时修复体质量的好坏直接影响最终修复体的牙龈反应程度。0.2 μm 的粗糙度是塑料表面有无细菌黏附的界限，常规的抛光处理很难达到如此的光洁度，所以塑料表面通常都有细菌黏附。暂时修复体必须与牙体边缘密合，表面光滑，应避免其边缘压迫牙龈，以致牙龈退缩，使用时间不宜超过 2～3 周。

(3)固位体龈边缘的制作要求：为维护牙龈的健康美，瓷修复体必须具备良好的适合性，要求其龈边缘与患牙衔接处形成连续、光滑、一致的面，避免形成任何微小的肩台。修复体还应恢复生理性外展隙，便于牙龈的自洁和生理性按摩，同时也应恢复好邻接触点，以避免食物嵌塞引起牙龈炎症，桥体尽量采用轻接触的改良盖嵴式设计，修复体应光滑，防止菌斑附着，避免对牙龈产生刺激。

(三)固定义齿的外观

设计固定义齿外观时，应根据患者的年龄、性别、职业、生活习惯及性格特点等来决定修复体的形态、排列、颜色和关系等，并适应个体口颌系统生理美、功能美的特点。修复体的轴面应具有流畅光滑的表面、正常牙冠的生理突度，以利修复体的自洁、食物排溢及对龈组织的生理按摩作用。良好的邻面接触关系不仅符合美观要求，也有利于防止食物嵌塞，维持牙位、牙弓形态的稳定。面形态的恢复不能单纯孤立地追求解剖外形美，而应与患牙的固位形、抗力形，以及与邻牙、对颌牙的面形态相协调。面尖嵴的斜度及面的大小应有利于控制力，使之沿牙体长轴方向传递。在固定修复时，对高位微笑和中位微笑的患者，还必须注意处理好烤瓷冠边缘与牙龈缘的关系，不能因颈缘区金属边缘外露，患者为掩盖不美观金属色而影响自然微笑。

固定义齿桥体的美学设计也十分重要。桥体的唇颊面以美观为主，颜色应与邻牙协调，大小和形态应该与美观和功能适应。桥体的大小指近远中横径和切龈向的长度，缺隙正常时较易解决，缺隙过大或过小时则应利用视觉误差加以弥补，使过大或过小的桥体看起来比较正常。如遇较大的缺隙，桥体唇面应增大外展隙，加深纵向发育沟；缺隙过大时，可在唇面制成一个正常宽度的牙和一个小窄牙，或两个基本等宽的牙。如遇较小缺隙，在基牙预备时应多磨除基牙缺隙侧邻面的倒凹以加大间隙，或加深桥体唇侧的横向发育沟。唇颊面还应注意唇面的突度和颈嵴的形态，都应参照对侧同名牙。桥体唇颊面的颈缘线应与邻牙协调，若桥体区牙槽嵴吸收过多，可采用龈色瓷恢复或将颈部区染成根色。桥体的邻间隙处不能压迫牙龈，以免引起炎症。桥体龈面的唇颊侧与牙槽嵴黏膜应恰当接触，在舌侧则尽量扩大其外展隙，减少与牙槽嵴顶舌侧的接触，有利于食物残渣的溢出，且美观舒适，自洁作用好。当固定桥修复需要适当减小桥体力时，可通过缩减桥体舌侧部分的近中、远中径，加大固位体与桥体之间的舌外展隙，减小桥体面的接触面积减轻力，同时可以维持颊侧的美观。

连接体是连接固位体和桥体的部分，既要有足够大小，保证固定桥的抗变形能力，又不能影响美观效果。连接体应位于基牙近中或远中面的接触区，在前牙区可适当偏向舌侧，面积≥4 mm^2，连接体四周外形应圆钝和高度抛光，注意恢复桥体与固位体之间的楔状隙及颊舌外展隙，应利于自洁作用及食物流溢。

(四)医患审美统一

医师在决定治疗之前，尤其是在使用新技术、新材料之前，必须仔细检查患者的口腔局部及全身健康情况，根据具体情况向患者推荐合适的治疗方法，并解释说明原因及费用等情况，征得患者同意后方可进行治疗。同时，必须加强与患者的沟通，正确对待患者的要求，严格掌握适应证，维护良好的医患关系。作为口腔修复医师，除了要熟练掌握口腔医学知识和技能外，还必须具备美容学、心理学的知识，具有较高的审美能力及审美品位。对于不同的患者，能够根据其各自的特点，如性别、年龄、职业、肤色、面部特征等选择合适的修复方法、适当的修复体形态及颜色，达到“以假乱真”的效果。同时，口腔医师有责任和义务向患者提供口腔健康教育和指导，使患者掌握正确的修复体维护方法，建立良好的口腔卫生习惯，维护口腔健康和美观效果。

(五)固定修复美学误区

1.美学修复就是做烤瓷冠

有些患者认为牙齿不整齐或是颜色不好看，就找到医师要求做烤瓷冠，把前边露出来的牙齿全部做上烤瓷冠，看上去就能更美观。美学修复要考虑牙齿的排列、牙齿与口唇的关系、牙齿与牙龈的关系等，这些都不是简单地仅通过做烤瓷冠可以解决的，可能还需要借助正畸或者牙龈手术。美学修复的方法有很多种，贴面、全瓷冠等也是较理想的修复方法。医师需要充分与患者沟通，了解患者需求和个性特征，仔细检查制订方案，才能达到个性化的自然美观效果。

2.为了效果好，尽量多做瓷冠

一般情况下，多做瓷冠能减小修复难度，提高修复效果，但是做瓷冠的过程对牙齿来讲是种不可逆的损伤。因此修复医师应在修复范围、修复方式与修复效果中找到最佳的平衡点，通过漂白、充填、贴面与瓷冠相结合的综合治疗方式，达到牙体损伤最小、魅力提升最大的效果。

第二节　暂时固定修复体

对于固定修复(包括冠、桥等)来说，使用暂时性修复体是十分必要的。

一、暂时修复体的功能

(1)恢复功能。暂时修复体可以恢复缺损、缺失牙和基牙的美观、发音和一定的咀嚼功能。

(2)评估牙体预备质量。暂时修复体可以评估牙体预备的量是否足够，必要的时候作为牙体预备引导，再行预备。

(3)保护牙髓。暂时修复体可以保护活髓牙牙髓不受刺激，牙体预备过程的冷热及机械刺激可能对牙髓造成激惹，暂时黏固剂中的丁香油或氢氧化钙成分可以对牙髓起到安抚作用。

(4)维持牙位及牙周组织形态，维持邻牙、对颌牙、牙龈牙周软组织的稳定性。对于牙周软组织手术，如切龈的病例，暂时修复体可以引导软组织的恢复，形成预期的良好形态。而对于边缘线位于龈缘线下较深的病例，修复体可以阻挡牙龈的增生覆盖预备体边缘。

(5)医患交流的工具。暂时修复体还可以作为医患沟通交流的媒介，患者可以在暂时修复体的形态及颜色方面提出最终修复体的改进意见。

(6)暂时修复体可以帮助患者完成从牙体缺损到最终修复的心理及生理过渡。

正因为暂时修复体的功能不仅仅是保护牙髓和维持牙位稳定,因此部分医师只为活髓牙作暂时修复的观念是不正确的,暂时修复体应该是牙体缺损修复,特别是冠修复的常规和必要的步骤。良好的暂时修复可以在最终修复体制作期间为患者提供功能和舒适,增强患者对治疗的信心和治疗措施的接受程度,对最终修复体的治疗效果也有明显的影响。

二、暂时修复体的要求

作为暂时修复体,应该满足以下的基本要求。

(一)能有效保护牙髓

要求修复体具备良好的边缘封闭性,以避免微漏而形成微生物的附着,隔绝唾液及口腔内各种液体的化学及微生物刺激。因为要隔绝对牙髓的机械物理刺激,因此制作修复体的材料应具备良好的绝热性,导热性较低的树脂类材料最常采用。

(二)足够的强度

暂时修复体能够承受一定的咬合力而不发生破损,对于需要长时间戴用的暂时修复体,最好采用强度较高的材料制作。一般复合树脂类材料制作的修复体耐磨性好,但脆性较大,在取出的时候较易破损;丙烯酸树脂类材料则具有较好的韧性,但耐磨性较差;金属类材料强度较好,但因为颜色的问题只能用于后牙。暂时修复体在取出的时候最好能够完整无损,因为最终修复体经常会出现形态和颜色不满意需要重新制作的情况,修复体还可以继续使用,无须花费时间和精力重新制作一个新修复体。

(三)足够的固位力

暂时修复体应有足够的固位力,同时在功能状况下不脱位。临床上一旦暂时修复体脱出没有再行黏固,在最终修复体试戴的时候会出现明显的过敏现象,影响试戴操作。严重的情况下还会导致牙髓的不可复性炎症,影响修复治疗的进度。

(四)边缘的密合性

临床上不能够因为暂时修复体戴用时间短而降低对边缘适合性的要求,相反,暂时修复体边缘对修复效果的影响是极为明显的。临床上也经常发现,如果暂时修复体戴用期间牙龈能保持健康和良好的反应,最终修复体出现问题的概率也会很低,反之最终修复体出现问题的可能性也会很高,因此对暂时修复体边缘的处理应该按照对最终修复体的要求进行。边缘过长、过厚会导致龈缘炎、出血水肿、龈缘的退缩、牙龈的增生等问题,有些问题如龈缘退缩可能会是永久性的,将会导致最终修复体美学性能受影响;相反,如果边缘过薄、过短或存在间隙,则在短时间(1周)之内就会导致非常明显的牙龈组织增生,也严重影响最终修复体的戴入和修复效果。为保证暂时修复体边缘的密合性,最好在排龈以后,在边缘完全显露的状况下再进行暂时修复体印模的制取或口内直接法修复体的制作,这样可以很清楚、精细地处理修复体的边缘。

(五)咬合关系

暂时修复体应该恢复与对牙良好的咬合关系,良好的咬合关系不仅利于患者的功能和舒适感,还对修复效果产生影响。如果咬合出现高点或䝟干扰,会对患者造成不适,形成基牙牙周损伤甚至肌肉和关节功能的紊乱;反之,如果与对牙没有良好的接触或没有咬合接触,则会导致牙位的不稳定或伸长,影响最终修复体的戴入。

(六)恢复适当的功能

一般情况下,我们要求暂时修复体帮助恢复适当的咀嚼、发音功能,这样可以评估修复体功能状况下的反应以及修复体对发音等功能的影响,对于特定的病例,则需要暂时修复体行使咀嚼功能。对于前牙缺损的患者,必须要恢复正常的形态和颜色达到一定的美学效果,避免对日常生活的影响,增强患者对治疗的信心和对治疗的依从性。

三、暂时修复体的类型

暂时修复体的制作技术多样,可以用氧化锌丁香油暂时黏固剂或牙胶封闭小的嵌体洞到暂时全冠甚至固定桥。按照制作时采用预成修复体还是个别制作修复体,暂时修复体可以分为预成法及个别制作法两类;按照是在口内实际预备体上制作还是在口外模型上制作的修复体,又可以分为直接法和间接法两类。

(一)预成法

预成法是采用各种预成的冠套来制作暂时修复体的方法,一般可在口内直接完成,简便、省时。预成法技术包括成品铝套(银锡冠套)、解剖型金属冠(如不锈钢冠、铝冠)等用于后牙的成品冠套,以及牙色聚碳酸酯冠套、赛璐珞透明冠套等等用于前牙的成品冠套。预成技术所采用的是单个的成品,因此只适用于单个牙冠修复体的制作,对于暂时性的桥体,则一般采用个别制作的方法。使用时挑选合适大小的成品,经过适当的修改调磨,口内直接黏固并咬合成形;或口内直接组织面内衬树脂或塑胶,固化后取出,调磨抛光后直接黏固。

1.解剖型金属冠

这是口内直接法制作后牙暂冠的方法之一。采用大小合适的软质的成品铝冠或银锡冠,经边缘修剪打磨后,直接黏固于口内,咬合面的最终形态通过患者紧咬合后自动塑形。此种暂时修复如果面暂时黏固材料过厚,在经过一段时间咀嚼以后咬合面下陷,可能会与对牙脱离接触形成咬合间隙。这类暂时修复体的边缘不易达到良好的密合,故不宜长期戴用。此外,也不适合做固定桥的暂时修复体。

2.牙色聚碳酸酯冠套

采用牙色的树脂成品冠套,在口内直接或模型上内衬树脂或塑胶形成的暂时冠修复体,因为是牙色材料,一般用于前牙以获得较好的美学效果。冠套内衬以后,修复体的边缘和形态可以进行精细修磨和抛光,因此可以获得良好的边缘密合性,修复体可以较长时间戴用而不对牙周造成刺激。制作时应注意,在完全固化之前最好取下修复体再复位,以防止预备体存在倒凹导致材料完全固化后暂冠无法取下。

3.赛璐珞透明冠套

采用透明的赛璐珞成品冠套,同前牙色树脂冠套一样内衬牙色树脂或塑胶制作暂冠。其临床操作过程与前述牙色树脂冠套的方法相同。

(二)个性制作法

个性制作法是按照患者的口内情况个别制作的暂时修复体。包括透明压膜内衬法、印模法、个别制作法等。按照材料不同,可采用口内直接制作和取模以后模型上间接制作技术。

1.透明压膜内衬法

在牙体预备前制备印模，牙体缺损处可以先用黏蜡在口内恢复外形，然后再取模，灌注模型，然后采用真空压膜的方法形成类似于成品冠套的透明牙套。牙体预备后同样取模灌注模型，将制备好的牙套内衬牙色塑料或树脂，复位于预备后模型上，固化以后形成暂时修复体。可用于简单的单冠及复杂的暂时修复体制作。调拌自凝塑料(口内直接法制作的情况下采用树脂或不产热塑胶)，然后填充到压膜组织面预备体相应部位，就位到模型上或口内。预备体部位预涂分离剂。口内直接法制作时，在材料完全固化前最好反复取戴一次以防止固化后无法取下。

2.印模法

此法较适合制作暂时性固定桥，在牙体预备前制备印模，牙体缺损处可以先用黏蜡在口内恢复外形，然后再取模。牙体预备后将暂冠材料注入印模内，然后直接复位到口腔内，固化以后则形成暂时修复体。这种技术制作的修复体可以保持患者原有牙体的形态和位置特征，患者易于接受，但对于需要改变原有牙齿状况的患者以及长桥等复杂情况则操作会显得比较复杂。采用不产热的化学固化复合树脂口内直接制作暂时修复体。这类材料对组织的刺激性小，加上固化时材料产热很少，不会对预备牙体产生热刺激。但材料较脆，打磨和取戴时易破损。在口内直接制作暂时修复体应注意邻牙倒凹过大时，可能导致修复体取下困难。制作前可以适当填除过大的倒凹以避免。

3.个别制作法

牙体预备后制取印模并灌注模型，由技师采用成品塑料或树脂贴面，用自凝牙色塑料或树脂徒手形成修复体的技术。因为需要的步骤较多，因此比较费时。由于是徒手制作，可以较大幅度地改变原来牙齿的排列和形态以接近最终修复体的状况，适用于比较复杂的修复病例，特别是桥体修复的患者。但对于不需要改形改位的情况，可能跟患者原有的牙齿形态差别较大。

四、暂时修复体的黏固

暂时修复体的黏固一般采用氧化锌丁香油暂时黏固剂，一般可以获得1～2周短期的稳固黏固；对于需要较长时间使用的暂时或过渡性的修复体，则可以采用磷酸锌、羧酸锌或玻璃离子黏固剂等进行黏固。但后期暂冠取下时相对比较困难，并且预备体表面可能残留黏固剂，去除比较困难。全瓷类修复体，或最终修复体需要用树脂黏固，或预备体有大面积树脂材料的情况下，应该避免使用含有丁香油材料的暂时黏固剂，因为丁香油是树脂的阻聚剂，会导致黏结界面树脂层不固化，导致黏结强度下降甚至失败。因此，树脂黏结界面应该杜绝丁香油污染，如果不慎使用其作暂时黏结或黏结面受到污染，应充分用牙粉和乙醇清洁后再进行黏结操作。目前市场上已出现了不含丁香油的轻羧酸基类和氢氧化钙类暂时黏固剂材料，专门用于树脂黏结类修复体的暂时修复体的黏固。

第三节　全瓷固定桥

一、全瓷固定桥的特点和适用范围

随着高强度陶瓷研究的不断开展，全瓷修复技术的临床应用日趋广泛。目前国内外的临床应用已从前后牙单冠发展到了前牙固定桥，乃至后牙的固定桥修复，展示出全瓷固定桥修复在口腔修复领域广泛的应用前景。

全瓷固定桥没有金属基底，无须遮色，具有独特的通透质感，其形态、色调和透光率等都与天然牙相似。长期以来，陶瓷的脆性一直限制了其临床应用，随着材料学的发展，现已研制出多种机械性能、生物相容性、美观性都非常好的材料，推动了全瓷固定桥的应用。目前在临床上，有 In-Ceram Alumina、IPS-EmpressⅡ、氧化锆材料等多种材料可用于制作全瓷固定桥。

全瓷固定桥为无金属修复，具有良好的生物相容性，美观逼真，不同的全瓷修复系统具有不同的强度。目前全瓷固定桥不仅可以用于前牙，一些高强度的全瓷材料还可用于后牙四单位的固定桥修复。但由于全瓷修复需要磨除较多的牙体组织，因此更适用于无髓牙的修复，而以髓腔较大的年轻恒牙做基牙时，为不损伤牙髓，建议不采用全瓷固定桥修复。此外，咬合紧的深覆𬌗患者，特别是内倾性深覆，不易预备出修复体舌侧的空间，也不宜采用全瓷固定桥修复。

二、临床技术要点

全瓷固定桥的临床技术与全瓷冠修复相同，主要包括比配色、牙体预备、排龈、制取印模、暂时修复、黏结修复体等步骤。

(一)牙体预备的原则

1.保护牙体组织

牙体预备应在局麻下进行，牙体预备应避免两种倾向：不能一味强调修复体的美学和强度而过量磨除牙体导致牙体的抗力降低；也不能够过于强调少磨牙而导致修复体外形、美观和强度不足。

2.获得足够的抗力和固位形

满足一定的轴面聚合度和高度，必要时预备辅助固位形以保证固位；后牙咬合面应均匀磨除，避免磨成平面，应保留咬合面的轮廓外形。同时功能尖的功能斜面应适当磨除，保证在正中和侧方咬合时均有足够的修复体间隙。

3.边缘的完整性

颈缘应该清晰、连续、光滑，并预备成相应的形态。目前包括烤瓷修复体均主张 360°肩台预备，主要是保证预备体边缘的清晰度，使制作时边缘精度得以保证，舌腭侧的边缘可采用较窄的肩台或凹形等预备方式。

4.保护牙周的健康

主要涉及颈缘位置的确定，包括龈上、平龈和龈下边缘。以前认为边缘不同位置与基牙继发龋及牙龈的刺激的严重程度有关，但目前的共识是，相比于边缘的位置而言，边缘的适合性才是最主要的因素。因此，不论采用何种位置，保证最终修复体边缘的适合性才是问题的关键。对于美学可见区，如前牙和前磨牙唇面、部分第一磨牙的近中颊侧等，为保证美观，一般采用龈下 0.5 mm 的边缘为止；而对于美学不可见区，如前牙邻面片舌腭侧 1/2 及所有牙的舌腭面，则可以采用平龈或龈上边缘设计。龈上边缘的优点包括牙体预备量少、预备及检查维护容易、容易显露(甚至印模前可以不进行排龈处理)、刺激性小、容易抛光等。因此，对于后牙和前牙舌侧、邻面偏舌侧 1/2 的边缘，推荐龈上边缘设计。对于牙冠过短，需延长预备以增加固位者，可采用龈下边缘，但须排龈保证精度。

(二)比色

全瓷固定桥多用于前牙修复，比色、配色是十分重要的工作。比色有视觉比色法和仪器比色法两种方法：视觉比色法简单易行，是目前临床最常采用的技术，但影响因素较多，准确性受到一定的影响；仪器比色法不受主观及环境因素的影响，准确度高，重复性好，但操作复杂，相应临床成本较高，普及性不高。

视觉比色法采用比色板进行。经典的 16 色比色板因本身设计存在的不足，临床颜色匹配率据研究还不到 30%。新型的维他 3D 比色板(Vita 3D Master)和 Shofu Halo 比色板等基于牙色空间及颜色理论设计，比色的准确度较经典比色板大幅提高，临床颜色匹配度可以达到 70%～80%。在有条件的情况下，最好采用新型比色板及配套的瓷粉，以提高临床颜色及美学效果。比色时可采用“三区比色”及“九区记录法”，配合使用特殊比色板进行切端、颈部、牙龈不同层次分别比色，最大限度地将颜色及个性化信息传递给技师。最好连同比色片一起进行口内数码摄像，将数码照片通过网络传递给技师作仿真化再现参考。因为比色片只能传递颜色信息，所以其他更重要的信息如个性化特征、半透明度、表面特征等可以通过照片的方式得以传递。比色最好在牙体预备之前进行，以避免牙体预备后牙齿失水及操作者视觉疲劳影响比色的准确性。

第六章　根尖周疾病的诊疗

第一节　急性根尖周炎

急性根尖周炎(AAP)临床上以患牙及其周围组织肿痛为主要表现。可分为急性浆液性根尖周炎和急性化脓性根尖周炎。根据脓液相对集聚区域的不同,临床上急性化脓性根尖周炎可分为三个阶段:根尖周脓肿、骨膜下脓肿以及黏膜下脓肿。

一、诊断要点

急性根尖周炎各发展阶段的诊断要点见表6-1。

表6-1　急性根尖周炎各发展阶段的诊断要点

症状和体征	浆液期	根尖周脓肿期	骨膜下脓肿期	黏膜下脓肿期
疼痛	咬合痛	持续跳痛	极剧烈跳痛	咬合痛缓解
叩痛	(+)~(++)	(++)~(+++)	最剧烈(+++)	(++)~(+)
松动度	Ⅰ~Ⅲ度	Ⅲ度	Ⅰ度	
根尖区牙龈	无变化/潮红	小范围红肿	红肿明显,广泛	肿胀明显,局限
扪诊	不适	疼痛	剧烈疼痛+深波动感	轻痛+浅波动感
全身症状	无	无/轻	可有发热、乏力,血象升高	消退

二、鉴别诊断

急性根尖周脓肿与急性牙周脓肿的鉴别要点见表6-2。

表6-2　急性根尖周脓肿与急性牙周脓肿的鉴别要点

鉴别点	急性根尖周脓肿	急性牙周脓肿
感染来源	感染根管	牙周袋
病史	较长期牙体缺损史、牙痛史、牙髓治疗史	长期牙周炎病史
牙体情况	深龋洞、近髓的非龋性疾病;修复体	一般无深及牙髓的牙体疾病
牙髓活力	多无	多有
牙周袋	无	深,迂回曲折
脓肿部位	靠近根尖部、中心位于龈颊沟附近	较近唇(颊)侧或舌(腭)侧牙龈缘
脓肿范围	较弥散	局限于牙周袋壁
疼痛程度	重	相对较轻
牙松程度	相对轻,病愈后牙恢复稳固	明显,消肿后仍很松动
叩痛	很重	相对较轻
X线片表现	无明显异常表现,若患牙为慢性根尖周炎急性发作,根尖周牙槽骨显现透射影像	牙槽骨嵴破坏,可有骨下袋
病程	相对较长,脓液自根尖周向外排出的时间需5~6天	相对较短,一般3~4天可自溃

四、根尖周病的治疗

根尖周病治疗的目的是减少疼痛，消除炎症，保存患牙。

(一)治疗前的准备

1.了解病史

除了解患者主诉及相关问题，还应与患者耐心交流，详细了解涉及牙齿的牙科治疗史，是否患有糖尿病、高血压、心脏病等全身系统疾病，此外还应注意药物的过敏史和毒不良反应。

2.临床检查

注意有无龋齿、牙体硬组织缺损、𬌗面不均匀的过度磨耗等牙体及牙周状况。牙龈萎缩引起水平性食物嵌塞，牙间隙不易清洁，食物残渣及软垢的滞留使邻牙的根面患龋率提高；牙周病发病率的提高也大大地提高了根尖周病的发病率，牙龈瘘管与牙周或根尖的关系是临床上需仔细弄清楚的问题，因为这涉及是否需要做牙髓牙周联合治疗；主诉部位常有多个牙体或牙周的问题，在临床上必须仔细检查，正确找出主诉牙位。

3.制订治疗方案

在制订治疗方案前，首先应对患牙的状况有全面的了解，确定患牙是进行彻底的根管治疗还是姑息治疗。在治疗前应考虑患牙牙周状况是否良好、牙体缺损是否过大、根管是否通畅、所处的位置能否进行根管治疗等问题。同时应详细告诉患者治疗的方法，尊重患者的选择。

(二)治疗原则

1.解除疼痛

急性根尖周炎所引起的剧烈疼痛使患者十分痛苦，因此应竭尽全力进行治疗或采取应急措施，及时缓解疼痛，消除炎症。

2.保存患牙

经过治疗的死髓牙可以长期停留于牙槽骨中行使咀嚼功能。发生根尖周炎的患牙大多有严重的牙体缺损或牙周病，只要牙齿不松动，牙根条件较好，就应去除病因，尽量保存患牙，维持牙列的完整，恢复或部分恢复牙的咀嚼功能。

(三)应急处理

根尖周急性炎症期的处理，主要是缓解疼痛及消除肿胀。

1.开放髓腔

急性浆液性根尖周炎和根尖周脓肿阶段，应设法从根管引流。开髓后需拔除牙髓组织，使髓室与根管开放，有利于根尖渗出物和脓液排出，控制炎症局限，使其不再向根尖周组织发展。引流后压力减低，疼痛可迅速缓解。根管开放并将腐质清除干净，暂不封闭窝洞，确保引流通畅。应于窝洞口放一消毒小棉球，以防止食物进入洞中而加重感染和妨碍引流。

2.脓肿切开

急性化脓性根尖周炎(急性牙槽脓肿)应及时切开排脓。单纯开放根管不能达到引流目的的，因脓液已不再局限于根尖部，发展为骨膜下或黏膜下脓肿。

(1)切开指征：脓肿切开过早，可引起剧痛，出血较多；切开过晚，贻误病情。在发病后，自觉有搏动性疼痛，根尖区移行皱襞变平或有半圆形隆起，用手指扪触时有波动感，即可切开脓肿。

（2）切开方法：先行局部浸润，注射针切忌注入脓腔内，可在脓肿周围注射。切口要够长，位于脓肿底部，深达骨膜下，方向从后向前，以免切断神经和血管。

根据病情，合理选择抗生素的种类、用量等。

第二节　慢性根尖周炎

慢性根尖周炎（CAP）表现为炎症性肉芽组织的形成和牙槽骨的破坏。慢性根尖周炎一般没有明显的疼痛症状，病变类型可有根尖周肉芽肿、慢性根尖周脓肿、根尖周囊肿和根尖周致密性骨炎。

一、诊断要点

（一）症状

一般无明显的自觉症状，有的患牙可在咀嚼时有不适感，也有因牙龈出现脓包而就诊者。在临床上多可追问出患牙有牙髓病史、反复肿痛史或牙髓治疗史。

（二）检查

（1）患牙可查到深龋洞、充填体或其他牙体硬组织疾病（图 8-1）。

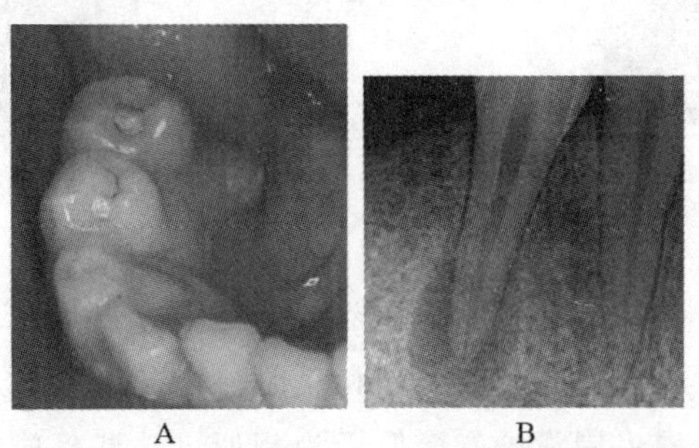

A　　B

A.右下第二前磨牙畸形中央尖；B.X 线片显示右下第二前磨牙根尖周透射影。

图 8-1　畸形中央尖导致慢性根尖周炎

（2）牙冠变色，失去光泽。洞内探诊无反应，牙髓活力测验无反应。

（3）叩痛（－）或叩痛（±）。患牙一般无明显松动。

（4）有窦型慢性根尖周炎的窦道口多数位于患牙根尖部的唇、颊侧牙龈表面，也有开口于患牙舌、腭侧牙龈者，偶尔还可见开口位于远离患根处。此时应仔细检查找出正确的患牙，必要时可自窦道口插入诊断丝拍摄 X 线片以确定窦道的来源，避免将窦道口附近的健康牙误诊为患牙（图 8-2）。

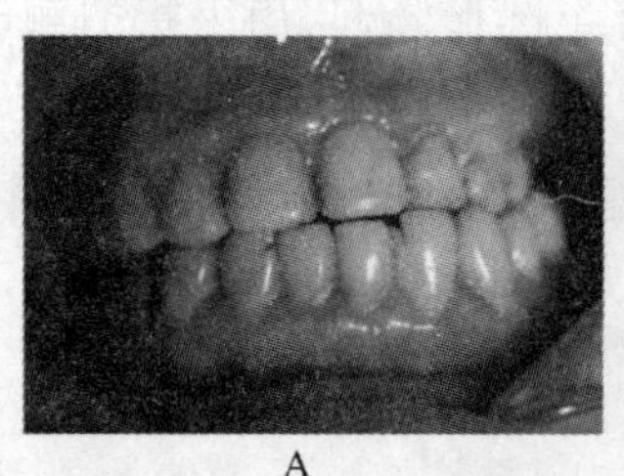

A

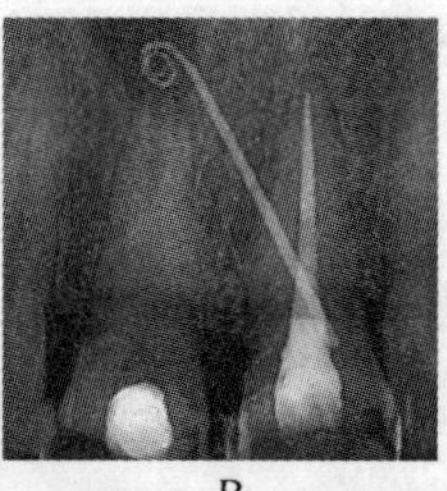

B

图 8-2 慢性根尖周炎

A.左上中切牙唇侧牙龈可见瘘管;B.X 线片显示指向右上中切牙根尖区透射影。

(5)X 线检查显示患牙根尖区骨质变化的影像(图 8-3)。不同的 X 线影像有时可提示慢性根尖周炎的类型:①根尖部圆形透射影,直径小于 1 cm,边界清晰,周围骨质正常或稍显致密,多考虑为根尖周肉芽肿;②根尖区透射影边界不清楚,形状也不规则,周围骨质较疏松呈云雾状,多为慢性根尖周脓肿;③较小的根尖周囊肿在根尖片上与根尖周肉芽肿难以区别,大的根尖周囊肿可见有。

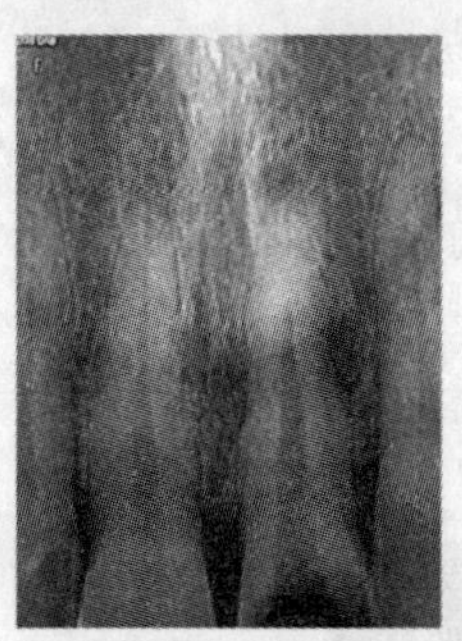

图 8-3 左上中切牙慢性根尖周炎合并牙根外吸收

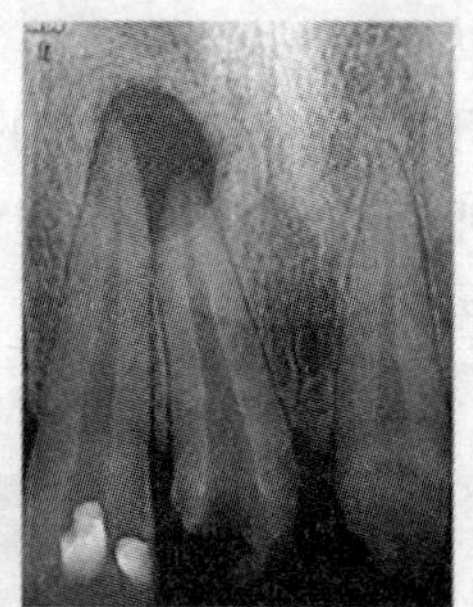

图 8-4 根尖周囊肿 X 线影像

二、鉴别诊断

依据 X 线检查结果对慢性根尖周炎进行诊断时,必须结合临床表现与非牙髓源性的根尖区病损相鉴别。例如,非牙源性的颌骨内囊肿和其他肿物在 X 线片上的表现与各型慢性根尖周炎的影像,尤其是较大的根尖周囊肿的影像极为相似。这些疾病与慢性根尖周炎的主要区别是病变所涉及患牙的牙髓活力多为正常,仔细观察 X 线片可分辨出根尖部牙周膜间隙与根尖周其他部位的牙周膜间隙是连续、规则的透射影像,患牙牙根可因压迫移位。必要时还可辅以口腔科锥体束 CT 进行诊断。

三、慢性根尖周炎的治疗

1.开髓引流

如果患处出现脓液或渗出液,医护人员首先要根据患者的病症程度,使用引流的方式将脓液导出。这样可以大大减轻根尖部位的压力,进而起到缓解病痛的作用。需要注意的是,在引流之前,医护人员要给患者清理口腔,避免食物残渣而对引流造成不利影响。

2.切开排脓

当患者的炎症症状持续较长时间时,骨膜部位就有可能出现脓肿的情况。针对上述情况,普通的引流已经无法对疾病进行治疗,所以医护人员需要进行手术,切开患者的脓肿部位,进而起到排脓消肿的作用。

3.安抚治疗

很多患者出现慢性根尖周炎之前,可能出现一些急性病症。针对这种情况,医护人员首先应及时缓解可能出现的病痛症状,同时对炎症进行积极的消除。在急性病症得到控制之后,再进行针对性治疗。在治疗期间,患者应避免外部细菌入侵,防止病情进一步恶化。

4.调整咬合

患者出现慢性根尖周炎是由外伤引起的,针对这种情况,患者首先应消除外伤对疾病造成的影响,积极地调整咬合,待外伤痊愈之后,再进行系统的治疗。

第三节　根管治疗

根管治疗术(RCT)是目前最有效、最常用的手段,它采用专用的器械和方法对根管进行清理、成形(根管预备),运用有效的药物对根管进行消毒灭菌(根管消毒),最后严密填塞根管并行冠方修复(根管充填),从而达到控制感染、修复缺损,促进根尖周病变的愈合或防止根尖周病变发生的目的。

一、恒牙的根管治疗

(一)适应证

(1)不可复性牙髓炎。

(2)牙髓坏死。

(3)牙内吸收。

(4)根尖周炎。

(5)牙根已发育完成的移植牙、再植牙。

(6)某些非龋性牙体硬组织疾病:①重度牙釉质发育不全、氟牙症、四环素牙等患牙需行全冠或桩核冠修复者。②重度磨损患牙出现严重的牙本质敏感症状又无法用脱敏治疗缓解者。③牙隐裂需行全冠修复者。④牙根纵裂患牙需行截根手术,患牙的非纵裂根管。

(7)因其他治疗需要而牙髓正常者:①义齿修复需要:错位、扭转等患牙牙体预备必定露髓或需要桩核冠修复。②颌面外科治疗需要:某些颌骨手术涉及的牙齿。

(二)禁忌证

(1)牙周和(或)牙体严重缺损而无法保存的患牙。

(2)患有较严重的全身系统性疾病,一般情况差,无法耐受治疗过程。

(3)张口受限,无法实施操作。

(三)术前准备

1.拍摄 X 线片

术前拍摄 X 线片对治疗十分重要,特别是在根管再治疗的病例中。

(1)了解根管的基本情况,评估根管治疗难度。

(2)了解根管是否有折裂、侧穿等异常情况。

(3)了解根尖周病变的破坏情况,以助于评估预后。

(4)了解根管内原充填物的情况,是否有器械分离等异常情况。

(5)已做牙体预备的患牙,需确定牙根的方向。

2.了解患者的全身状况

根据患者的牙位、张口度、配合程度,以及X线检查显示的根管数目、弯曲度等综合评估根管治疗难度。初诊医师制订治疗方案,确定是否需要根管再治疗、转诊及评估治疗效果。

3.术前和患者进行有效沟通

签署根管治疗知情同意书。让患者了解根管治疗的目的和过程,有利于更好地配合治疗。

(四)操作步骤

恒牙根管治疗的操作步骤为:术区隔离→局部麻醉→开髓拔髓→根管预备→根管冲洗→根管消毒→根管充填→冠部修复。

1.术区的隔离

(1)棉卷隔离法。

(2)橡皮障隔离法。

2.局部麻醉

(1)药物:①利多卡因;②普鲁卡因;③阿替卡因肾上腺素。

(2)方法。局部浸润麻醉:将麻醉剂注射到根尖部的骨膜上,适用于上、下颌前牙,上颌前磨牙和乳牙。当患牙处于急性炎症期时,骨膜上浸润麻醉效果一般不佳,需采用其他麻醉方法。

阻滞麻醉:上牙槽后神经阻滞麻醉适用于上颌磨牙,下牙槽神经阻滞麻醉适用于下颌磨牙以及局部浸润麻醉未能显效的下颌前牙。

牙髓内注射:将麻醉剂直接注入牙髓组织,多用于浸润麻醉和阻滞麻醉效果不佳的病例。进针时针头与根管贴合紧密,否则不仅疼痛明显,而且不能保证麻醉效果。

3.开髓

髓腔通路预备的要求:①彻底去除龋坏组织,保留健康的牙体组织。②彻底揭除髓室顶,暴露髓腔。③探查根管口,明确根管的数量和位置。④建立器械可直线进入的根管通路。

开髓前应熟悉患牙的髓腔解剖形态,结合术前X线片,做到心中有数。一般以去除髓室顶后不妨碍器械进入根管为准。

开髓后将洞壁修整光滑,使之与根管壁成一连续直线,避免破坏髓室底、形成台阶。在髓室钙化时,有可能将露髓点误认为根管口或将根管口误认为露髓点,必须充分注意。

开髓后仔细寻找根管口,避免遗漏。单根管易于寻找,多根牙应在彻底清理髓腔后用根管探查器械仔细探查,特别注意探查是否存在上颌第一磨牙的近中颊根第二根管(MB2)和下颌磨牙的远舌根管。MB2根管口可位于近中颊根管口的舌侧0.5～5 mm的范围内。寻找根管口可借助投照,或在髓室底先涂碘酊,再用乙醇洗去后寻找染色较深的点来查明;也可以借助显微镜在直视下应用根管口探测器械直接找到根管口。对于髓腔钙化严重的患牙,也可以在髓室内注入次氯酸钠液观察,产生气泡的位置即根管口的位置。

4.拔髓

如牙髓有炎症没有坏死，需要选用拔髓针插入至根中1/3和根尖1/3交界处，轻轻逆时针或顺时针转动180°抽出，尽可能抽出完整牙髓组织。如果牙髓组织坏死，选用细的根管锉慢慢插入根管中下1/3轻轻捣动。

5.根管预备

根管预备的基本原则：①根尖区预备之前一定要有准确的工作长度；②根管预备时需保持根管湿润；③预备过程中每退出或换用一次器械需用根管冲洗液冲洗根管，防止碎屑阻塞；④根管锉不可跳号；⑤对于弯曲根管，根管锉应预弯；⑥为便于根管充填，根尖最小扩大为25号，主尖锉一般比初尖锉大2～3号。

根管预备技术较多，主要有标准技术、逐步后退技术、冠向下技术、逐步深入技术。下面主要讲述前两种。

(1)标准技术：适用于直的或较直的根管，不宜在弯曲根管中使用。用较小的器械探查和疏通根管后，确定根管工作长度。根管预备时要求器械从小号到大号逐号依次使用，每根器械均要完全达到工作长度。

根管扩大的方法除了可采用根管疏通的方法外，还可采用：①顺时针旋转30°～60°，使器械的切刃旋入牙本质内，向外提拉退出器械；②顺时针旋转30°～60°，然后轻轻向下加压的同时逆时针旋转30°～60°，最后向外提拉退出器械；③将器械压向一侧根管壁，向外提拉切削牙本质的锉法。到器械尖端附近几毫米处见到白色牙本质切屑后，再扩大2～3号器械为止，即至少达标准器械40号。

(2)逐步后退技术：适用于轻中度的弯曲根管，也可用于直根管的预备，其主要操作步骤如下(图8-5)。

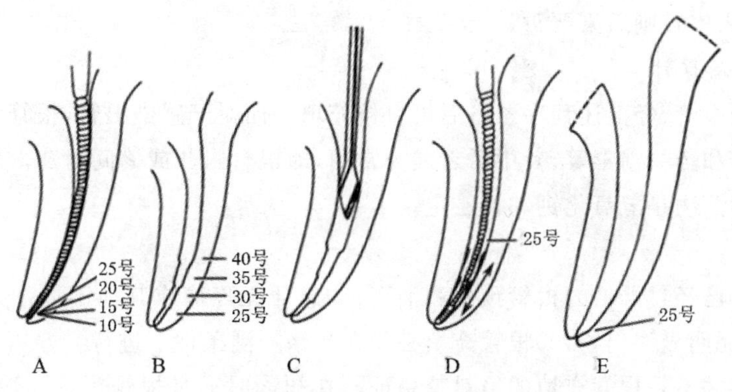

图8-5　根管预备逐步后退法

A.根尖预备；B.逐步后退；C.根管中上段敞开；D.根管壁修整；E.完成。

确定工作长度：用较小的器械如10号K锉探查和疏通根管。

根尖预备：将初尖锉尖端2～3 mm进行预弯，并蘸EDTA后，轻旋插入根管至工作长度，进行根管扩大，直到器械无阻力进出工作长度。然后换大一号器械进行预备，至少预备到25号主尖锉或主尖锉比初尖锉大2～3号。每换一根锉均要进行根管冲洗和回锉。

逐步后退：当主尖锉预备完成后，可通过每增大一号锉，进入根管的长度减少1 mm的方法进行根管预备，即逐步后退。一般后退 2～4 根锉。每换一根锉要用主尖锉回锉和冲洗。

根管中上段敞开：可用 G 钻预备根管的中上部，顺序使用 1～3 号 G 钻。每换用大一号 G 钻时，操作长度减少 2 mm 左右，并用主尖锉回锉和冲洗。

根管壁修整：将主尖锉按顺时针方向切削整个根管壁，消除细小阶梯，使根管壁光滑，根管成为连续的锥形。

6.根管冲洗

(1)冲洗药物：目前最常用的根管冲洗药物是 0.5%～5.25%次氯酸钠溶液和 17%乙二胺四乙酸(EDTA)溶液。

(2)冲洗方法：常用注射器冲洗法和超声冲洗法。

注射器冲洗法：选用 27 号弯针头的注射器，冲洗时将针头松松插入根管深部，然后注入冲洗液，回流的液体用棉条吸收，借以观察根管内是否已冲洗干净。冲洗时针头必须宽松地放在根管内，切忌将针头卡紧并加压注入，否则会影响冲洗药物回流并易将根管内残留物质和冲洗液压出根尖孔。

超声冲洗法：超声冲洗可在根管预备后进行，多选用小号超声工作尖，其在根管内的长度要短于工作长度 1～2 mm，并避免与根管壁接触形成台阶。

(3)注意要点。

疼痛：3%过氧化氢溶液对根尖周组织有轻度刺激，冲洗后要吸干，防止遗留分解氧气压迫根尖周组织而致痛。

气肿：过氧化氢溶液通过根尖孔偶可引发皮下气肿。使用时要小心，冲洗根管时，不要卡紧和加压推注。

针头误吞：冲洗根管时因压力脱落，针头不慎会被吞入食管或气管。吞入消化道者大多可从粪便排出，进入气管则后果严重。

7.根管消毒及暂封

对于非感染根管，经上述程序预备后可直接充填。而对于感染根管，根管消毒的方法还有激光、微波、超声和药物消毒等，其中后者最为常用，即根管封药或诊间封药。目前国内外广泛使用的根管消毒药物是氢氧化钙和氯己定。

8.根管充填

(1)时机：①已经过严格的根管预备和消毒；②患牙无疼痛或其他不适；③暂封材料完整；④根管无异味，无明显渗出物；⑤根管充填必须在严格隔湿条件下进行。

窦道的存在并不是根管充填的绝对禁忌证。在初诊时通过根管预备和消毒处理，大多数窦道会愈合，此时可完成根管充填。当窦道仍未完全愈合时，只要符合上述条件，仍可进行根管充填。根管充填后窦道通常会愈合。

(2)根管充填材料：目前临床上常用的根管充填材料是牙胶尖和根管封闭剂。

(3)根管充填方法：牙胶侧方加压充填法适用于大多数根管的充填，具体操作步骤如下(图 8-6)。

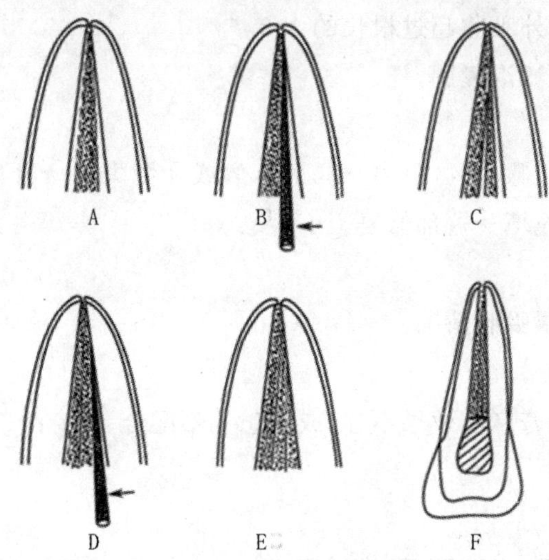

图 8-6　侧方加压充填法

A.放置主牙胶尖；B.侧方加压主牙胶尖；C.放置副尖；D.继续侧方加压；E.继续放置副尖；F.根充完毕。

彻底干燥根管：隔离术区，用吸潮纸尖干燥根管。

选择主牙胶尖：与主尖锉大小一致，在根管内能顺利到达工作长度或稍短 0.5 mm，且在根尖 1/3 区紧贴根管壁，回拉时略有阻力，X 线片检查可见主牙胶尖与根管壁在根管冠 2/3 有间隙存在。

选择侧方加压器：与主尖锉相匹配，能够较宽松地到达根管操作长度，并与根管壁留有一定空间。侧压器插入深度比工作长度少 0～1 mm。

放置根管封闭剂：可用主牙胶尖蘸少许封闭剂，送入根管至根尖。

侧方加压：将主牙胶尖蘸少许根管封闭剂缓慢插入根管至标记长度，避免将封闭剂挤出根尖孔。再将侧方加压器沿主牙胶尖与根管壁间的空隙缓缓插入根管内，直至距操作长度 0～1 mm，停留数秒后取出。将相应的副尖尖端涂少量根管封闭剂，插入根管至先前侧方加压器的深度。如此反复操作至根管紧密填塞，侧方加压器只能插入根管口下 2～3 mm。

完成根管充填和髓室充填：用烧热的挖匙或携热器从根管口处切断牙胶尖，同时软化冠部的牙胶，用垂直加压器加压冠方牙胶，至此根管充填完毕。用乙醇棉球将残留在髓室内的封闭剂和牙胶清除，拍术后X 线片检查根管充填情况，暂封或永久充填。

二、乳牙的根管治疗

(一)适应证

(1)牙髓炎症涉及根髓，不宜行牙髓切断术的乳牙。

(2)牙髓坏死而应保留的乳牙。

(3)根尖周炎症而具有保留价值的乳牙。

(二)禁忌证

(1)牙冠破坏严重，无法树脂充填的乳牙。

(2)髓室底穿孔。

(3)根尖及根分叉区骨质破坏范围广，炎症已累及继承恒牙牙胚。

(4)广泛性根内吸收或外吸收超过根长的1/3。

(5)下方有含牙囊肿或滤泡囊肿。

(三)操作步骤

乳牙根管治疗的操作步骤:术区隔离→局部麻醉或牙髓失活→开髓拔髓→根管预备→根管冲洗→根管消毒→根管充填→冠部修复。

1.术前拍摄X线片

了解根尖周病变和牙根吸收情况。

2.局部麻醉或牙髓失活

提倡采用局部麻醉,但若麻醉效果不佳,或因患儿不配合、对麻醉剂过敏等原因,可用牙髓失活法。

3.髓腔的开通

备洞,开髓,揭去髓室顶,去冠髓,寻找根管口。

4.根管预备

去除髓室和根管内感染或坏死的牙髓组织,使用根管器械扩根管,使用3%过氧化氢溶液、2%～5.25%次氯酸钠溶液交替冲洗根管。

5.根管消毒

根管干燥后,将氢氧化钙制剂置于根管内,或将蘸有樟脑酚液的小棉球放置于髓室内,以氧化锌丁香油酚印模糊剂封固窝洞。

6.根管充填

将氧化锌丁香酚水门汀、氢氧化钙制剂、碘仿制剂、氢氧化钙碘仿混合制剂等根管充填材料反复旋转导入根管或加压注入根管,黏固粉垫底,常规充填。

(四)注意要点

(1)根管预备时勿将根管器械超出根尖孔,以免将感染物质推出根尖孔或损伤恒牙胚。

(2)当乳牙牙根有吸收时,禁用金属砷失活制剂。

(3)由于乳牙根常有吸收,一般的电子根管长度测量仪常不适用于乳牙。因此临床上参照术前X线片,估计根管工作长度。一般来说,乳牙根管工作长度较X线片上根尖孔距离短2 mm。

(4)乳牙的根管充填材料仅可采用可吸收的、不影响乳恒牙交替的糊剂充填。

(5)为避免损伤乳磨牙根分叉下方的继承恒牙胚,不宜对乳磨牙牙龈瘘管进行深搔刮术。

(6)定期观察。乳牙根管治疗后需要进行定期随访观察,周期一般为3～6个月。随访时应进行临床检查和X线影像学检查。

三、年轻恒牙的牙髓治疗

(一)根尖诱导成形术

根尖诱导成形术是指牙根未完全形成之前,发生牙髓严重病变或根尖周炎症的年轻恒牙,在消除感染或治愈根尖周炎的基础上,用药物诱导根尖部的牙髓和(或)根尖周组织形成硬组织,使牙根继续发育和根尖孔缩小或封闭的治疗方法。

1.适应证

(1)牙髓病变已波及根髓的年轻恒牙。

(2)牙髓全部坏死或并发根尖周炎症的年轻恒牙。

(3)因根尖周炎引起根尖吸收的恒牙。

2.操作步骤

根尖诱导成形术的操作步骤如下。

(1)根管预备:备洞开髓,确定根管长度。清理根管,用3%过氧化氢溶液与生理盐水反复交替冲洗。

(2)根管消毒:干燥根管,根管内封氢氧化钙黏固剂,氧化锌丁香油酚印模糊剂暂封。

(3)药物诱导:注入诱导剂如Vitapex糊剂,根管口处有糊剂溢出后,边加压便退出注射器。

(4)拍X线片:拍X线片确定Vitapex充填效果。

(5)根管充填:当X线片显示根尖延长或有钙化组织沉积病将根端闭合时,可行常规根管充填。

(6)随访观察:治疗后每3～6个月复查一次,至根尖形成或根端闭合为止。

3.注意事项

(1)彻底清除根管内感染物质,注意保护根尖部残存的活牙髓及牙乳头等组织。

(2)正确把握根管工作长度。

(3)装有诱导剂的注射器前端应插入根管达根尖1/3处,使诱导剂充满根管腔并接触根尖部组织。

(4)掌握根管充填时机:通常以X线片显示根尖周病变愈合、牙根继续发育完成,或根管内探查根尖端有钙化物沉积为宜。充填时应恰填,切忌超填,因为超填可能损伤根尖牙乳头,进而影响牙根的继续发育。

(5)根管充填后继续随访观察。

(二)根管治疗术

详见“恒牙的根管治疗”。

四、根管治疗的并发症及处理

(一)器械分离

1.处理

(1)显微镜结合超声技术。

(2)建立旁路。

(3)外科治疗。

(4)随诊观察。

2.注意要点

使用前仔细检查器械有无损害,有无变形,不要对根管中的器械盲目施力,特别是器械在根管中遇到阻力时,旋转幅度不要超过180°,器械使用时不要跳号操作。

(二)穿孔

1.处理

出现根管穿孔而未引起严重的后果时,应转诊到上级医院处理。

2.注意要点

(1)术前X线片检查确定髓腔的位置、钻磨方向与牙长轴的关系,并确定髓室和根管口的位置。

(2)对牙髓腔钙化的患牙应特别注意。在开髓前应评估牙冠高度以及钻针钻磨牙体组织的最大深度。

(3)在扩大开髓洞形时,注意切削方向,特别是磨牙的近中侧壁,洞口微微向外扩张。

(三)软组织的化学损伤

1.处理

出现次氯酸钠、FC等导致的软组织化学损伤后,应立即用大量的流水进行冲洗处理,而后到皮肤或眼科进行诊治。

2.注意要点

使用高浓度的次氯酸钠冲洗根管时,安装橡皮障。另外在加压冲洗时,不要过度加压,用针尖小的注射器。在治疗过程中需戴护目镜。

(四)诊间急症

在根管预备或充填后,少数患者会出现局部肿胀、咬合痛、自发痛等症状,称为诊间急症。主要以急性根尖周炎的形式表现出来。

1.处理

化学性刺激(三氧化二砷、FC等)引起的诊间急症,治疗原则为取出刺激物。轻微肿痛者暂不处理,可适当给予止痛药,适当降低咬合,观察1～3天。如果3天以后患者仍持续肿痛,X线片显示有超填,可考虑去除封药和根管充填物,引流、消炎后重行根管治疗术。严重者如出现前庭沟处肿胀,脓肿形成或蜂窝织炎,甚至出现全身症状,需进行局部切开引流,并全身给药,给抗生素和消炎镇痛药。

2.注意要点

避免使用刺激性大的药物,减少化学性刺激。根管预备时准确测量工作长度,防止超扩。预备过程中大量冲洗,防止将根管内的感染物推出根尖孔。根管充填时避免超填。

(五)器械的误咽、误吸

1.处理

发生器械误咽时,嘱患者多吃高纤维食品,X线片追踪观察,待其自然排出。如出现消化道刺伤穿孔需开腹手术。因此,当误咽器械还在胃部时,及时转诊到消化内科在纤维内镜下将器械取出。

发生误吸时,如果挂在呼吸道,咳嗽无法咳出,须到呼吸专科就诊。器械位于大的呼吸道时,在纤维支气管镜下取出器械。如果位于细小的支气管,可能引起感染性炎症,只能行胸部外科手术取出器械。

2.注意要点

使用橡皮障,器械使用安全线。

第七章　口腔正畸

第一节　概　述

随着社会的进步，人们对自身美的要求越来越高，在衣着美、发型美、皮肤美、手指美等得到满足后，又开始注意自己口腔的美。在口腔科门诊中，要求对排列不整齐的牙齿进行矫治的患者越来越多，这就要求口腔正畸医师全面掌握错𬌗畸形对人体美的破坏、口腔颌面部美学标准、建立良好𬌗关系的方法，以及正畸治疗中和治疗后口腔颌面部的变化。

一、错𬌗畸形对人体美的破坏

错𬌗畸形是指儿童在生长发育过程中，由先天的遗传因素或后天的环境因素，如疾病、口腔不良习惯、替牙异常等导致的牙齿、颌骨、颅面的畸形，如牙齿排列不齐，上、下牙弓间的𬌗关系异常，颌骨大小形态、位置异常等。这些异常的机制是牙量与骨量，牙齿与颌骨，上、下牙弓，上、下颌骨，颌骨与颅面之间的不协调。因而错𬌗畸形概念已远不只是牙齿错位和排列不齐，而是指由牙颌、颅面间关系不调而引起的各种畸形。世界卫生组织把错𬌗畸形定义为“牙面异常”，表明其不但影响外貌也影响功能。

（一）错𬌗畸形对颌面发育的影响

1.影响对颌面软硬组织的正常发育

在儿童生长发育过程中，错𬌗畸形将影响对颌面软硬组织的正常发育。

对颌面长度的影响在错𬌗畸形患者中大多都存在着前后方向的畸形因素，与正常𬌗比较，安氏Ⅱ类1分类患者𬌗颌骨的改变呈现出上颌基骨长增加，而下颌基骨长减小。因而，上颌前突、下颌后缩，上、下颌骨水平间距明显增大。牙齿的改变表现为上、下前牙均唇倾、伸长，因而前牙深覆𬌗。上下前牙的唇倾，基本维持了上、下颌骨的水平间距，但明显增加了面突度。而唇部软组织的改变恰与颌基骨相反。其上颌骨长增加而下颌基骨长减小时，上唇厚度减小而下唇厚度增加，表现出唇厚度对颌基骨的代偿作用。当上颌前突、下颌后缩时，上唇厚度减小而下唇厚度增加。这种唇部的代偿作用使上颌前突、下颌后缩的患者上唇部不致太突，下唇部不致太凹，因而上、下颌软组织得到一定程度协调。这种代偿不仅表现在形态上，而且在功能上也有体现。功能上，上、下唇组织的协调使上、下唇组织可接触或闭合从而发挥一系列功能；形态上，上、下唇组织的协调使面部的畸形外观得到一定程度改善。因此，对安氏Ⅱ类1分类错𬌗，颌骨改变是引起上、下颌骨水平间距增大的主要因素，而上颌前突，上、下前牙的唇倾可能是引起面突度增大的主要因素，唇部软组织的变化则对颌骨、牙齿畸形进行了部分代偿。

2.对颌面部高度的影响

安氏Ⅱ类1分类错𬌗儿童的颅面形态与正常者相比较，表现为下颌体短，引起下颌后缩并造成上、下颌骨间的远中关系。其中兼有深覆𬌗的患者前面高度不足，对上前面高和下前面高均有影响,切牙和磨牙的高度关系也不协调,上、下颌磨牙高度都小于正常。而无深覆𬌗的患者下前面高度增加,下后面高度减小,下颌平面较陡,鼻平面轻度向上前倾斜,上、下切牙高度过大。

3.对牙弓宽度及颜面对称性的影响

无论正常𬌗还是错𬌗的牙弓宽度,男性普遍大于女性。安氏Ⅲ类错𬌗的牙弓宽度与正常牙弓相近。安氏Ⅱ类1分类、2分类和双颌前突的牙弓宽度明显小于安氏Ⅲ类错𬌗和正常𬌗,牙弓宽度发育不足。而且该类患者牙弓宽度的性别差异减弱,如双颌前突者除了上、下第一磨牙处的宽度外,余项牙弓宽度,性别差异无显著性。这可能是造成牙弓宽度发育不足的因素,减小了性别差异,如张口呼吸、吐舌、吮指等不良习惯。上、下尖牙宽度整体上在正常𬌗与错𬌗之间没有显著性差异,不存在尖牙宽度发育不足的问题。因此,在临床上不应扩展尖牙宽度,否则超出自然限度必然会引起复发。

对安氏Ⅰ类错𬌗双颌前突患者而言,男性上、下后部分牙弓宽度较正常窄,女性则除上第一磨牙宽度外,相余项宽度无改变。而安氏Ⅱ类错𬌗后部牙弓发育不足,其宽度小于正常。下颌宽度基本正常。这可能是上颌腭侧倾斜的后牙所致,也可能是不良习惯以及牙弓基骨本身的窄小所致。所以在临床上一般不扩展下牙弓宽度,而需扩展后牙宽度。对已补偿性后牙腭侧倾斜的用分裂基托扩弓,主要作用为使后牙颊侧倾斜,利于下颌前移,建立正常磨牙关系,对牙弓已明显窄小的则须采取螺旋开大器等其他扩张方法。

颜面不对称畸形表现为颅面左右两侧标志点相对正中矢状平面的不协调。引起颜面不对称的错𬌗主要包括单侧个别后牙反𬌗、单侧多数后牙反𬌗、单侧多数后𬌗前牙反𬌗、单侧个别后牙或多数后牙的正锁𬌗。颜面不对称畸形的发生部位以面下1/3和牙弓最为明显。主要表现为上颌基骨宽度和上牙弓宽度不足,而下颌骨和下牙弓基本正常。上、下牙弓的宽度不调,容易出现牙尖干扰,妨碍正常咬合关系,并引发和加重下颌偏斜。

4.对牙齿的影响

错𬌗畸形不但影响上、下颌骨间关系,而且影响牙齿的发育。如上颌中切牙间发生多生牙的患者,其上颌中切牙近远中径明显狭窄。对各类错𬌗畸形 Bolton 分析比较表明,前牙比、后牙比、全牙比均呈现安氏Ⅲ>安氏Ⅰ>安氏Ⅱ。这表明上、下牙量不调是造成安氏Ⅲ类错𬌗和安氏Ⅱ类错𬌗的一个不可忽视的因素。因此,在正畸诊断、矫治设计及预后估计时,上、下牙量的比率分析有重要意义,应该作为诊断记录中不可缺少的部分,如安氏Ⅲ类错𬌗,当下牙量明显大于上牙量时,即使牙槽弓间隙足以容纳各个牙齿,无牙量骨量不调,也须减径或减数来建立最后尖窝交错的咬合,这也从一个侧面说明了临床有时对安氏Ⅲ类和安氏Ⅱ类错𬌗采取单颌拔牙是可取的。只有重视上、下颌牙量关系,及早诊断,设计时充分考虑,才能又快又好地达到矫治目标。

5.龈笑

在人际交往中,微笑是一个人表达感情的重要方式。和谐、自然、怡人的微笑能给人留下美好的印象。然而,有些人在微笑时会暴露较多的上颌前牙以上的牙龈,这一形态特征被称为“龈笑”,是牙龈微笑线位置偏高的结果。造成龈笑的原因与上颌牙槽突过度发育或上颌垂直向过度发育,前牙深覆𬌗、深覆盖有关,同时,微笑时肌肉上提形成的鼻后皱襞也与牙龈微笑的形成有关。

随着年龄增加，皮肤弹性减小，口周软组织下垂，龈笑会减轻。因此，正畸医师在临床工作中应注意不断提高矫治的美学标准，给患者带来一个和谐的微笑。在患者就诊时应仔细检查微笑特征，注意其口面肌肉的功能状况，并从正位或侧位面相来评估静止状况下唇的紧张度、位置及形态。

(二)错殆畸形对口腔健康和功能的影响

错殆的牙齿拥挤错位，由于不易自洁而好发龋病及牙周炎症，同时常因牙齿错位而造成牙周损害。

严重的错殆畸形可以影响口腔正常功能，如前牙开殆造成发音的异常；后牙锁殆可影响咀嚼功能；严重下颌前突则造成吞咽异常；严重下颌后缩则影响正常呼吸。严重的错殆畸形可影响口颌系统的功能，如前牙或后牙的开殆等可降低咀嚼效能。经研究，安氏Ⅲ类骨性畸形的咀嚼效能比正常殆低40%。错殆畸形可造成舌的位置异常，在吞咽活动各期改变了舌与牙的位置关系，而使吞咽功能异常。在前牙开殆、下颌前突时可影响发音，主要表现为有发音异常的辅音频率下限下移，频率分布范围变宽，低频成分增加。如出现殆干扰，早接触时，下颌开闭口、前伸、侧方运动的限度及轨迹均会出现异常，将进一步影响下颌关节的功能和出现器质性病变。

(三)错殆畸形对患者心理的影响

错殆畸形有多种类型，其中有一些对面部美观影响较大，同时也会给患者的心理造成不良影响。但是，牙殆畸形对患者心理的影响程度，并不一定与牙殆畸形本身的严重程度成正比，而主要取决于患者对畸形的主观看法。因此，作为一名医生，千万不能在患者面前信口开河、随意乱说，以免加重患者的心理负担。以下主要介绍一下对面部美观影响比较严重的上颌前突、下颌前突和上颌尖牙唇向低位错殆畸形给患者造成的心理障碍。

有上颌前突的学生，在学校常被别人起绰号。长大后，这样的孩子往往会产生忧郁感、自卑感，甚至不愿意和朋友、同学来往，慢慢地变得孤独、少动，不爱讲话，不善于用语言来表达自己的情感。特别是一些女性患者，更是不敢过多地讲话，做事拘谨保守。然而，在当今社会人与人的交往中，第一印象所起的作用很大。由于这些错殆畸形患者往往会给别人留下不太好的印象，时间长了必将会影响自己的上进心，容易成为人生的落伍者。我们经常可以发现，在患阿尔茨海默病的青年和罪犯中，有不少人就有上颌前突畸形。假若他们的错殆畸形得到了矫治，其中多数人的性情会逐渐变得开朗活泼起来。由此也可以看出牙殆畸形对人心理的影响是何等重要。因此，作为医生，不应该认为错殆畸形只是单纯的咬合关系不好，而对其掉以轻心，应该积极采取措施来进行治疗。

下颌前突和上颌尖牙唇向低位错殆，同样也会给患者造成不良的心理影响，因而对其及时进行矫治也是必需的。一些畸形不太明显的患者，常常羞于早期求医，一直到了比较大的年龄才来找医生，这就给矫治工作带来了很大的困难。

(四)口腔颌面部美学标准与功能殆的建立

口腔颌面部的美学标准：口腔正畸科的主要内容就是矫治错殆畸形。因此矫治的目标也就成为一个至关重要的问题。口腔正畸学者对错殆畸形矫治标准的认识有一个发展过程，从

Angle的理想正常殆标准到目前为大多数正畸医师所采用的个别正常殆标准，矫治的目标发生了很大的变化。有代表性的殆标准如下。

1. Angle 理想殆

19 世纪末期，爱德华·安格尔(Edward Angle)医生鉴于咬合畸形的普遍存在，遂开始致力于固定矫正方法的研究。然而因苦于当时没有头骨生长发育的文献报道与头骨 X 线头影的测量(1931 年美国 Broadbent 医生与德国的 Hafrath 医生同时开始使用)来作治疗的标准，Angle 医生只有在博物馆内储藏的头骨中寻找一个具有“最理想的咬合”关系的头颅。Angle 医生后来终于找到了一个他认为有最理想的咬合关系的头颅，特点如下：

(1)左侧与右侧上、下颌骨各有 8 颗牙，排列整齐，无拥挤、旋转情况。

(2)上颌骨的牙与下颌骨的牙呈极协调的咬合关系。上颌第一恒磨牙的近中颊尖，咬在下颌第一恒磨牙的近中颊沟上。

(3)上尖牙咬在下尖牙与下第一双尖牙的交界处。

(4)上颌第一双尖牙咬在下颌第一双尖牙与第二双尖牙的中间；上颌第二双尖牙咬在下颌第二双尖牙与第一磨牙中间。

(5)上颌前牙覆盖下前牙近切缘的 1/4 牙冠。

(6)上颌的咬合面：左右中切牙唇面整齐呈轻微弧形。左右侧切牙因较薄，其唇面与中切牙的唇面比稍向腭侧，故在近中与远中处各有一个牙向腭侧弯。尖牙有明显的呈尖牙区的弧形突起。第一与第二双尖牙颊面整齐，在一直线上。第一磨牙颊面较突出，故在与第二双尖牙中间有一外展弯曲。

(7)下颌咬合面：①左右 4 颗切牙呈现整齐弧形。②尖牙向唇侧突出，与侧切牙交接处有一外展弯曲。

Angle 医生命名这个具有“最理想的咬合”的古老头颅为“Old Glory”，现今仍放在美国矫正学会的图书馆中。Angle 医生所找到的这个“理想咬合”不仅是他治疗的目标，而且是修复学与冠桥学排列义齿的效法标准。

由于将有“理想的咬合”作为标准，Angle 医生认为一个正常的协调的咬合应该符合以下几点：①保持每一个恒牙与在同一牙弓上的左右邻牙之间的理想的关系。有拥挤的，应当排除拥挤，有旋转的应当扭转。②上颌的每一颗牙应当保持与下颌牙有理想的咬合关系。③坚持保存全口 32 颗恒牙。故 Angle 医生主张将牙弓扩张，而获得所需之空隙用来排除拥挤与排齐旋转的牙。

2. Tweed 殆标准

1945 年，查尔斯·特威德(CharlesTweed)医生沿用他老师 Angle 医生所教导的方法，报告了所得的矫正效果。借助扩张牙弓而增加牙弓的长度与宽度来矫正旋转的前牙与排除牙列拥挤，结果使前牙更向前突出，颊侧面亦更趋凸出。

(1)牙弓的大小是随着牙的移动而改变的。然而基骨弓的大小却不因牙的迁移而改变。

(2)借着扩张牙弓以后而得到的矫正效果，在方丝弓固定矫正器除去以后，会因颊面肌肉的压力使畸形很快故态复萌。因此，Tweed 医生认为若要得到固定不变的效果，牙弓的总长度应与牙基骨相等，而且每颗牙应竖立在牙床骨上。因此，Tweed 医生主张在有牙齿过度拥挤与旋转的牙弓，应该拔除两侧的第一双尖牙。Tweed 医生展示了借着扩张牙弓而有畸形复发的患者再经拔除后治疗取得的良好结果。自 1945 年以来，拔除已被公认是矫正治疗的必需步骤。不仅方丝弓可以发挥其全部的功能，使上、下牙弓间的关系达到理想，而且可以改善面形，为矫正治疗上的一大突破。为了确定是否需要拔牙，Kesling 医生使用排牙试验，在石膏模型上先行排列 6 颗前牙，再测量拔除牙后剩余的空隙。此法极为准确，为初学者决定拔除与否的良好方法。

3. Begg 𬌗标准

Begg 医生每当在临床上遇到方丝弓技术未能理想治疗上、下𬌗关系不协调的病例（安氏Ⅱ类 1 分类）而感到苦恼时，便企图从研究中找出不协调的原因。Begg 医生在石器时代澳大利亚土著居民的头颅上进行咬合的研究，从中得到启发。这些在白人还未到澳大利亚以前就在这里生存的早期土著居民多沿用石器时代的求生方法。他们的食物多粗糙，是硬子粒状的，需用牙齿去磨细嚼软，然后咽下。这些早期的土著居民的食量大，因此需要较长的时间来咀嚼食物，致使整个牙𬌗面及邻接面很快被磨耗。Begg 医生在这些头颅上观察到石器时代的人原本具有大形的牙齿、大的颌骨，但经过不断的磨耗，牙齿的近远中宽度逐渐减小而形成一个磨耗后的正常咬合。

Begg 医生从研究中观察到这些情况后，建立了他矫正的原理。他发现在人的一生当中，牙齿不断地同时向两个方向移动。

(1)垂直方向移动：上牙齿的𬌗面与下牙齿的𬌗面不断地磨耗，上牙与下牙会继续不断地萌出，致使上、下牙的咬合得以保持。

(2)水平方向移动：上、下牙自萌出后就稍向近中倾斜。但因牙齿的磨耗，其形态不断在改变，先是牙冠𬌗面磨耗变光，继而牙齿磨耗，在失去了牙与牙之间的交接点后，而使近、远中径变小，以致产生间隙。这些间隙可供牙齿自然地向近中移动，使牙弓缩短。

Begg 医生测量了澳大利亚土著居民下颌恒牙磨耗与未磨耗牙齿的宽度的平均值（牙龄是第三恒磨牙刚刚萌出的时期）（表 7-1、表 7-2）。

表 7-1　澳大利亚土著居民未磨耗的下颌牙齿近远中宽度平均值

牙(左和右恒牙)	牙数目/颗	牙冠近远中宽度均值/mm
中切牙	16	6.06
侧切牙	19	6.90
尖牙	32	7.72
第一双尖牙	12	7.78
第二双尖牙	21	7.86
第一磨牙	17	12.87
第二磨牙	37	12.87

磨耗前后总值差为 5.28 mm，这表示下牙弓的单侧牙齿牙冠宽度之差。双侧即全牙弓的牙齿宽度之差为 10.56 mm。在这个阶段上，牙弓因磨耗而失去的长度仅比下牙弓少 1 cm。牙齿的继续萌出和磨耗在人的一生中是不断进行的。澳大利亚的土著人的乳切牙在刚萌出不久是有正常咬合的，由于切端的磨耗，逐渐形成切缘水平状的接触以后，磨牙严重磨耗，使下牙弓向前移动，以致前牙成为对刃𬌗，第二乳磨牙上下关系成为中性𬌗关系。近代人由于食物细

软,牙齿没有磨耗,第二乳磨牙上、下颌关系不是中性关系,它们的远中面是在一条垂直线上,所以当第一恒磨牙刚萌出时,上、下第一恒磨牙是尖对尖的远中关系,Begg 医生认为这是不正常的咬合关系。

表 7-2　澳大利亚土著居民磨耗的下颌恒牙近远中宽度平均值

牙(左和右恒牙)	牙数目/颗	牙冠近远中宽度均值/mm
中切牙	18	5.72
侧切牙	18	6.27
尖牙	18	7.18
第一双尖牙	18	7.25
第二双尖牙	18	7.46
第一磨牙	18	10.78
第二磨牙	18	12.12

Nance 医生研究近代人上颌尖牙和第一与第二乳磨牙替换成恒尖牙和第一与第二双尖牙时,上颌一侧余 0.9 mm,两侧则余 1.8 mm;下颌一侧余 1.7 mm,两侧则余 3.4 mm,所以在乳尖牙和乳磨牙完全替换之后,第一恒磨牙才能成为中性𬌗关系。澳大利亚早期居民的恒切牙在刚萌出不久时,亦有显著的覆𬌗,但经过了磨耗,逐渐变成了对刃状的咬合关系,近代人的切牙不仅有覆𬌗,而且下切牙的牙轴竖立太直,上切牙的牙轴却向前倾斜。经过了磨耗,不仅切牙覆𬌗关系改变而且上颌切牙向内迁移,不再是向外倾斜,一改其原本直立的状态。如此,恒切牙在功能与美观上都有改进。

Begg 医生从澳大利亚土著居民牙𬌗的研究中,得出两个结论。

(1)正确的咬合关系并不是下牙弓与上牙弓保持着一种静止的关系,而是这种咬合的关系在不断地发生变化。

(2)在整个牙列的生命过程中,咬合关系不是停留在一种固定的解剖状态,而是随着牙齿的磨耗与颌间功能的调整,咬合关系也在不停地改变着。

早期石器时代澳大利亚土著居民的牙列多呈现明显磨耗的对刃状咬合,不但机能良好,而且健康和美观。因此,Begg 医生完全放弃了所谓教科书上的正常咬合,并认为教科书上的正常咬合是虚构的,不切实际的"正常",是正畸学上的一道障碍。从这种更新变化而得到的咬合关系有如安氏第Ⅲ类咬合,上、下切牙成为对刃𬌗。Begg 医生建议以这种咬合关系作为治疗目标,基于上述原理,Begg 医生的理想治疗也不容许用口外矫正器将磨牙向后推动,或将牙弓扩张。

4. Andrews 正常𬌗六标准

(1)磨牙关系:上颌第一恒磨牙近中颊尖咬合于下颌第一恒磨牙近中颊沟上;上颌第一恒磨牙的远中颊尖咬合于下颌第二恒磨牙近中颊尖的近中斜面上,上颌尖牙咬合,于下颌尖牙和第一前磨牙之间。

(2)牙齿近、远中倾斜(冠角、轴倾角):牙齿临床牙冠长轴与𬌗平面垂线所组成的角为冠角或轴倾角,代表了牙齿的近、远中倾斜程度。临床冠长轴的龈端向远中倾斜时冠角为正值,向近中倾斜时冠角为负值，正常𬌗的冠角大都为正值。

(3)牙齿唇(颊)舌向倾斜(冠倾斜、冠转矩)：牙齿临床牙冠长轴的唇(颊)舌向倾斜度称为冠倾斜或冠转矩。不同牙齿有不同的冠转矩：上切牙冠向唇侧倾斜而下切牙冠接近直立，从尖牙起，上、下后牙牙冠都向舌侧倾斜，磨牙比前磨牙更明显。

(4)旋转：正常𬌗应当没有不适当的牙齿旋转。后牙旋转后占据较多的近远中间隙，前牙正好相反，占据较少的近远中间隙。

(5)间隙：正常𬌗牙弓中牙齿都保持相互接触，无牙间隙存在。

(6)牙𬌗曲线：正常𬌗的纵𬌗曲线较为平直，或稍有司匹(Spee)曲线，Spee 曲线深度在 0～2 mm。Spee 曲线较深时，上颌牙齿可利用的𬌗面受限，上牙弓间隙不足以容纳上牙。平整较深的 Spee 曲线将使下牙弓的周径和弓长增加，使下牙弓的𬌗面能与上牙弓建立良好的𬌗接触。颠倒的 Spee 曲线为上颌牙齿提供的𬌗面过大，上牙的间隙过多。

未经正畸治疗的正常𬌗群体中牙𬌗可能存在着某些差异，但却都符合上述六项标准，偏离其中任何一项或几项，即会造成𬌗关系异常。正常𬌗六项标准是𬌗的最佳自然状态，也是正畸治疗的目标。

5.正畸功能𬌗理论

良好的𬌗功能无疑是正畸矫治的主要目标之一，然而什么样的𬌗才能具备良好的𬌗功能这一问题却不被一般正畸医师所重视。传统的矫正目标认为，只要患者能够咬合在磨牙中性关系，上下列整齐，前牙覆盖、覆𬌗关系正常，𬌗矫治目标就达到了，好的功能便会随之自然产生。严格地说，这只是正常解剖𬌗的概念。随着𬌗学理论逐渐为口腔其他科医师所接受，正畸医师开始面临了一个新的挑战：我们能否把牙齿矫正到符合口颌系统功能的最佳位置？解决这个问题的前提是何为牙颌的最佳位置。美国著名正畸学家罗纳德·罗斯(Ronald Roth)于 20 世纪 70 年代把𬌗学概念引入正畸治疗的目标并于 80 年代创建了正畸功能𬌗理论。由于𬌗学理论的复杂性和争议性以及正畸治疗的复杂性，这一理论并未被正畸界全盘接受，但其中的部分概念却在临床上得到了应用。

6.理想功能𬌗的标准

(1)上、下颌牙齿在最大尖窝接触关系位时，下颌髁状突位于关节窝的最上、最前部位置，水平向位于正中位置。

(2)闭口时，后牙的𬌗力应该尽可能沿牙长轴的方向，因而𬌗力被转化为牙周韧带和牙槽骨内板的牵引力。

(3)闭口时，后牙应均衡、平稳地接触，前牙应无接触[下切牙切缘与上切牙舌面应有 0.005 英寸(0.127mm)的间隙]以避免前牙及支持组织承受侧向应力，因此在闭口位，髁突和关节窝关系理想时，后牙保护前牙免受侧向力。

(4)前牙应该有少量覆𬌗覆盖，以便下颌在离开最大𬌗接触关系而做任何方向的运动时，所有前牙(特别是尖牙)的斜导面能够迅速地使后牙脱离𬌗接触，前牙的这种引导作用应该与由颞下颌关节形态决定的下颌运动型相协调，从而使前牙受到最小的侧向力。如此前牙可以保护后牙不受侧向力，后牙的牙周组织通常不能承受多少侧向力。需要强调的是，前牙和尖牙引导后牙脱离𬌗接触的作用不能太强，否则会限制下颌的侧方及前伸运动。

(5)𬌗面形态如牙尖高度、窝的深度、沟和嵴的方向、牙尖的位置，应该尽可能与下颌各种运动相协调，以避免在由颞下颌关节形态决定的下颌各种可能的运动过程中出现𬌗干扰。

7.如何建立功能𬌗

对于正畸医师来说，更关心如何才能达到好的功能𬌗。传统上正畸医师大都认为，只要把颌面各部分矫正至头影测量的正常值，排齐牙齿，建立Ⅰ类磨牙关系，即可达到好的功能𬌗，问题是我们能否接受这个假设，形态与功能之间是否存在这样密切的联系？随便拿出一本正畸教科书都不难找到这样的文字："正畸治疗的目标之一是建立与颞下颌关节及下颌肌肉相协调的功能𬌗，伴有好的咀嚼效率和健康的牙周组织。"这无疑是一个极好的目标，但却没有找到如何用现有的正畸诊断资料去达到这个目标。显然我们现有诊断工具只能用于解剖𬌗的诊断，我们假设形态和功能总是同步的，换句话说，我们相信看上去好的𬌗，功能必然就好，但事实却是把颌面复合体矫正至我们现在的正常概念后，𬌗与颞下颌关节却未必协调。

没有人反对𬌗应该与颞下颌关节相协调，但却很少有人采取措施去测量𬌗与颞下颌关节之间的关系。测量这两者之间的关系需要特殊的训练，现在的研究生训练没有这一内容，学习这一概念和临床应用需要大量的时间和精力，因此大家宁愿相信转移髁突与𬌗关系至𬌗架上是不必要的，口腔是最好的𬌗架。

然而事实却是，对于估计𬌗与颞下颌关节之间的协调性来说，口腔是最糟糕的𬌗架，原因是患者的神经肌肉保护机制使下颌在运动时采取了避免𬌗干扰的运动型，因此在患者口内观察到的闭口路线和下颌运动型是由他现在的𬌗型决定的，而不是由颞下颌关节决定的，如果𬌗与下颌运动型不协调，下颌为了避免对牙的创伤，会调整位置以便牙齿能咬得更好，如果关节与𬌗之间的不协调太大，下颌肌肉将表现𬌗"夹板"作用，导致肌肉痉挛、疼痛、运动受限。

因此，为了精确估计𬌗与颞下颌关节之间的关系，首先必须解除任何疼痛、功能紊乱、肌肉痉挛等症状，以建立稳定的上、下颌关系，其次是记录下颌在正中关系位时的开、闭口轴，最后是记录下颌的边界运动，将这些记录转移到完全可调式𬌗架上去估计𬌗与关节的协调性。

理想与可能性：理想上，正中关系与习惯的正中𬌗位应该一致，但对于正畸病例来说，很难做到这一点。比较现实的做法是，治疗正畸病例至尽量接近正中关系，或者说在正中关系与习惯性正中𬌗之间无明显的不协调，在这种情况下，再通过调𬌗达到理想的功能关系。正畸治疗后的病例如果还有𬌗干扰的症状出现，是不可能通过单纯调𬌗来达到好的功能𬌗的，因此正畸医师应该尽可能将下颌牵引至接近正中关系。

理想牙位置：在正畸治疗前及治疗过程中，下颌必须控制在正中关系上，如果出现颞下颌关节问题或开始时下颌就很难操作至正中关系，那么在治疗前应该使用重新定位𬌗夹板至少3个月，在每次复诊时，应检查患者的正中关系位，让患者知道他的下颌应该属于什么位置，如果是Ⅱ类牵引，应该教患者抵制下颌前伸。

正中关系𬌗和相互保护𬌗的获得有赖于以下六点：

(1)正确的牙齿位置。

(2)了解下颌什么时候在正中关系，什么时候不是。

(3)协调的牙弓形态和牙弓宽度。

(4)垂直高度的控制。

(5)上、下颌前后向关系的矫正。

(6)临床控制干扰。

直丝弓矫正器创始人 Andrews 通过对最佳自然殆的研究,将适当的牙位概括为六项标准。Roth 认为除了托槽上应该具备达到这六项标准所需要的角度外,预成弓丝的形态应该由五个曲段组成,即一个前牙弧度、双侧尖牙至前磨牙曲段、双侧从第一双尖牙至磨牙的曲段。下牙弓的最宽点应在下第一磨牙的近中颊尖和第一双尖牙处,上牙弓的最宽点应在第一磨牙的近中颊尖。

正畸治疗至正中关系的最大问题是避免后牙伸长而产生磨牙支点。磨牙支点的产生将导致前牙开殆,或者没有开殆,但出现关节弹响、下颌肌肉紧张、疼痛等症状。磨牙支点作用使下颌在习惯性正中殆时,移动髁状突至关节窝的后下方而脱离正中关系,下颌表现为前旋转,因此在头颅侧位片上表现为下颌平面角减少,很多正畸医师在病例报道时以为发生了奇迹,殊不知牺牲了患者的颞下颌关节。

矫治目标中的美学观念:如果说好的殆功能是正畸医师能为患者提供的最主要的健康服务,美观则是患者寻求正畸治疗的主要目的。关于侧貌的美观,不同种族有不同的审美观。这里主要介绍一些具有共性的正面观的牙齿和牙龈位置的美学问题。尽管排齐牙齿是口腔美学的主要部分,但随着牙体修复学、正颌外科、牙周等学科的发展,正畸的美学目标已不仅仅是侧貌美观、牙齿排列整齐。下面介绍与正畸治疗相关的几个牙齿排列的美学问题。

(1)牙齿的垂直向位置:评价前牙美观与否,上切牙的垂直向位置是很重要的。从正畸的观点看,下面两个面部标志对于牙齿垂直向位置的分析是很关键的:第一个标志是当患者微笑时,上唇暴露上切牙唇面应最多至上牙冠颈部 1 mm 的唇侧牙龈,此时上切牙的垂直向位置是最理想的,如果暴露牙冠颈部牙龈 2～3 mm,也还可以接受,暴露牙龈 3 mm 以上则为异常情况;第二个标志是上切牙切缘及上后牙殆平面应与瞳孔间连线平行,上牙龈附着过低或殆平面和切缘与瞳孔线不平行是不美观的。正畸治疗可以改善以上两种情况,但首先必须明确达到哪一目标,因为治疗方法是不同的。

(2)瞳孔间连线:切缘平面与瞳孔间连线不平行,则正畸设计取决于下面四个因素的相互关系:①切缘平面;②后牙殆平面;③瞳孔间连线;④牙冠长度。如果切缘平面和后牙殆平面与瞳孔间连线都平行,但却是延续的,说明骨骼发育不对称,比如单侧髁状突发育不足或发育过度,导致单侧上颌后牙过度萌出,这类患者左右面高不同,无法单纯用正畸方法治疗,需结合正颌外科。

如果切缘平面与后牙殆平面不一致,但两侧后牙殆平面与瞳孔间连线是平行的,说明上前牙的位置不明确,此时就应该检查上颌中、侧切牙的相对牙冠长度,如果两侧切牙的长度是相等的,则切缘平面的不协调是由切牙过度萌出或萌出不足造成的。这个问题可以通过正畸方法解决,只要以后牙殆平面为支架和参考线,伸长或压低前牙即可,如果两侧切牙长度不等,则切缘平面的倾斜可能是由切牙磨耗结合萌出不一致造成的,此时应该用正畸方法整平牙龈缘,结合修复方法恢复短牙的冠长度。

(3)上唇线:上唇线水平是否正确取决于下面四个因素相关的关系:①切缘平面;②后牙殆平面;③龈缘;④冠长度。诊断的第一步是检查患者微笑时,牙龈缘与上唇的相对关系,如果患者暴露出过多的牙龈，首先应检查解剖牙冠是否已完全暴露，有些患者只要切除过多的牙龈即可暴露出更多的临床牙冠长度。如果整个解剖牙冠长度均已暴露，则应比较切缘平面和后牙平面。如果这两个平面在同一水平，患者暴露出过多的牙龈，说明上颌垂直向发育过度，解决方法需要正颌外科，上移整个上颌；如果这两个平面不在同一水平，而后牙𬌗平面是正确的，则问题出在上切牙过度萌出，需要压低上切牙，牙龈也将随之而上移。

(4)中切牙近中面位置：中切牙近中面的位置对于美观的影响很大，如果上中线位置不正，则需要判断是真正的中线位置不正，还是切牙近远中向倾斜度不正确，判断依据为下面三个因素间的相互关系：①上唇中线；②中切牙牙龈乳头位置；③中切牙近远中向倾斜度。中线的面部标志为上唇人中，而牙弓标志为上中切牙牙龈乳头。临床上需要引起注意的是，不要以上中切牙近中邻接点的位置去判断中线是否正确，因为即使中切牙近中邻接点位置偏离人中，而牙龈乳头位置居中，中线的偏斜往往是因为中切牙的近远中倾斜不正确，而并非中线不正。

(5)牙冠长度：上切牙牙冠的相对长度对于前牙美观的重要性常常被正畸医师忽略，正确地判断牙冠长度的不调，有赖于对下面四个因素间相互关系的分析：①上唇线水平；②牙龈沟的深度；③切牙的磨耗程度；④对侧牙的牙冠长度。牙冠长度不调最常见的是两中切牙长度不等，它对前牙美观度的影响取决于患者微笑时唇线的高低，如果患者微笑时，牙冠长度的不调很明显地表露出来，则需要进行正畸治疗。

如果患者上切牙的临床牙冠和解剖牙冠长度均不相同，最常见的原因是因错𬌗而造成的左右中切牙磨耗程度不同。切牙的磨耗程度可从切缘去判断，切缘越厚，说明磨耗越多，通常牙齿磨耗越多萌出得就越多，造成短牙冠。治疗计划取决于中切牙与侧切牙的相对长度，如果短的中切牙仍比侧切牙长，则可采取伸长的中切牙并磨短其切缘的方法；如果短的中切牙与侧切牙长度相等或偏小，则应压低短的中切牙，这种处理可以使短的中切牙龈缘根向移动，压低后的中切牙用修复方法恢复冠长度。

以上介绍了正面观牙齿美观的诊断问题，下面讨论几个临床常见前牙位置美观问题的治疗方法：

(1)上牙龈暴露过多：上牙龈暴露过多指微笑时牙龈暴露 3 mm 以上，常见于以下三种情况：①上颌垂直向生长过度，前面高长，上唇比正常短，上颌牙过度萌出。这种情况如前面所述，常需要正畸与正颌外科联合治疗。②上前牙牙龈缘根向退缩迟缓。正常情况下，牙龈缘随着牙齿的萌出逐渐根向退缩，至青春后期，龈缘退至釉质牙骨质界的冠方 1 mm 处，但有些患者龈组织较厚，并有纤维性变，因此退缩缓慢。诊断这种情况，可用探针探测龈沟深度，如果龈沟深 3～4 mm，龈组织纤维性变，无炎症，则可采用牙龈手术。③错𬌗引起牙龈暴露过多，如前牙深覆𬌗，这种情况应采用正畸方法压低牙齿，牙龈将随之上移，待龈缘位置正常后，如要冠长度不足，则采用修复方法恢复冠长度。

(2)牙龈缘水平不协调：6 颗上前牙的牙龈缘水平对于牙冠的美观起着重要的作用，理想的牙龈形态应具有以下四个特点：①两个中切牙的龈缘应该在同一水平。②侧切牙的龈缘水平应位于中切牙龈缘的𬌗方少许，而尖牙的龈缘水平应与中切牙一致。③唇侧龈缘的形态应与其对应的釉质牙骨质界形态一致。④每个牙之间应有牙龈乳头。

当龈缘水平不协调时，临床医师必须选择是用正畸方法重新定位牙龈位置，还是用手术矫正龈位置的不协调。正确的判断取决于下面四项检查:第一步是检查笑线的高低,如果笑线高,暴露出了不协调的牙龈,则第二步应检查中切牙牙龈沟的深度,如果较短的牙龈沟较深,则可选择龈切除术。第三步是检查最短的中切牙与邻近的侧切牙的关系,如果最短的中切牙仍比侧切牙长,则可用正畸矫正器伸长较长的中切牙,使其牙龈𬌗向移动,待两中切牙龈缘平齐后,磨短较长的中切牙。第四步是检查切缘的磨耗情况,如果短牙的切缘磨耗较多,则应采用压低该牙结合修复的方法,被压低的牙至少保持 6 个月。

(3)中切牙牙龈乳头丧失:

中切牙龈乳头是前牙美观的关键,龈乳头丧失可出现在下面三种情况中:①上中切牙牙根向远中向的分散度太大,这种情况常由于托槽定位不正确引起,可借助牙片进行诊断,矫正方法为重粘托槽,待牙龈乳头恢复后,根据需要修复中切牙切缘的形态。②中切牙形态不好也可引起龈乳头丧失,如有的患者中切牙切缘部宽度远大于牙颈部宽度,使中切牙的近中邻接点过分𬌗向位,这种情况可采用片切的方法改形牙冠。③牙周病导致的中切牙龈乳头丧失,也可采用牙冠改形的方法,虽然不能完全消除存在的龈乳头间隙,但根向移动邻面接触区仍可增进美观效果。

(五)𬌗的稳定性

稳定性是正畸治疗的第三个主要目标。目前国际上存在两种极端的观点:一种认为如果错𬌗矫正至某个标准或使用了某种技术去矫治,其结果必然是稳定的;另一种观点是,无论采用什么方法,拔牙还是不拔牙,扩弓还是不扩弓,大部分错𬌗都将复发而导致治疗失败。显然,关于复发的任何一种观点都会影响正畸治疗的设计和正畸医师的观念。

牙齿经过正畸治疗后并没有与牙槽骨发生固性粘连,与未经过治疗的牙列一样,随着生长、功能变化等,牙齿仍有可能移动,因此稳定并不意味着牙齿不移动,而是指牙列维持矫治后所达到的解剖𬌗和功能𬌗的某些目标。稳定性不是绝对的,我们所能提供给患者的是"可以接受的稳定"。

正畸治疗后𬌗的不稳定可分为两个大类:一是源于𬌗、颌、面的生长、成熟和老化;二是源于正畸治疗所产生的𬌗不稳定因素。第一类不稳定需要较长时间才能表达出来,如由于上、下颌骨生长的速率不一致而产生的牙联系的改变、下前牙拥挤度超出矫治前的增加量、牙周病导致的前牙间隙等;第二类不稳定可以称为复发,如矫治后的扭转、拥挤、反𬌗、深覆𬌗等回复到原来的状态。导致𬌗不稳定的因素很多,其中相当一部分我们尚不了解,就我们目前的知识而言,没有一种治疗方法或者矫治标准本身能确保𬌗稳定,下面选择性地讨论几种与𬌗稳定性相关的因素。

1.生长发育与稳定性

从生长发育的角度看,大多数患者下颌向前的发育大于上颌,下颌表现为前旋转,因此对于大多数生长发育期的患儿,下前牙倾向于拥挤、覆𬌗加深,所以对于替牙早期严重Ⅱ类错𬌗进行Ⅰ期治疗后,如果患者下颌前旋转的迹象明显,保持器的选择应该十分慎重。对明显前旋转病例的不慎重拔牙也是治疗后复发的重要因素,如果由于牙列拥挤等而无法避免拔牙,则拔牙时机应该推迟到生长高峰期,甚至之后,此时患者的生长型表达得更加明确,有助于选择具体拔什么牙。对于经过拔牙治疗的明显前旋转病例,其前牙关系的保持应持续到髁状突的发育基本完成。对于下颌后旋转病例，下前牙在生长期倾向于代偿性舌倾，加重拥挤，因此拔牙通常应推迟到生长高峰期之后，正畸治疗结束后，下前牙的舌侧需要戴保持器支持，直至下颌的生长基本完成。

2.牙弓宽度与稳定性

扩弓，特别是尖牙宽度的扩大能否保持稳定是正畸医师一直很感兴趣的话题，尖牙间宽度能否稳定被认为取决于颊肌和舌肌的力量平衡，但 Proffit 的研究表明，舌肌的压力，特别是在吞咽时的压力，要远远大于颊肌的压力，因此这种平衡不应该是简单的力的平衡，而应该同时考虑时间因素。正畸医师通常相信尖牙间宽度是不可改变的，那么是否应将保持治疗前尖牙的宽度作为维持牙弓稳定的一项指标？

尖弓间宽度受许多神经肌肉因素的影响，而我们对这些因素还不完全了解，如果患者的嘴较大，口角的肌肉位于下尖牙的远中，则尖牙区的扩弓可能是稳定的。有些患者尖牙区深覆𬌗，下尖牙被锁在牙弓的舌侧，与颊肌无接触，此时下尖牙宽度可以扩宽至与上尖牙建立正常𬌗关系。正畸治疗如果增加了患者的下面高，比如使下颌发生了顺时针旋转，则增加的颊肌张力可能导致下牙弓尖牙宽度的不稳定，此时下颌的保持器就非常重要了。总之，是否应该保持治疗前的尖牙间宽度需要正畸医师运用其全部的知识和经验进行判断，而不是一句简单的规则可以概括的。

3.切牙位置与稳定性

正畸复发问题常与切牙的前后向位置有关，为了给切牙一个稳定的位置，正畸学家进行了大量的探索。其中正畸医师最为广泛接受的观念之一是，下切牙最稳定的位置是头影测量的平均值，即下切牙下颌平面角 90°±5°，2 倍标准差为±10°，即在 95％的可信限度内，正常角度标准的变异范围是 20°，在这样大的范围内均属正常，且没有证据表明在正常范围内，下切牙接近平均值比偏离平均值更加稳定，加之正常值来源于正常𬌗，而骨性畸形时，切牙位置的变异性将更大，以上因素限制了正常值标准对𬌗关系稳定性的意义。观念之二是下切牙的稳定位置只有一个。下切牙稳定的位置可以很多，但最稳定的一个仍是原先错𬌗的位置，最不幸的是，有些患者在下切牙达到矫正目的后，有可能找不到一个稳定的位置。总之，简单化的矫正目标不能够取代全面的诊断和细致的治疗计划，虽然我们尚不知道下切牙稳定位置的全部答案，但综合考虑骨骼、神经肌肉的结构和功能的因素，无疑是必需的和有意义的。

4.生长改建与稳定性

正畸治疗到底能产生多少整形改变一直存在争议，如Ⅱ类𬌗的矫治效果大多数与下颌骨的正常生长发育有关，但重叠研究表明，确实也存在少量的整形改变，长期的追踪研究发现，整形作用通常表现在治疗早期，从长期效果看，功能性矫正器所产生的整形作用与未经治疗的Ⅱ类𬌗的生长发育之间并无明显差异，因而人们推断，整形作用阻止上颌向前发育的影响，在戴矫正器后，会被上颌加速的向前发育所抵消；而矫正器对下颌生长的刺激作用，也会被停戴矫正器后下颌的生长减慢所中和。上、下颌骨这种恢复原先骨性畸形的趋势也可认为是一种复发。

5.功能𬌗与稳定性

下颌骨在牙齿完全咬合时应该处于什么位置，长期以来也一直存在争议，一般认为髁状突位于正中关系位，存在0.5～1.0 mm的差是正常的，有些Ⅱ类殆治疗结束后出现双重咬合，这种丧失了明确的正中关系的情况应该被认为是不稳定的。使用Ⅱ类牵引和Ⅲ类牵引矫正下颌偏斜，可能出现暂时性改善，但治疗后下颌很可能回复到原来的位置，因此成功的正畸治疗不能仅看正中殆时的情况，更要检查正中关系。殆的功能状态对牙列稳定性也起着重要的作用，Beyron的纵向研究发现，多向咀嚼的患者牙列比较稳定；而前牙覆殆深、习惯于双侧向咀嚼者，前磨牙和尖牙区牙齿位置不稳定；而习惯于前后向咀嚼者，上切牙倾向于唇倾。

以上讨论了几种与稳定性相关的情况，还有许许多多其他情况不可能一一讨论。总之，稳定性是一个多因素的问题，企图把它简化成1～2条目标、规则或某种矫治技术，声称它们可以确保稳定是错误的。正畸医师常常在给患者戴保持器时才考虑稳定性问题，但稳定性的问题其实源于开始的诊断和治疗计划，只有在治疗开始前就充分考虑到功能、美观和稳定性的问题，才能满足患者的最大利益。

(六)牙周健康的目标

口腔正畸学发展到今天，正畸医师已不能把自己的知识仅仅局限在"矫正牙齿技术"这个范围，错殆患者对于正畸医师来说，首先是人，然后才是牙齿排列不齐。因此，正畸医师在设计矫正方法时，应综合考虑功能、美观、稳定、牙体牙周健康、生长发育、患者对矫正器的心理和生理承受能力等等。错殆患者不是模拟殆架，牙齿并不都能按课本上所述的"前方骨吸收，后方骨沉积"的方式移动到正畸医师设计的理想位置。随着矫正技术的日益成熟和人们牙齿保健意识的不断提高，发达国家对于正畸治疗对口颌系统健康影响的研究越来越重视，继正畸治疗对颞下颌关节影响的研究高潮之后，正畸对牙周根尖组织的研究进入了一个新的高潮。

1.牙列拥挤与牙周破坏的关系

根据Ainamo的研究，口腔卫生极好或极差的人群，牙齿拥挤与牙周损坏程度之间无相关关系，但口腔卫生中等者，牙齿拥挤不齐与牙周损坏之间具有明显的相关关系，因此对于口腔卫生中等者来说，正畸治疗有助于保护牙周健康。

2.正畸矫正器对牙龈的影响

根据Boyd和Baumrind的研究，直接粘接颊面管比使用磨牙带环更加有利于牙周健康，Zachrisson对直接粘接托槽的牙龈情况的调查表明，如果正畸医师能仔细去除粘接托槽时的多余黏合剂，患者就能保持好的口腔卫生，那么大多数使用直接粘接技术的患者，牙龈仅会表现轻度的炎症。因此，在临床使用固定矫正器时，在可能的条件下，应尽量使用直接粘接，减少使用带环。

3.正畸力对牙周健康的影响

关于牙周病的病因，普遍的观点认为菌斑是先决因素，错殆和肌肉功能异常可为刺激因素，而创伤性殆力仅为协同因素。Ericsson等通过动物实验发现，当正畸力使牙齿倾斜移动和压入移动时，会将龈上菌斑移至龈下，使结合上皮转化为牙周袋上皮，导致附着丧失；而整体移动时，龈上菌斑的存在并不加重牙龈的感染过程，因而认为：生理范围内的正畸力并不会导致牙周附着丧失，但某些类型的牙齿移动却会将龈上菌斑移至龈下，而造成牙周损坏。

Sadowsky、Poison、Artun等对青少年正畸治疗患者的长期跟踪资料也表明，正畸治疗本身并不会对牙周结缔组织的附着水平产生具有普遍意义的长期影响，不幸的是，上述研究本身也没证明正畸治疗能促进牙周的健康。

Boyd 等对成人及青少年正畸患者的牙周对比研究表明:①成人菌斑控制能力比青少年强。②牙周附着水平减小但无炎症的成人患者,在牙齿移动后,并不表现进一步的附着丧失。

Nyman、Ericsson、Kaufmann、Svanberg、Pihlstrom 等的研究均表明:正畸力、䢜创伤本身对牙周健康的患者并不导致牙龈炎症或附着丧失,但对进行性牙周病患者会加重牙周破坏。Boyd 指出,在正畸治疗的移动牙齿阶段,没有必要去刻意解除䢜创伤,最关键的问题是控制感染。

4.正畸治疗中的龈退缩理论

牙龈退缩影响美观,且其所致的牙根外露易产生过敏症、根龋,但现代概念认为龈退缩并不会增加牙动度,也不会造成牙松动。关于龈退缩与正畸牙移动的关系,很多学者做了大量的研究,结果表明:①唇侧牙龈张力增加会加重菌斑造成的炎症损害。②在菌斑存在的情况下,牙龈的厚度对于正畸治疗中的龈退缩起着很重要的作用。③薄的边缘龈比厚的边缘龈更容易产生牙周破坏。④如果唇侧牙周组织较薄,唇向倾斜切牙可能造成中度龈退缩,而唇向整体移动切牙,特别是在有炎症的情况下,会造成严重的龈退缩。⑤在设计牙齿唇舌向移动度及是否采用拔牙方法治疗边缘病例时,应仔细检查牙齿移动方向的牙周组织的厚度,如果唇侧牙周组织较薄,则不宜采用唇向开展的方法,拔牙治疗也许是更好的选择。⑥只要牙齿在牙槽突内移动,就不会对龈组织产生有害的不良反应。⑦如果牙齿移动可能造成唇舌侧牙槽骨裂隙,则正畸治疗中及治疗后是否会出现龈退缩,取决于覆盖在牙槽骨上的软组织厚度。⑧薄的牙龈更容易被牙刷擦伤,因此既要更加严密防止菌斑形成,又要注意刷牙方法。⑨如果正畸治疗后希望用外科手术防止龈退缩,则应采取结缔组织移植的方法增加龈厚度,而不是增加角化龈的宽度。

5.唇颊向开展与牙周健康

Steiner 等将猴的前牙整体唇向移动穿过唇侧骨皮质,发现产生了明显的龈退缩和边缘骨丧失;Engelking 等将上述猴子的前牙再整体内收,发现唇侧骨板产生了再沉积。Karring 对狗的前牙采用唇向倾斜移动,然后再舌向倾斜复位,发现牙齿前倾可造成牙槽骨裂隙,但当牙齿被后倾复位后,丧失的牙槽骨也随之恢复。由此可见,正畸造成的骨丧失是可以挽救的。关于后牙的颊向扩弓,Greenbaum 的临床研究表明,采用四角腭弓和快速腭开展对第一磨牙颊侧的附着丧失影响均不大。

6.正畸压入牙齿与牙周组织新附着

新附着指牙周结缔组织和新的牙骨质在原先牙周袋上皮处的根表面形成,它与再附着的概念不同,后者指牙结缔组织和新的牙骨质在由于创伤或牙周手术而裸露的牙根表面形成。新附着可由诱导组织再生膜产生,而正畸压入牙齿的移动能否减小牙周袋的深度? Melsen 的动物实验表明,在好的口腔卫生条件下,正畸压低牙齿可以产生 0.7～2.3 mm 的新附着,而在差的口腔卫生条件下,压入既可能产生中度的新附着,也可能产生明显的牙槽骨丧失。其临床研究也表明,压低牙齿的治疗有利于牙周情况的改善,有些患者在正畸力的刺激下,牙周韧带内的细胞有丝分裂活动增强,从而产生了新附着。

7.正畸治疗牙周病问题

临床牙周病的发展经历了几个重要的阶段:20世纪60年代,牙周病学专家致力于研究龈上菌斑和鉴别龈下菌群中的致病微生物,大量的临床和动物实验使这一学科得到了很大的发展;至70年代初发展了许多牙周病的外科治疗方法,随后临床牙周病的发展进入了比较缓慢的时期,而临床正畸学随着70年代材料的发展和矫正器的更新,取得了很大的进展,正畸的范围从青少年错殆畸形扩展到治疗许多成人牙殆问题。成人正畸治疗已形成一个交叉学科领域,其中一个很重要的内容就是牙周病的正畸治疗,这一方面的理论国内已有介绍,但缺乏实际应用,下面介绍几种实际的正畸治疗应用。

(1)正畸治疗咬合塌陷造成的殆创伤和前牙唇向散隙:成人患者常出现部分后牙缺失、缺隙邻牙倾斜、牙周病造成的后牙前倾等,导致后牙咬合高度不足,上前牙承受过多的来自下前牙的唇向咬合力而表现为唇向倾斜并出现散在间隙、牙齿松动等。对于这类患者,正畸医师可以采用直立后牙,使殆力方向与牙长轴一致,在后牙咬合塌陷问题解决后,内收前牙关闭间隙。值得强调的是,牙周病患者在上固定矫正器之前应做一次牙周菌斑控制,并给牙周组织6个月的愈合时间,再开始固定矫正器的治疗。

(2)正畸改善软组织附着:附着龈为从与边缘龈龈沟水平至与牙槽膜相接的一段上皮组织,虽然其对牙周健康的影响一直存在争议,但正畸医师确实可以通过移动牙齿来改变其大小,如对于前倾的下切牙,采用内收伸长下切牙的方法,可以增加附着龈的宽度。实际上,任何使牙齿殆向萌长的正畸牙移动均可使附着龈的宽度增加。

(3)正畸整平牙槽嵴:牙周治疗的目标之一是矫正骨缺损,使牙与牙之间的牙槽嵴变平,这一治疗既可用外科方法完成,也可用正畸方法完成,比如使用固定矫正器,粘托槽时,使每个牙齿上的托槽距牙槽骨之间的距离相等,而不是以托槽至牙尖或切缘的距离为准,配合适当的调殆来整平牙槽嵴。整平牙槽嵴也可借助平面导板矫正器,使后牙自然萌长来减小骨的缺损,也有报道使用正畸殆向牵引力来减小骨缺损,保存牙冠颈部冠折的牙。

(4)重新分布桥基牙:在有牙缺乏的牙列,设计不当的局部义齿会对桥基牙产生创伤性损害,如磨牙缺失的游离端牙列,可以远中移动前磨牙,从而获得更好的固定桥设计。

(5)殆问题的矫正:牙周治疗的目标是去除或控制病原因素,目前大多数学者认为殆因素会加重牙周病在菌斑作用下的破坏作用,因此采用正畸方法建立良好的上、下殆关系显然有助于对牙周病的控制。

(七)面部貌美的特征

人体颜面美学研究是一个悠久的引人关注的课题,它涉及许多学科,如人体美学、医学美学、口腔正畸学、正颌外科等等。由于覆盖在硬组织外面的软组织为人们提供了最直观的形象,即容貌是软组织来决定的,因此评价颜面是否美观,从软组织状况考虑常常甚于牙齿、骨骼组织状况。错殆畸形的矫治主要从形态和功能两方面进行。在排齐牙齿获得良好功能的同时,改善容貌是大部分患者特别是成人求治的主要原因。而一些正畸医师只重视牙颌及咬合关系,但牙齿正常时,软组织不一定美观。因此,不能生搬硬套牙齿颌骨正常值,诊治中必须将软组织状况考虑进去。

在临床中,常用X线软组织头影测量法测量,目前比较常用的敏感指标为:颏沟倾角

(PgB-FH)、面凸角(G-Sn-Pg)、上唇倾角(Als-FH)、面角(FH-Ns-Pg)、Z角。

(八)颅面结构的对称性

面部的美观是指面部的平衡和对称,与面部结构的大小、形状和相对于正中矢状面的排列有关。许多学者都认为面部的结构可以非常协调,却少有绝对的对称。这一点通过X线头影测量研究也可证明。通过对正常聆美貌人群、优秀聆人群的颅面部后前位片的研究,可知这种不对称是大量存在的。

1.不对称的分布、范围和程度

在鼻翼,水平不对称性最小,随着部位自上而下,不对称性增大。眶区无明显的不对称,自鼻下区到肌肉附着区,不对称性逐渐明显。单个的骨头水平或许存在不对称,但将颅面复合体作为一个整体来看,局部的不对称性会被组成颅面复合体的各部分之间的相互作用削减。

2.不对称产生的原因

不对称产生的原因主要有遗传和环境两方面因素,环境因素占主导地位。

(1)生长速率的差异。面部在长、宽、高三个方向的生长速率及完成时间方面存在差异,这将会影响三个方向对称性的发育。颅面复合体是由许多部分组成的,各部分之间的协调程度将决定整体的对称性。

(2)肌肉对骨骼施加力的影响、不对称的肌肉习惯如偏侧咀嚼,可致面部不对称。肌肉可以对骨的外形施加影响,但它不能独立地引起骨或骨复合体的改变。在发育的关键阶段,出现异常的压力、肌肉平衡的紊乱、生长位点的损伤,则会影响颅面复合体最佳的形态结构和功能。

(3)功能因素。面部不对称与咀嚼系统器官的功能和黏骨膜系统有关,骨骼的不对称反映于面部软组织。下颌骨的不对称可能是对下颌移位的适应性变化,是下颌骨生长型改变的结果。此外,由于神经的损伤改变了个别肌肉或成组肌肉的功能,可间接引起不对称。

(4)补偿性原因。机体通过调节聆关系、习惯型及改变肌肉的位置来试图补偿任何生长的异常。其有效补偿程度主要依赖生长过程中异常情况影响的时间。任何影响髁状突生长的遗传和环境因素均可致下颌骨不对称及面部变形,而面部的补偿机制总是企图减小面部变形的程度。随着颌骨和颅骨生长潜能降低、机体的补偿功能减弱,面部的不对称性越来越明显。

另外,不同原因所致的骨骼表面覆盖软组织厚度不一致、不均匀,可能是面部不对称的原因之一。

(九)不同种族颅面形态标准的对比

1.错聆畸形的种族差异

错聆畸形是一种常见病,对颅面结构产生一定影响。错聆在人群中的患病率差异较大,一般认为,具有发达国家高于发展中国家的特点。原始隔离的部落中咬合类型比较单一,而人种杂居地区则变化较大。各类错聆畸形的患病率也有种族特点,安氏Ⅰ类错聆最为多见,白种人为50%~55%,黑种人为40%~50%,我国汉族为60%~70%;安氏Ⅱ类错聆白种人的发病率为20%~30%,明显高于黑种人(11%~15%)与蒙古人种(8%~12%);而安氏Ⅲ类错聆在蒙古人种的患病率约为10%,明显高于白种人(3%~5%),前牙开聆的患病率,黑种人为白种人的4倍,约为10%。造成上述差异的原因可能与种族有关,但也不能除外研究方法的差异。

2.正常𬌗下种族差异的X线头影测量研究

正畸学对颅面结构的研究,早期借鉴了人类学方法,如颅骨测量、活体测量及摄影等。目前X线头影测量技术成为主要手段。许多学者得出多种X线头影测量分析方法,并建立相应的软硬组织正常值。大量研究表明,正常𬌗人颅面牙颌形态存在种族差异,研究方法多为选择不同种族的正常𬌗样本,拍摄X线片并对测量均值做比较检验。因地域限制,也有作者引用他人已发表的资料做比较。在众多测量项目中,一般认为鼻、面、下颌及切牙-牙槽突度具有种族特征,而面部高度不能明确。

高加索人种的颅面结构常用作与其他人种的对照,同时在对比中显示其特点。对北美黑人儿童(12～16岁)的研究认为,黑人儿童骨型轮廓与白种人相似,主要由于牙齿前突及软组织厚度比白种人大所造成的凸面型。而黑人成人上、下颌骨前突,上、下切牙唇倾。面中部高度小,面下高度大,上、下唇高、唇厚,颏厚大于白种人;鼻唇角及唇-喉角小于白种人。非洲黑人与白种人相比具有中等程度的上颌前突,下颌平面角较大,上、下中切牙角较锐;在非洲与美洲黑人的比较中,非洲黑人表现出更大的下颌平面角及下切牙更直立的特点。

在对蒙古人种颅面形态、结构的研究中,日本人与白种人相比,显示下颌后缩,上、下切牙唇倾,牙齿及软组织轮廓前突,下颌骨生长型为垂直型,面宽较白种人大。朝鲜人与白种人相比骨骼型相似,但上、下切牙唇倾、前突,上、下唇均在E线的前方,颏后缩,鼻高小。

对拉丁美洲人群颅面结构的研究也有报告。拉丁美洲原先的主人是印第安人,殖民地化以后,印第安人与白种人产生了人种混合,形成如今以混血人种为主体的人群特点,以墨西哥人为代表。墨西哥儿童与北美白人儿童比较,具有前突的骨型,上、下切牙唇倾;成年墨西哥男性骨型与白种人接近,女性有中度上颌前突;男女均具有切牙前突的特点,且软组织侧貌较突。

3.中国人颅面特征的X线头影测量研究

与白种人相比,中国人呈相对前突的面部侧貌。其机制来源为:①软组织:鼻尖圆钝,鼻梁低,唇部突出,鼻唇角偏小。②牙弓突度大:上、下中切牙唇倾。③在硬组织轮廓的比较中,观点存在一定分歧。多数学者认为,中国人与白种人相比,具有下颌后缩的Ⅱ类骨型,下颌平面角较大。而有人认为,中国人(海外成人)硬组织轮廓比美国白人后缩,在上颌尤明显,以上切牙前突为代偿使面下1/3呈凸面型。对面高的比较分析中,成年人前上面高/全面高在43%～45%,并在不同种群中保持稳定。对北京与上海儿童的研究显示,面高比与白种人无显著差异。中、日两国人群软、硬组织结构基本相似;王兴的美貌人群资料比较认为,日本人下唇位置较中国人靠前,颏唇沟深度及颏突度不足,给人以颏后缩的感觉。彭适生将上海人与朝鲜人相比,认为朝鲜男性上中切牙较前倾,𬌗平面、下颌平面较陡,而女性除上中切牙略前倾外,与中国人类似。

中国人正常𬌗的颅面结构中也存在着一定幅度的变异,如北京地区16岁青少年数据与哈尔滨、上海相关数据的比较显示,北京市儿童面型较哈市为凸,上海市儿童又较北京市儿童凸。武汉地区青少年数据与北京、上海、成都、广州等地比较,发现其骨骼侧貌轮廓较北京人群前突,与南方人群相似,而上、下牙弓突度则与北京人群近似,显示一种从北到南过渡的表征;南方人群比北方人群更明显地表现出凸面型的特征。对少数民族研究表明,蒙古族的上、下颌长度,面中高度,颅底长度大于汉族,下切牙较直立;回族人的A点、B点及颏点靠后,切牙直立;

藏族人与汉族人相比上颌靠后，下颌向上、前旋转，骨面型较直，男性软组织侧貌与汉族相似，女性偏直；鼻尖较尖锐。

(十)口腔正畸学中的审美艺术

应当指出，口腔美容医学领域中的诸多事物同客观世界中其他事物一样，有其自身的本质确定性，然而其内部之间又是相互联系、相互渗透的，不可能有准确的界限。同人体其他方面的美容医学一样，口腔美容医学是一门以人体形式美理论为指导，直接采用医学手段来维护、修复和塑造人体的形态美，以增进形态美感为目的的医学学科。它不仅涉及医学技术与艺术性，也具有人文学科的科学性。它创造的形象是否具有美感，是人们对形象进行审美鉴赏后得出的结论。鉴赏者需要通过感受、体验、领悟从而获得由浅入深、情理结合的审美把握。这一过程绝非 1＋1＝2 的数学定律，而是依赖鉴赏者本身背景的艺术审美过程。

口腔美学既是一门科学，又是一种艺术。当医师为患者进行牙齿美容修复、除皱、去痣、隆鼻、正畸矫治时，在设计上尽管有章可循，如"黄金分割律"的应用、美貌人群面部结构比例测量等，但只能作为参考而不能将其绝对化。另外还存在着统计学标准、观察测量误差等，医师要考虑每个求医者的面部整体形态结构的统一和谐，以及求医者的特别要求等。因此，这一思维过程从一开始就是建立在模糊思维逻辑基础上的。但这并不是贬低各种规律的科学性和重要意义，只是说明不能将其绝对化。如做上下突后推手术时，早先在模型上进行需求的设计制作，并且实践中还要依赖于患者面部各器官的比例、条件，用整体和谐的观点指导工作，不断改变设计。由于医师和患者各自生活经历、环境的不同，对某一问题的认识也不同，表现出的心理状态不一致。因此，在美容临床工作中，任何一方的观点均不能强加于另一方。向患者讲明美容工作的客观性，听取患者对美容的认识、期望与建议，这样既能达到美容工作的高质量、高水平，又能使医患之间达成共识，去除人为障碍，使口腔美容医学向着高水平、深层次方向发展。

二、建立良好𬌗关系的方法

错𬌗畸形的矫治标准是达到理想正常𬌗或个别正常𬌗，确立良好的𬌗关系是其中重要组成部分，也是正畸医师在矫治过程中始终追求的目标。𬌗关系的改善依赖两个位置的调整，即颌位的调整和牙位的调整，两者若能有效地结合，将促进良好𬌗关系的建立。而实现颌位和牙位的调整，将依赖三大要素，即矫治方案的确定、矫治器及矫治力系统的选择、控制牙移动的能力。

(一)矫治方案的确定

在对错𬌗畸形进行正确的诊断基础上，应该自问以下几个问题。

1.能否进行颌位的调整

颌位的调整可以有效地改善𬌗关系，减小牙齿移动的范围，简化治疗，在𬌗关系的调整中可起到事半功倍的作用。颌位调整的程度不同直接左右着矫治方案的确定，如是否拔牙以及拔牙位的选择。颌位的调整依赖以下三点。

(1)颌骨生长的能力。颌骨生长与颌位的调整密切相关，这需要正畸医师根据遗传病史以及骨龄、牙龄、牙𬌗关系、身高、性别等生长发育指标来评估患者的颌骨生长能力。处于生长期的Ⅱ类错𬌗，下颌的自然生长将有助于颌位的调整；而Ⅲ类病例中下颌的自然生长不利于颌位的调整。

(2)矫治器的选择。仅凭颌骨的自然生长往往不足以改善颌位，矫治器对颌骨的生长可以起到引导、促进或抑制的作用，甚至可以开发颌骨生长的潜能。使用何种矫治器将在后文中详细说明。

(3)患者是否合作。绝大多数调节颌骨生长的矫治器均为可摘矫治器，因此患者的主观能动性将是矫治是否成功的必备条件。

2.拔牙矫治还是非拔牙矫治

拔牙矫治中的拔牙间隙除了用来解除拥挤、减小前牙突度外，改善后牙的𬌗关系也是不容忽视的。正畸医师希望利用拔牙间隙，通过牙的移位来建立尖牙、前磨牙和磨牙的尖窝嵌合关系，于是出现了多种形式的拔牙选择，诸如Ⅱ类错𬌗中的减数$\frac{4}{4}+\frac{5}{4}$等；Ⅲ类错𬌗中的减数$\frac{4}{4}+\frac{5}{4}$等。

拔牙矫治中，利用牙齿的移动来改善𬌗关系无疑是主要手段，但在判断具体拔除哪一个牙时，要考虑到生长因素。例如一个安氏Ⅲ的病例，上颌减数第一前磨牙一般无疑问，但下颌减数第一还是第二前磨牙，除考虑下牙拥挤度、下切牙唇倾度、下牙弓𬌗曲线曲度、骨垂直生长型等，下颌自然生长所产生的颌位调整作用也不容忽视。因此，在下颌自然生长潜力仍存在的情况下，下颌减数第一前磨牙的可能性要大。

在非拔牙矫治(不包括智齿)中，牙齿的移动范围相对有限(散在间隙者除外)，𬌗关系的改善更多地依赖颌位的调整。但颌位调整疗效的不确定性，使正畸医师感到不拔牙矫治中𬌗关系的改善要难于拔牙矫治。近年来，随着矫治思想的多样化、矫治材料性能的提高和矫治力系统的丰富，不拔牙矫治中牙齿移动的空间得到扩展。例如：①Alexander矫治技术中，通过矫形力的作用，使上牙弓整体后移；以及下颌第一磨牙使用-6°轴倾度的托槽，下切牙使用-5°转矩的托槽，在初始弓丝即为较大尺寸的方丝(麻花方丝)的情况下，下颌第一磨牙牙冠向远中倾斜，下切牙牙根向唇侧移动，为下牙列排齐提供了额外间隙。②多种形式推磨牙向后的装置。③多曲方丝弓技术中多种形式的螺旋推簧的运用以及多曲方丝弓自身有效控制牙齿的能力。

(二)矫治器及矫治力系统的选择

1.颌位的调整

颌骨具有自然的生长能力是颌位得以调整的先决条件，这对Ⅱ类错𬌗尤为重要。换句话说，替牙期是颌位调整得以实现的关键阶段。通过以下几种矫治器、矫治方法或其中的组合可以进行颌位的调整。

(1)功能性矫治器。功能性矫治器的矫治原理是使下颌在一个新位置建𬌗，即改变髁突位置，寄希望于口周肌群在此新位置上重新建立动力平衡，达到颌位调整的目的。具体说，对于以下颌后缩为主的Ⅱ类错𬌗，通过咬合重建，使髁状突前移到关节窝中央甚至更靠前些，并保持此位置，以期后牙建𬌗，口周肌群重新建立动力平衡，达到促进下颌发育的目的。针对非骨性因素所致Ⅲ类错𬌗，通过咬合重建使下颌位置后移，使髁状突位于关节窝中央，并保持此位置，再适当调整上切牙的前后向位置，以期后牙建䍜，恢复咀嚼功能。功能性矫治器在主动改善下颌位置方面无疑优于其他矫治器和矫治方法，但单一的功能性矫正器在三维方向上控制牙弓、牙齿的能力有限，尤其是矢状向和垂直向，因此其适应证较局限。此外，患者对颌位调整后的适应能力的差异，也决定了其疗效的不确定性。

(2)功能性矫治器＋口外力。在以下颌后缩为主的Ⅱ类错䍜矫治中，Activator 结合口外弓高位牵引，在改变下颌位的同时，利用口外的机械力主动地抑制上牙弓、上颌骨向前发育，并在垂直向控制上、下牙弓的高度，这种使下颌骨产生逆时针旋转的力无疑为高角型Ⅱ类错䍜病例提供了一条改善颌位、控制垂直向高度的途径，但不足的是依然无法解决 Activator 等功能性矫治器所致的下切牙唇倾。

(3)固定矫治器＋口外力。Alexander 矫治技术在Ⅱ类错䍜矫治中，通常为上牙先粘接托槽和磨牙带环，在常规整平和排齐后，在弓丝位于上颌第一磨牙带环颊面管近中 1～2 mm 处做 Ω 曲，将上颌第一磨牙带环牵引钩与 Ω 曲结扎紧，使上牙弓成为一个紧密的整体，口外弓施以向后矫形力，通过上颌第一磨牙传递到上牙弓的每一个牙上，使整个上牙弓向远中移动，从而达到抑制上颌向前发育的目的。同时，上牙弓远中移动的趋势，将改变固有的后牙䍜关系，患者在功能运动中为寻找原来的咬合关系，下颌会反应性地向前移位，从而达到颌位的调整，并间接促进下颌的发育。Alexander 医师认为，对一个处于生长旺盛期的病例，在患者良好合作基础上，使用这一技术可以将 ANB 角减小一半。

这种固定矫治器与口外力的组合同样可以用于Ⅲ类错䍜的颌位的调整。对上颌发育不足、上牙弓狭窄的病例，首先通过快速腭开展打开腭中缝，在矫正上牙弓宽度的同时，配合口外的前方牵引，将促进上颌向前发育。

Alexander 矫治技术所提倡的上牙弓整体性结扎的方法同样可用于Ⅲ类䍜关系的颌位调整。即将上牙弓结扎成为一整体，通过上颌弓丝尖牙处的牵引钩与口外的前方牵引装置相连，并进行前牵引。这一组合有两个特点：其一，整个上牙弓作为一个整体前移，改善了䍜关系；其二，在上颌方丝的切牙部分做根唇向转矩，可以最大限度地防止上切牙在前方牵引过程中唇倾。固定矫治器对牙弓三维方向的控制是功能性矫治器所无法相比的。此外，在下颌位置调整中，由于没有作用于下切牙的力，下切牙不会像功能性矫治器一样唇倾。但固定矫治器并未进行䍜重建，因此下颌位置的改变与功能性矫治器相比缺少主动性。

(4)固定矫治器＋颌间牵引。在牙弓整体性结扎的基础上，利用颌间牵引来改善颌位，这是固定矫治技术中颌位调整的最主要手段。考虑到Ⅱ、Ⅲ类颌间牵引可能对磨牙垂直向造成不利的影响，因此有必要通过以下措施来增加磨牙垂直向的支抗：①在较大尺寸的完成弓丝(方丝)上进行颌间牵引；②第二磨牙粘带环，融入治疗中；③横腭弓；④口外弓高位牵引。

2.牙位的调整

牙位的调整大多需要固定矫治器产生的机械力来完成，这包括弓丝和橡皮圈的弹力等。

(1)拔牙矫治。任何固定矫治器(或活动矫治器)均可顺利完成关闭拔牙间隙的牙齿移动，此时牙位调整的关键不在于采用何种形式的矫治器或矫治技术，而在于拔牙间隙由谁占用及占用量的大小，也就是矫治中的支抗。正畸治疗的过程就是如何保护支抗和消耗支抗的过程。

在方丝弓、直丝弓矫治技术中，使用口外力可以最大限度地保持上磨牙支抗，为Ⅱ类䍜关系的改善打下坚实的基础。Alexander 矫治技术中，在上牙弓整体性结扎基础上使用口外力，不但可以远中推动上牙弓，抑制上颌发育，而且在远中移动上尖牙和内收上切牙的过程中，能较好地保护上磨牙支抗，结合口内的 Nance 弓或横腭弓，是保护上颌支抗极其有效的选择。保护或消耗支抗不应限于颌内的力量，还可以借助颌间的力量。例如Ⅱ类牵引可以保护上磨牙支抗，同时消耗下磨牙支抗，下磨牙发生近中移动，达到改善磨牙关系的目的。

(2)不拔牙矫治。牙弓内由于没有间隙(散在间隙的病例除外)，牙齿移动受限，通过牙位调整来改善殆关系相对较难，此时可以：①迅速有效地整平牙弓，为颌位调整创造条件；②充分利用磨牙后区的间隙(有时需拔除智齿)；③适时的颌间牵引。以上三点是通过牙位调整改善殆关系的三原则。

Alexander 矫治技术思想在Ⅱ类错殆的不拔牙矫治中有其独特的优势，主要体现在以下两方面：

第一，在上牙弓整体性结扎基础上，使用口外矫形力，可以抑制上颌发育，推上牙弓向后。下颌第一磨牙使用－6°轴倾度和下切牙使用－5°转矩的托槽，使用初始弓丝即 0.432mm×0.635mm(0.017 英寸×0.025 英寸)麻花方丝(0.018 英寸托槽系统)，在排齐整平中即可使下颌第一磨牙牙冠向远中倾斜，下切牙牙根向唇向移动，为下牙弓提供额外间隙；同时保证下切牙在排齐整平过程中，尽可能直立于下齿槽基骨上或不过分唇倾，为Ⅱ类牵引调整颌位创造条件。

第二，在不拔牙矫治中，如何增加相邻牙齿托槽之间的间隙，保证托槽间弓丝有相对充足的长度，使弓丝的效能充分发挥显得尤为重要。Alexander 矫治器特有的尖牙托槽(Lang 氏托槽)、双尖牙托槽(Lewis 托槽)均为单翼托槽，因此相邻牙托槽之间的间隙比常用的双翼托槽要大，在整平牙弓过程中，弓丝的效能发挥余地较大；并减小了整平过程中一个牙的移动对邻牙的影响，从而可以迅速有效地整平牙弓，为Ⅱ类牵引改善颌位创造条件。

多曲方丝弓矫治技术(MEAW 技术)在对Ⅲ类错殆的不拔牙矫治，尤其是轻度骨性Ⅲ类有开殆或开殆倾向的非手术矫治病例的殆关系改善方面有独特的功效，体现为以下两个方面：

第一，MEAW 技术是一个持续性轻力的矫治力系统(0.018 英寸托槽系统)，靴形曲的存在保证了相邻牙托槽间有充足的弓丝长度，因此可以在同一时间内完成每个牙所需的三维方向的移动，而且其中每个牙的移动对其邻牙的影响相对较小，这就保证了不拔牙矫治中牙弓内的每颗牙在有限的空间内移动时更迅速。

第二，对下颌多曲弓丝的每个靴形曲依次做 3°左右的后倾弯后，通过Ⅲ类牵引的作用可以远中竖直下尖牙、双尖牙和磨牙，为现有牙弓提供间隙，从而为下切牙的舌向移动创造条件，同时Ⅲ类牵引又使上牙弓近中移动，达到改善Ⅲ类殆关系的目的。

多曲弓丝的这一独特作用同样可以运用到Ⅱ类殆关系的矫治中，具体表现为：①对上颌多曲弓丝的每个靴形曲依次做 3°左右的后倾弯，通过Ⅱ类牵引的作用可以远中竖直上尖牙、双尖牙和磨牙，为上牙弓提供间隙，从而为上切牙的舌向移动创造条件。②对下颌多曲弓丝的每个靴形曲依次做 3°左右的后倾弯，在Ⅱ类牵引和轻力的前牙垂直牵引作用下，整平下牙弓。③Ⅱ类牵引使下牙近中移动，从而达到改善Ⅱ类殆关系的目的。

(三)控制牙移动的能力

控制牙移动的能力体现在矫治器和矫治力系统自身的能力以及正畸医师对牙齿移动的驾驭能力两方面。建立良好的殆关系应贯穿矫治过程的始终,具体体现在以下五个方面。

1.减少排齐过程中不必要的牙移动

(1)在排齐牙齿阶段,运用多种形式的螺旋推簧首先为拥挤错位牙提供间隙,再施力矫治错位牙,以避免在间隙不足情况下,勉强对错位牙施力所造成的邻牙甚至磨牙的不必要移动。

(2)排齐整平过程中,在不影响磨牙前提下,使用短距离、轻力的颌间牵引,防止前牙覆盖或反覆盖加大,给以后磨牙关系的调整增加负担。

2.以尖牙为中心

在矫治过程中,始终以达到或维持尖牙中性关系作为控制牙移动的基准。

3.追求"无摩擦"移动的环境

充分地排齐牙齿、整平牙弓,才可保证关闭间隙过程中使用轻力,避免后牙支抗丢失。

4.三维方向的支抗控制

拔牙矫治中关闭间隙,无疑使磨牙前后向的支抗成为关注的核心。但颌骨垂直生长型、颌间牵引以及摇椅式弓丝可能会对磨牙垂直向、水平向支抗产生消极的影响。因此在矫治中需注意以下三点:

(1)用口外弓高位牵引、横腭弓维持上磨牙高度;下颌第二磨牙尽可能粘带环,迅速融入治疗中,以增加下磨牙垂直向支抗,维护下磨牙高度。

(2)颌间牵引时,调整相应牙弓弓丝的后牙段宽度和转矩,以维持磨牙宽度。

(3)在进行双尖牙、尖牙的匣形牵引之前,应首先确认这些牙颊舌向的倾斜度、覆盖是否正常。

5.在多曲方丝上使用颌间牵引

在矫治的精细调整阶段,为使咬合更加紧密,常做一些局部的匣形、三角形等多种形式的颌间牵引。但在通常使用的平直弓丝上做牵引会产生两个问题:其一,邻牙间相互的牵制作用,限制了牙齿垂直向的移动;其二,若在圆丝或尺寸较小的方丝上做牵引,易造成后牙转矩的丢失。

多曲方丝上靴形曲的存在,增加了托槽间弓丝的长度,使弓丝的柔性增强,两个靴形曲间的牙具有相对的独立性。当一颗牙受到颌间牵引力作用时,其邻牙所受影响较小。这样多曲方丝弓通过弓形保证了牙弓的整体性,同时牙弓上的每颗牙通过靴形曲又具有独立性,在颌间牵引力作用下,可以迅速建立紧密的尖窝嵌合关系。此外,方丝的使用可以调整转矩,以避免颌间牵引时转矩的丢失。

建立良好的殆关系是对正畸医师的基本要求,从制订矫治方案开始,就应为这一目标而努力。当一个正确的矫治方案确定后,如果正畸医师能够充分利用各种矫治器和矫治技术的组合来控制口颌系统,特别是牙齿的移动,那么,他就足以充满信心地去面对各种复杂病例的挑战。

三、矫治中和矫治后口腔颌面部的变化

口腔正畸矫治对口腔颌面部的影响是较大的,也是比较复杂的。现以安氏Ⅱ类错殆为例,

说明各类变化。

(一)安氏Ⅱ类2分类错𬌗畸形矫治后的改变

安氏Ⅱ类2分类错𬌗是一组以前牙深覆𬌗,上前牙舌倾、闭锁𬌗,矢状不调为主要特征的错𬌗畸形。一般多采用不拔牙矫治,使闭锁𬌗的前牙唇向移动,做Ⅱ类牵引,同时矫正前牙深覆𬌗。

1.牙颌硬组织结构的改变

(1)牙齿的改变。舌倾的上前牙得以矫正,U1-NA角增加,U1-SN值增大,矫治后接近正常范围,而U1A-PP的距离有所增加,表明切牙的移动主要为唇向倾斜,旋转中心仍有一定的伸长,上后牙牙槽骨高度增加。

下前牙唇移明显,L1-NB、L1-MP值增大,下前牙的旋转中心、高度基本维持不变,而下后牙牙槽骨高度有明显增加。深覆𬌗改善的机制来源于上、下前牙唇倾的针摆效应和上、下后牙一定程度的升高。由于矫治后上、下前牙的唇倾角增加,牙齿以牙根旋转中心唇向旋转,使深覆𬌗改善,而旋转中心没有绝对压低。Ⅱ类牵引、上颌平导的应用,后牙牙槽骨高度尤其是下后牙高度的增加也是覆𬌗改善的原因。

(2)颌骨的改变。矫治后SNA值维持基本不变,ANB值减小,SNB值增大,下颌位置前移,下第一恒磨牙的位置前移。上、下颌与前颅底建立协调关系,阻断了异常的生长倾向。上、下后牙槽骨高度增大,下颌平面角、下颌角矫治前后变化不大,而前后面高度略有增加。正畸治疗解除了患者下齿槽向前生长的抑制,阻断了下颌向前、向上的异常生长倾向。

2.软组织的改变

侧貌下颌后缩得到改善,下唇基角增加,下唇到Holdaway线的距离增加。矫治后侧貌的改善与下颌位置的前调有直接的关系,虽然上前牙唇倾改变非常明显,但上唇倾角、鼻唇角等的变化并不明显,这一方面是由于软组织随硬组织的改变不是一比一的关系,另一方面安氏Ⅱ类2分类错𬌗患者软组织唇形的代偿较好,牙𬌗畸形的严重程度并不决定软组织唇形的异常。

(二)安氏Ⅱ类1分类错𬌗畸矫治后的改变

对安氏Ⅱ类1分类错𬌗,采用常规的固定矫治器减数治疗,可限制上颌向前的发育,使SNA角减小。上切牙与上颌平面的交角U1-PP角减小,上切牙缘距U1-FHV也明显减小。SNB、SNPg角无明显改变,下切牙突度无明显改变。即该治疗对下颌位置及下牙弓突度的作用不明显,拔牙间隙可能主要用于解除拥挤、整平Spee曲度及调整磨牙关系。反映上、下颌骨矢状关系的ANB角没有明显减小,该组病例Ⅱ类关系的改善主要依靠牙代偿。

(三)错𬌗畸形治疗后的稳定性

1.覆𬌗、覆盖的变化

覆𬌗、覆盖在保持后保留了2/3的治疗效果。保持后覆𬌗、覆盖改变量与治疗后的改变量相关,即覆𬌗、覆盖的治疗改变量越大,其保持后的改变量也相对越大。但这并不意味着在治疗中不需改变覆𬌗、覆盖。相反,在治疗中对覆𬌗、覆盖应进行矫治,虽然保持后改变量略大于非矫治患者,但从总体的治疗效果来看,过矫治还是有利的。保持后覆𬌗的改变与覆盖的改变相关,原因可能是保持后覆盖的增大导致前牙丧失正常的咬𬌗关系,下切牙切缘与上切牙舌面没有接触,导致上、下切牙继续萌长,覆𬌗也因而加深。

2.尖牙间宽度的变化

上尖牙间宽度在治疗后虽有复发缩窄的趋势，但仍保持了大部分的治疗效果。下颌尖牙间宽度不如上颌尖牙间宽稳定，下颌尖牙间宽度保持后几乎缩窄至治疗前宽度，同时下尖牙间宽度在保持后的变化还与下前牙的拥挤度有关。这提示我们在临床过程中不宜盲目扩大下尖牙间宽度，以免治疗结束后下尖牙间宽度缩窄，从而使下前牙拥挤度增加。在必须扩大下尖牙间宽度的情况下，治疗后应采取固定保持并尽可能延长保持时间。

3.前牙排列的变化

保持后下前牙可出现排列不齐，但大部分治疗效果被维持，治疗前排列不齐程度严重者，保持后的复发量有接近治疗前的趋势，个别甚至超过治疗前，而治疗前排列不齐程度轻微者，保持后的复发量相对治疗后的改变量较小。治疗中尽量维持下尖牙间宽度对于保持下前牙整齐程度至关重要。

第二节　乳牙期、替牙期的早期矫治

一、不良习惯的破除

口腔不良习惯是发生于口腔的，不正常的，对患者𬌗、颌、面生长发育有害的行为习惯。因为不良口腔习惯破坏了口腔环境的平衡状态，会引起牙、颌、面的畸形。并不是所有的口腔不良习惯均会造成牙𬌗畸形，这取决于不良口腔行为的特点、持续的时间、发生的频率等。长期的不良口腔习惯不仅会引起错𬌗，而且会影响口颌系统的正常功能。

由于口腔不良习惯的行为形式与作用部位不同，造成的错𬌗表现也有所不同。如吮指习惯可造成局部开𬌗，舌习惯可造成较大范围的开𬌗与面高增大，口呼吸患者会造成上颌前突、上牙弓狭窄。

口腔不良习惯多数发生在儿童幼年期，也有少数患者在年龄较大时产生。大多数不良习惯属于无意识的行为，仅有少数是有意识行为。在治疗上有意识的习惯比较容易纠正，无意识的习惯较难治疗。值得注意的是，凡由疾病或解剖等因素引起的口腔不良习惯，需要专科医生治愈有关的疾病或解剖障碍后，才能使不良习惯得到纠正。

(一)舌习惯

舌在维持口腔环境肌肉的功能平衡中起着重要的作用。在儿童生长发育期内由于各种原因引起的舌运动与姿势的异常，均会对牙齿和颌骨的形态造成影响。引起舌姿势与活动异常的病因较多，如舌体过大、舌系带过短、腭扁桃体肥大或先天愚型患者；还有一些局部因素，如替牙或龋齿等。另外，舌习惯还可继发于其他口腔不良习惯，如吮指、口呼吸等。异常的舌活动有伸舌、吐舌、舔舌等。

1.临床检查

对于存在开𬌗或者上、下切牙夹角显著减少的患者，都应检查舌的功能及姿势。检查中应首先排除其他相关疾病，如腭扁桃体增生、舌体肥大或舌系带过短，应先进行专科治疗。检查时，让患者自然闭唇，轻轻拉起口角，可发现舌体位于开𬌗区域的上、下牙𬌗面之上。存在伸舌的患者在检查中可发现下前牙散开、前牙反𬌗。吐舌吞咽的检查可以通过触摸双侧颞肌部位来判断颞肌在吞咽时是否存在收缩，吐舌吞咽的患者在吞咽时无颞肌收缩。

2.矫治方法

与吐舌相关的患者临床检查后，针对患者的病因选择治疗方法。对于存在腭扁桃体增生、舌体肥大及舌系带过短者，应先行手术治疗，再配合矫治器治疗，常用的矫治器有如下几种。

(1)固定舌刺：可以用 0.7 mm 的不锈钢丝弯成倒"U"形，磨尖钢丝末端。每个"U"形粘于两个切牙上，或焊于前牙带环的舌面上，或用复合树脂粘于上、下切牙的舌面。舌刺的长度为 6～7 mm。为了防止舌从舌刺的上方或下方伸出，舌刺需指向不同的高度。在临床上为了粘接方便，常把两个"U"形重叠一半焊于一起，并在未重叠的部分焊网。为预防舌刺在睡眠时脱落而被吞咽，常把舌刺结扎于牙齿或唇弓上。舌刺戴用的最佳时间为7～12 岁，戴用时间一般在 4～6 个月甚至更长时间。患者戴用舌刺后，应向患者讲明，戴舌刺并不是惩罚性的，而是帮助患者纠正不良的舌习惯，保持舌在姿势或功能运动中的正确位置。

(2)腭珠：腭珠矫治器通过磨牙带环固定于口腔中，以 1.2 mm 的不锈钢丝弯成腭杆后，中部穿过塑料制成的可转动的小轮，两端焊于带环的舌刺上。腭珠的戴入可诱导舌去转动，而达到舌功能的训练目的。腭珠比舌刺更容易被患者接受。

(3)戴舌刺的活动矫治器：舌刺也可附于活动矫治器上。埋于上颌活动矫治器腭侧基托的前缘。矫治器固位一般用磨牙上的箭头卡住。活动舌刺矫治器需要患者很好的配合，只能在进食及刷牙时取下，否则效果不好。患者适应该矫治器需要较长时间。

(4)戴舌栅的活动矫治器：这种矫治器并不像前几种对舌肌有训练作用，主要是限制舌对牙齿施加的过大压力。舌栅埋于上颌活动矫治器前端，用 0.9～1.0 mm 的钢丝制作。由于舌体位于舌栅上，对矫治器产生向前的力量容易引起上颌支抗磨牙的前移。因此，戴用舌栅的患者在晚间应加戴口外弓头帽，增加支抗。圆管焊在箭头卡的水平臂上。

(二)吮指习惯

几乎所有的儿童在婴儿期均有吮吸手指的习惯(吮拇指较多见)，但一般持续的时间不长。随着年龄的增长，儿童逐渐被外界其他事情所吸引而放弃了吮指的习惯，不会引起错𬌗畸形的发生。如果吮指习惯一直延续至 3 岁以后，并对牙颌的发育产生不良影响，导致错𬌗畸形的发生，则被认为是口腔不良习惯，需进行治疗。

1.临床特点及预防

吮指习惯是一些复杂的心理因素所引起的无意识行为。在治疗中应注意患儿心理健康的维护，切勿吓唬患儿。不是所有有吮指习惯的患儿均会对牙颌的发育产生不良影响，会因不良习惯持续的时间、发生的频率和强度而异。同时，吮指习惯对牙颌的生长发育的影响随着吮指的手指、部位、姿势的不同而异。手指的压迫可引起开𬌗；吮吸时颊肌的收缩压力会造成牙弓的狭窄；因手指位置较高较深会引起硬腭的高拱、上颌的前突、上切牙唇倾等。研究表明，较长期地吸吮橡胶奶头对儿童颌面生长发育潜在的影响较小，为防止吮指习惯的产生，专家建议从婴儿出生的第一日开始即使用橡胶奶头，并大力提倡母乳喂养，满足孩子对安全感的需求。

2.矫治方法

有吮指习惯的婴儿不一定会引起明显的牙𬌗畸形，尤其是对几种类型的错𬌗患者。如Ⅱ

类及Ⅲ类的前牙反殆患者,吮指可能还会带来益处。即使因吮指引起了明显的牙殆畸形,也不必害怕,因为畸形往往只是牙列的畸形,对颌骨影响不大,长大后易于矫治。只有当吮指造成上前牙的过度唇倾或因受压而产生牙周组织损伤时,才需要即刻纠正。传统的矫正吮指习惯的方法有在幼儿睡觉时给幼儿戴厚手套或把睡衣袖子别在裤子上,还有给幼儿手指上抹些带苦味的东西,但效果很小或基本无效。当幼儿因吮指习惯对牙颌造成的不良影响较重时,需要用矫治器进行治疗,一般在4～6岁时进行矫治,矫治器应戴用4～6个月才有效。一般在不良习惯破除后仍需戴3～4个月矫治器,常用的不良吮指习惯的矫治器有以下几种。

(1)带舌刺的矫治器:在上颌活动矫治器的前部埋4～6根舌刺。上颌第一恒磨牙卡环焊上圆管让患儿在晚上佩戴头帽口外弓,既可后推上磨牙,又可以避免患儿睡觉时摘下矫治器。

(2)前庭盾:矫治吮指习惯使用的前庭盾有两种:一种前庭盾是在前部加上平面导板,适合深覆殆或Ⅱ类错殆趋势的吮指习惯者;另一种在前部带舌栅,适用于有开殆或Ⅲ类趋势的患者。前庭盾除晚上戴用外,最好白天也能戴一段时间。

(三)唇习惯

1.唇习惯的特点

不良唇习惯包括咬下唇、吮吸下唇和吮吸上唇等,较常见的是吮吸下唇。不良唇习惯破坏了牙弓内外肌肉的平衡。咬下唇与吮吸下唇增加了下颌牙弓外部的力量,抑制下颌的向前生长,增加了上颌牙弓向外的力量,长期作用可以使上颌前突,造成上、下颌间关系的异常。同时,错殆的发生会破坏正常的唇齿关系,引起上唇过短、开唇露齿、上切牙覆盖下唇等。由唇习惯造成的错殆畸形常表现为不同程度的深覆盖,上、下中切牙夹角变小。临床检查时,长期有吮唇或咬唇习惯的患者可在唇部皮肤上看到明显的印记。在不良唇功能造成的错殆畸形的矫治中,唇功能的训练与调整是十分重要的。

2.矫治方法

不良唇习惯的矫治可进行诱导心理治疗,对于效果不好且造成错殆的患者需要矫治器矫治,以下介绍几种常用的破除唇习惯的矫治器。

(1)焊唇挡丝的活动矫治器:可在上颌活动矫治器的唇弓上焊两根唇挡丝支开下唇。制作时应避免唇挡丝压迫下切牙或牙龈。这种矫治器只有纠正不良唇习惯,如咬下唇或吸吮下唇的作用,而没有唇肌功能训练的作用。

(2)唇挡:一种矫治不良唇习惯常用的矫治器,可放置在活动矫治器上,也可与固定矫治器联合使用。与固定矫治器联合使用时连接唇挡的钢丝末端插入带环圆管中。唇挡大致分为两类:一类为自凝树脂制作的唇挡,内埋1.0 mm的钢丝;另一类直接用1.0～1.2 mm钢丝在口内制作前部套以胶管,末端在带环圆管前弯制“U”形曲,这种唇弓便于调整。依唇挡的位置不同,又分为高位唇挡、中位唇挡及低位唇挡三种。

高位唇挡:唇挡与下切牙切缘平齐,由于下唇把唇挡向上推,会对下颌磨牙产生直立的作用。

中位唇挡:唇挡位于下切牙的唇面与下唇之间,由于支开了下唇,可使下切牙向唇向移动,也可使磨牙向远中移动。这种唇挡最适合纠正咬下唇不良习惯。

低位唇挡:唇挡位于下切牙牙根唇面,由于不能支开下唇,所以只有后推磨牙的作用。

在使用唇挡时，应注意使唇挡离开下切牙唇面 2～3 mm，不要压迫切牙或牙龈组织。同时，对于Ⅲ类的患者不能使用下唇挡，否则会由于牙弓内外肌肉力量平衡的改变而使Ⅲ类错𬌗加重。

(3)开窗前庭盾：对于有不良唇习惯者，还可使用开窗前庭盾。这种矫治器比前庭盾更易于让患者接受，适合全天戴用。不仅可纠正不良唇习惯和吮指习惯，而且可对唇肌功能进行训练。如果前庭盾在下颌前移位置上制作，还可矫正由不良唇习惯造成的颌间关系不调。该矫治器用树脂做成，为增加其强度，可在基托内埋以钢丝，戴用初始应注意进行基托的缓冲，调磨压痛点。

(四)口呼吸习惯

不良的口呼吸习惯由于引起头、颌骨、舌位置及姿势的改变，破坏了口腔环境原有的平衡状态，最终会影响颌骨与牙齿的位置，导致错𬌗畸形的发生。人在正常情况下是以鼻呼吸的，只是在某些状态下，口腔才辅助呼吸，在运动中如通气量在 35～49 L/min 时，部分辅以口呼吸，当通气量在 60～80 L/min 时，口腔参与一半的呼吸。当安静状态下，由于鼻炎、鼻窦炎、鼻甲肥大、鼻中隔偏曲、腺样体增生、腭扁桃体肥大等各种因素造成气道不畅时，患者的口腔呼吸部分或全部取代了鼻呼吸，就会产生呼吸紊乱。

1.临床特点

口呼吸能造成多个器官功能的失调，所以由它引起的错𬌗机制也较复杂。

(1)由于气道阻塞、鼻呼吸不畅，影响了鼻的正常发育，从外观可见鼻根内陷，鼻翼萎缩，鼻底向下发育不足，硬腭不能下降，使患者形成腭盖高拱。

(2)由于张口呼吸，失去了唇的封闭作用，造成上颌前突、上切牙唇倾、上唇缩短、唇外翻。同时，上颌牙弓失去舌的支持而出现上牙弓狭窄，降颌肌群的功能增强，使下颌向后下旋转。口呼吸患者常表现出长面形、颏后缩。临床检查时应注意鼻部和气道，可用棉花纤维或双面镜来观察是否存在口呼吸。

2.矫治方法

对于存在口呼吸的患者，首先应该消除诱发口呼吸的病因，与耳鼻喉科合作，消除引起气道障碍的慢性炎症与增生。只有彻底消除病因，才能纠正口呼吸习惯，彻底矫正不良习惯所造成的错𬌗畸形。

(1)快速扩弓：该矫治方法对口呼吸患者的治疗见效较快，采用快速扩弓矫治器，一般需要 3 个月时间，口呼吸习惯也能得到矫正。即使是后牙横向关系正常的患者，经过快速扩弓矫治，后牙将出现不利改变，但去除扩弓矫治器后，𬌗关系可随着复发而恢复正常，而口呼吸的矫治效果却不变。

(2)前庭盾：在口呼吸不良习惯的纠正中，前庭盾较为常用。此处使用的前庭盾，类似于功能矫治器，矫治器不施力，前部不与牙齿接触，边缘延展至前庭沟底，制作时应在前牙对刃的基础上咬颌蜡并制作，前庭盾具一定厚度，一般为 2～2.5 mm。初戴时，盾前部可磨出几个小孔，随着治疗的进展，逐渐以自凝塑胶封闭这些小孔。戴此矫治器时，还可进行唇肌功能的训练，同时，还有引导下颌向前的作用。总之，前庭盾使口周正常的肌肉力量平衡，而达到矫治口呼吸不良习惯的目的。

二、牙弓关系不调的矫治

在乳牙𬌗与替牙𬌗时期，一些影响患者功能和颅面正常生长发育的错𬌗，需要进行治疗。

(一)前牙反𬌗

在乳牙与替牙期常可见前牙反𬌗的存在，牙源性者较多见，也有因前牙错𬌗阶段所致的𬌗干扰而造成的下颌功能性前伸，如不及时矫治，以引导下颌的正常生长发育，则易形成骨性Ⅲ类错𬌗。

1.调𬌗法

一些患者由于正中𬌗位时的早接触、𬌗干扰(最常见是乳尖牙的干扰)，导致下颌前伸。这类患者在正中关系位时，前牙呈对刃或浅覆盖关系(下颌可以后退)。正中𬌗位时反覆盖、反覆𬌗较小，可以采用调𬌗法进行矫治。用咬合纸检查患者从正中关系至习惯𬌗位运动时的干扰点，分次调磨早接触的点，直至正中关系位时前牙建立正常的覆𬌗、覆盖关系；闭口时闭口道正常，后牙建立正常咬颌关系。

2.下颌联冠斜面导板

该矫治器适用于功能性乳前牙反𬌗，反覆𬌗深、反覆盖小的患者。联冠斜导包括下颌 6 颗乳前牙，斜面导板的角度约 45°，用氧化锌糊剂粘于患儿下前牙上。斜面导板的斜面与上切牙舌面接触，引导患儿放弃原来的习惯性𬌗位而至正中关系位。一般戴用 2 周左右，上前牙即可发生唇向移动，下颌可以回到正中关系位，恢复正常的闭合道。若超过 1 个月后，患者仍未发生相应的改变，则应考虑改换矫治器。因戴此矫治器时，患儿只能进食软质食物。

3.上颌𬌗垫矫治器

对于由于上前牙舌向错位造成的前牙反𬌗，可使用上颌𬌗垫矫治器。后牙需要有足够的固位牙，矫治器前部每个舌向错位的牙上做一个双曲舌簧，通过调整舌簧加力，而矫治前牙反𬌗。

4.下颌后退位𬌗垫

由于干扰等原因造成的下颌功能性前伸与下颌前部间隙的患者，可用此矫治器。𬌗垫在患者下颌后退至正中关系的位置上制作，前部加唇弓，通过双曲唇弓加力内收下前牙而达到矫治反𬌗的目的。

(二)后牙反𬌗与下颌偏斜

上颌牙弓的狭窄或不良口腔习惯(如吐舌、吮指等)均可能造成单侧或双侧后牙反𬌗。同时，早接触的存在常会使患者闭口时产生偏斜，而造成单侧后牙的反𬌗，下牙弓中线偏向反𬌗侧。少数乳牙或混合牙列期患儿的单侧后牙反𬌗是由乳尖牙的𬌗干扰造成的，仅可通过调𬌗消除干扰，即可使下颌恢复正常的闭口道而矫治单侧后牙的反𬌗。在早期后牙反𬌗的矫治中，常用以下两种矫治器。

(1)有扩弓簧和分裂基托的上颌扩弓矫治器。这种矫治器应设计足够的固位装置，否则加力后易脱离牙弓。同时，该矫治器的矫治效果依赖患儿的合作。

(2)可调式舌弓矫治器中有“W”形弓与四角腭弓矫治器，通过磨牙带环与牙弓相连(可焊接或穿过带环腭侧圆管)，加力后可进行扩弓治疗。四角腭弓比“W”形弓更富有弹性。在矫治器调整使用时，应注意不要压迫腭黏膜和牙龈组织。

(三)上前牙前突

在乳牙或替牙早期的上前牙前突问题,多数是牙性的,且多因吮指与咬下唇等不良习惯造成。当上前牙前突严重影响美观或易使前牙受伤时,即需矫正。当上颌牙弓中存在间隙且覆盖较大时,即可使用活动或固定矫治器进行治疗,但应注意,要用口外弓加强支抗。

1.活动矫治器

用哈莱矫治器的双曲唇弓,每月调整 1.5～2.0 mm,可使牙齿移动 1 mm。应注意,加力同时需缓冲腭侧基托 1～1.5 mm。每次复诊时均需对唇弓和基托进行调整。对于覆骀较深的患者,应首先戴用平面导板矫治器,待覆骀问题解决之后,再内收上前牙。

2.固定矫治器

一般在磨牙上粘带环,前牙粘托槽。利用弓丝的关闭曲或弹力链内收前牙。关闭曲每月每侧打开 1 mm。注意增强支抗。如果不是每个牙齿均粘着托槽,在矫治过程中应注意调整力的大小,不要将未粘托槽的牙齿挤出牙列。

(四)前牙开骀

乳牙与磨牙早期的前牙开骀,多数是不良口腔习惯(如吮指、咬唇等)造成的。早期时,如颌骨关系正常,随着口腔不良习惯的纠正,恒牙前牙的开骀情况也会得到改善。治疗一般也是针对牙弓狭窄的扩弓治疗与上前牙唇倾的内收。前牙的开骀一般不做特殊的治疗,但如果口腔不良习惯得不到控制,会造成骨性的开骀。

(五)前牙深覆骀

乳牙与替牙早期的深覆骀应分析其原因,明确是由于后牙萌出不足还是前牙萌出过度造成的。除较深的覆骀给龈组织造成创伤外,一般情况下前牙的深覆骀均推迟到恒牙期矫治。

1.后牙萌出不足

后牙萌出不足可用带平面导板的上颌活动矫治器。前部平面导板使磨牙脱离咬合接触从而促进磨牙的萌出。但是磨牙的萌出是难以控制的因素。矫治器需全天戴用几个月,建立正常的垂直向关系之后,矫治器仍需戴用几个月,以防复发。

2.前牙萌出过度

前牙萌出过度治疗有一定的难度,需要控制上、下前牙的萌出或压低这些牙齿。这种牙齿运动需要温和而持续的力量。力的大小应精确控制且需增加支抗。治疗可用多用途唇弓,通过相对压低前牙而达到矫治的目的。治疗中应注意磨牙的旋转和唇弓对龈组织的损伤。一般情况下,这种治疗要推迟至恒牙初期。

三、替牙障碍

(一)乳牙早失

乳牙早失时常因邻牙的倾斜或对颌牙过长而形成牙列不齐。研究表明乳牙缺失后,缺隙在最初 6 个月内减少的量最多。对于以下情况者应进行缺隙的保持:邻牙明显向缺隙移动、后牙没有良好尖窝关系、缺牙引起继发性不良口腔习惯、缺牙加重现有的错骀(如牙列拥挤、Ⅱ类错骀下颌牙早失、Ⅲ类错骀者上颌乳牙没有早失)、所有继替恒牙胚存在。

1.丝圈式缺隙保持器

此型保持器在邻近缺隙的一侧牙上放置带环,并焊上较硬的钢丝,抵在缺隙另一端的邻牙上。丝圈要足够宽，不妨碍恒牙的萌出；同时钢丝不能压迫牙龈组织。由于放置带环的牙易脱钙，一般带环放于乳磨牙上。但丝圈式缺隙保持器不能预防缺隙对颌牙的过长。

2.局部义齿缺隙保持器

当一个牙段早失牙超过一个或两侧均有乳牙的早失时，常用局部义齿缺隙保持器。在保持缺隙的过程中，还能发挥一定的功能作用。保持器上需设计卡环。乳尖牙处的卡环应不妨碍恒切牙萌出过程中乳尖牙的向远中移动。要定期复诊，必要时去除或调整此牙上的卡环。

3.远中靴形缺隙保持器

此型缺隙保持器用于第一恒磨牙未萌出之前第二乳磨牙早失时。在第一乳磨牙上放置带环，远中焊 0.9 mm 不锈钢丝，在拔除第二乳磨牙后，即粘接该保持器。此保持器远中有一引导面伸入牙槽中与第一恒磨牙近中边缘嵴下方 1 mm 处接触，以引导第一恒磨牙正常萌出。大部分患者能很好地适应该保持器，但应注意，亚急性心内膜炎者慎用，因为安装使用此保护器可增加感染机会。

4.舌弓保持器

对于多数乳磨牙早失，恒切牙已萌出的患者可以使用。一般在乳磨牙或两侧第一恒磨牙上置带环，内焊不锈钢丝与恒切牙舌隆突接触，保持牙弓长度，防止后牙的前移。当前移覆𬌗较深时，有时上颌舌弓会妨碍前牙的咬合，此时可改成 Nance 弓或腭杆进行保持。

（二）恒牙早失

因乳牙根尖或牙周病变破坏了恒牙胚的牙囊，致恒牙牙根形成不足 1/3 时恒牙即开始萌出。此时易导致恒牙的感染或脱落，临床上常制作阻萌器，延迟此类恒牙的萌出。常用的阻萌器有在丝圈式缺隙保持器上加焊一通过早萌牙𬌗面的横杆，或做局部义齿缺隙保持器加𬌗支托。

（三）恒牙迟萌或阻生

乳牙脱落后，继替恒牙牙根已基本形成但仍未萌出者为迟萌或阻生。对于迟萌或阻生的牙齿可通过手术暴露部分牙冠，并施以矫治力导萌的方法使其萌出。但在牙齿导萌之前应确保牙弓中存在足够的间隙。综合考虑是否需要拔牙正畸治疗。

（四）恒牙异位萌出

恒牙萌出过程中，由于牙量、骨量不调或恒牙牙胚过大，不是先导牙牙根吸收，而是邻牙的牙根吸收，为恒牙的异位萌出。当恒牙异位萌出时，可先不做处理，定期观察邻牙牙根吸收的情况。有一半患者可以自行调整。不能自行调整者，适当做处理。最常见的恒牙异位萌出致邻牙压根吸收是第一恒磨牙对第二乳磨牙牙根与侧切牙对乳尖牙牙根的影响。

1.第一恒磨牙的异位萌出

可在局部麻醉下应用 0.4 mm 的铜丝通过龈下接触点，并在𬌗方面结扎，通过复诊逐渐加力使第一恒磨牙向远中方向萌出。对于铜丝难以通过，可通过弯制各种竖直弹簧直立第一恒磨牙。对于第二乳磨牙根吸收严重导致早失者，应用缺隙保持器及时保持间隙。

2.恒侧切牙异位萌出

侧切牙的异位萌出常导致乳尖牙的早失。若双侧乳尖牙早失或乳尖牙的早失未引起牙弓中线的偏斜者，可用固定舌弓保持间隙。若已经引起牙弓中线偏斜，则应及时拔除对侧乳尖牙，而后用舌弓保持。

四、骨性错𬌗的生长改良

如果患者存在颌骨间关系的不调，最理想的办法是通过生长改良来矫治，使患儿的骨性问题在生长发育中得到解决。生长改良的目的在于改变患者颅面生长发育的表达，改变生长方向和生长量。无论使用功能性矫治器还是口外力，都是通过力直接作用于牙齿上再传至颌骨而影响下颌髁突或上颌骨缝的生长的。颌骨的生长改良即是通过刺激颌骨的生长，为上、下颌骨生长创造不同的速度来达到矫治颌骨间关系不调的目的。生长改良这一治疗方式，期望在治疗中有骨的变化是主要的，应尽量减小牙的变化。牙的变化占主要成分时，生长改良是失败的。

（一）生长改良时间

若应用矫治器进行生长改良，患者必须处于生长发育之中。乳牙期时患儿处于生长发育较迅速的时间，在这个时期进行生长改良的矫治时间较短。但是矫治后容易复发，因为颌骨仍按原来的方向生长。如果患儿开始治疗的时间过早，在替牙期时仍需继续治疗，人为地延长了治疗时间。所以，对于一般颌骨畸形的患者，生长改良开始的时间应在替牙期前1～3年，此时生长改良的结果能够较稳定地维持。一般情况下，对于骨骼畸形严重者应较早治疗。存在骨骼畸形的患者50%需要二期治疗，第一期是生长改良消除或减轻颌骨间关系的不调，第二期是矫正余留下来的牙齿问题。

（二）下颌发育不足的矫治

许多Ⅱ类骨性错𬌗下颌发育不足的患者多是下颌较小或由于下颌位置偏后。对于这类患者，治疗主要是戴用可以刺激下颌生长的矫治器。功能性矫治器通过前移后缩的下颌改变髁突周围组织的张力刺激下颌的生长。一般来讲，功能性矫治器可加速下颌的生长，但对增加下颌大小的远期效果较难肯定。

1.矫治前准备工作

当决定使用功能性矫治器进行治疗，并确定了矫治目标之后，必须仔细检查上前牙位置。因为用功能性矫治器治疗下颌发育不足的患者，需要将下颌骨向前导4～6 mm。一般情况下，患者具有较大的覆盖，但也有患者由于安氏Ⅱ类2分类错𬌗或安氏Ⅱ类1分类错𬌗的拥挤造成的切牙的错位会产生干扰，影响下颌前移。这类患者治疗的第一步是使上切牙直立或唇向倾斜和排齐前移，创造覆盖，以利于下颌前移建立工作咬合，根据患者需要改变的牙齿数量等情况可选择活动矫治器或固定矫治器。为避免上切牙排齐后的舌向复发，在戴用功能性矫治器前应保持几个月。

2.功能矫治器的作用

对于下颌发育不足所致的骨性安氏Ⅱ类错𬌗，功能矫治器的工作咬颌是使下颌前移、髁突移开关节窝而刺激髁突的生长，一般功能矫治器下颌前移量一次不超过4～6 mm，切牙不超过对刃关系，否则患者会感到不适。下颌前移时保持两侧对称，除非是需要纠正下颌偏斜的患者。后牙区域一般分开4～5 mm，若以限制矫治中牙齿萌出的变化为主要的目的，应减小后牙区打开间隙至3～4 mm，后牙𬌗面加𬌗支托。对于面下部高度较大的患者，可通过加大后牙区域咬合打开的距离至5～6 mm，以刺激肌肉等软组织的收缩，而限制磨牙的萌出。Ⅱ类错𬌗患者常用的功能矫治器为活动型(如 Activator 或 Bionator 矫治器)或固定型(如 Herberst 矫治器)。

(三)上颌发育过度的矫治

安氏Ⅱ类错𬌗患者的上颌发育过度常有垂直向及前后向的成分。这两点均会造成Ⅱ类错𬌗,因为在上颌向前、向下运动时,下颌向后、向下旋转,表现出对下颌向前生长型限制。治疗的目的是限制上颌的生长以使下颌向前生长与上颌相适应,常用的矫治器是口外力矫治器。

1.口外力的作用

口外力作用于骨缝上而减小上颌骨向前、向下的生长。对于生长发育期的儿童,口外力基本上是通过头帽或颈带做为支抗的口外弓作用于上颌第一磨牙。戴用时间为每日 12～14 小时,力量每侧为350～450 g,过大的力量(超过 1 000 g)会对牙齿及支抗结构造成伤害,但并不会增加对颌骨生长改良的效果。牵引力的方向应根据患者的垂直向关系而定。牵引力向远中向下,将会加速上颌骨的垂直向生长,并使下颌骨向下向远中移动;牵引力向上后将会限制上颌骨的垂直向生长,对于短面型的Ⅱ类错𬌗患者应慎用。在使用口外力时,力量直接作用于上磨牙上,不可避免地引起上磨牙的远中移动,但应注意尽量使磨牙整体移动,避免远中倾斜移动。磨牙的伸长和压入要视所期望的上、下颌垂直向变化而定。大部分Ⅱ类错𬌗患者在使用口外力时不希望磨牙伸长,因为此会限制下颌骨向前生长。

2.头帽的选择

头帽选择应注意以下几点。

(1)支抗的部位:高位牵引、颈牵引与联合牵引。高位牵引施于牙齿与上颌以向后上的力量,颈牵引为向前下方的力,联合牵引根据两部分的分力大小而定。支抗部分的选择根据患者最初的垂直面形而定。

(2)头帽与牙齿的连接方式:常规的方式是面弓与磨牙颊管连接,也可以将面弓与上颌活动矫治器相连(常为上𬌗板或功能矫治器),在上颌垂直向发育过度的患者中较常见。

(3)上颌与牙齿是整体移动还是倾斜移动:除非作用力线经过牙齿与上颌的抗力中心才不发生旋转。磨牙的抗力中心在根中根颈 1/3 交界处,上颌骨抗力中心位于前磨牙区牙根之上。

3.口外弓应用注意事项

在Ⅱ类错𬌗导下颌向前的患者,使用口外弓时,应将口内弓对称性调宽约 2 mm,对上颌产生一些扩弓作用,戴入时应稍压紧内弓,否则前导下颌易产生后牙段的反𬌗。内弓部分仅在磨牙颊面管处与牙齿接触,其他部位内弓均离开牙面为 3～4 mm。口外弓调整后要以产生理想的力且与颊部离开几毫米为宜。应用时还应注意不断调整口外弓的位置,因为牵引有时会改变位置。

(四)上颌骨发育不足的矫治

由于上颌发育不足而造成的安氏Ⅲ类错𬌗较容易发现,但却是替牙期中最难矫治的一类错𬌗。对于这类上颌发育不足的患者,早期治疗是必要的。

1.前方牵引面具矫治器

这种矫治器的应用使由于上颌发育不足而造成的Ⅲ类错𬌗能很快得以矫正,矫治效果一般在 6 个月即可表现出来,通过上颌骨的前移(2 mm 左右)、上颌牙列前移,以及抑制下颌骨的向前生长、改变其生长方向来完成。对于治疗前即有前下面高过大的患者应慎用。前方牵引矫治器最适合在上颌恒中切牙萌出所处的发育期使用。在利用牵引面具矫正使牵引建立 4～5 mm 覆盖关系后才能停止,因为有一定的可能会复发。矫治结束之后,一般距固定矫治器的戴用还有较长一段时间,此阶段可戴用活动保持器或 FR-Ⅲ型矫治器进行保持。

2.功能性矫治器

FR-Ⅲ功能矫治器是治疗由于上颌发育不足所致的安氏Ⅲ类错𬌗很有效的口内装置,且较前方牵引装置隐蔽,患者除用餐及刷牙外全天均可戴用。FR-Ⅲ矫治器所产生的矫治效果与前方牵引面具相同,只是矫治效果比牵引面具要慢,一般治疗需 1～2 年。但是,由于 FR-Ⅲ型矫治器带有唇挡和颊屏,对软组织的调节作用比面具矫治器强,尤其对于那些存在上颌肌肉兴奋亢进的患者。

(五)垂直发育过度的矫治

骨性开𬌗或长面综合征的患儿一般具有正常的面上部和上颌高度,这些患者上颌后部向下倾斜、前牙开𬌗且几乎均有后牙的过度萌出。许多人下颌升支较短,下颌平面较陡,前后面高比例失调,理想的治疗是控制垂直向生长,使下颌向前、向上旋转。但是,垂直向的生长发育持续的时间较长,能持续到青春期后期。所以,即使替牙期的生长改良是成功的,积极的保持仍需持续若干年。

1.上颌磨牙的高位牵引

垂直向过度发育的处理方法是保持上颌的垂直位置,而用高位牵引头帽限制上磨牙的萌出。牵引的方式同Ⅱ类错𬌗的矫治。

2.上颌平面导板加高位牵引头帽

在口外弓的舌侧加平面导板或另外戴用塑料𬌗垫与整个牙列牙齿接触。这种矫治器对于垂直向发育过度、上牙龈过多露出的患者是较有效的。但是,需要患者在较长的治疗时间内很好地合作。

3.有𬌗垫的功能矫治器

戴用有后牙𬌗垫的功能矫治器,利用功能矫治器对上颌生长的限制作用及𬌗垫限制后牙萌出的作用以达到矫治目的。在戴用功能矫治器后进行固定矫治器排齐时,也要戴用一个𬌗垫矫治器,因为固定矫治器排齐牙列时,不能抑制后牙的继续萌出。

4.高位牵引加有𬌗垫的功能矫治器

在有𬌗垫的功能矫治器前磨牙区的𬌗垫内埋入颊面管,在调整下颌骨向前移动的同时,控制磨牙的萌出,抑制上颌骨的向前生长。两个矫治器的联合使用,使得口外力作用点更接近上颌骨的抗力中心,而不仅是作用于上颌第一磨牙上。同时,口外力的使用对功能矫治器效果的维持是有效的。

五、序列拔牙

序列拔牙是一种常用于治疗牙与牙弓大小不调的早期治疗方法。通过有顺序地拔除一系列牙齿以利于恒牙的顺利萌出,这种治疗的结果通常要拔除 4 颗前磨牙,但也不能排除系列拔牙后仍需使用矫治器的可能。

(一)适应证

序列拔牙是一种较长期的治疗方法,需要正畸医师的严密控制。一般来讲,序列拔牙仅适用于安氏Ⅰ类错𬌗,对于安氏Ⅱ类及Ⅲ类错𬌗的患者,替牙阶段主要是矫治颌骨间关系的不调。适用于进行序列拔牙矫治的患者应具备以下特征。

1.恒牙胚无缺失

决定进行序列拔牙治疗的患者,应先进行全口牙X线摄片。证明无恒牙缺失者才能继续治疗。

2.较严重的牙列拥挤

经替牙期间隙分析有中度以上的牙列拥挤者。

3.无明显颌骨关系的异常

颌骨间关系存在明显异常者,替牙期需对颌骨关系异常进行矫治。

4.家属情况

父母存在较严重的牙列拥挤。

(二)序列拔牙的步骤

1.乳尖牙的拔除

一般在7~7.5岁拔除上、下颌乳尖牙,有利于恒侧切牙的萌出,改善中切牙位置,预防尖牙的严重近中错位。但有时下尖牙的萌出早于第一前磨牙,故有时可先拔除第一乳磨牙以利于第一前磨牙早萌,避免尖牙牙胚远中移动而致的第一前磨牙阻生,序列拔牙中第一阶段是拔除乳尖牙还是乳磨牙要视患者的牙胚发育与错𬌗情况而定。

2.第一乳磨牙的拔除

9～10岁时拔除第一乳磨牙,促进第一前磨牙的萌出。在此阶段仍需进行间隙分析以确定是否要拔除前磨牙。如是肯定的,则拔除第一乳磨牙。

3.拔除正在萌出的第一前磨牙

此期第一前磨牙的拔除,可促进尖牙向远中移动,进入第一前磨牙的拔牙间隙,避免尖牙的近中错位。在此阶段拔牙前,需再次进行间隙分析后进行。

(三)序列拔牙的注意事项

序列拔牙治疗历时数载,需要正畸医师的严密监控和患者的良好合作。序列拔牙治疗的患者需要定期进行复查,每4个月取一次牙𬌗模型记录与曲面断层片,以利医生对拔牙的部位和拔牙时间做出正确的判断。如果患儿与家长能够很好地配合,能缩短疗程。

另外,一些患者在拔牙后的自行调整期间内,拔牙隙邻近的牙齿可能向缺隙倾斜或遗留数毫米的间隙,前牙会舌向移动、竖直,造成前牙的深覆𬌗。这些问题仍需戴用固定矫治器或平面导板矫治器进行治疗,否则将有可能引起更严重的错𬌗。

第三节　阻生牙与埋伏牙的矫治

牙齿因为骨、牙或纤维组织阻挡而不能萌出到正常位置称为阻生。轻微阻生时牙齿可能萌出延迟或错位萌出；严重时牙齿可能埋伏于骨内成为埋伏牙。阻生牙、埋伏牙在正畸临床较为常见，在安氏Ⅰ、Ⅱ、Ⅲ类错殆中都有发生。阻生牙、埋伏牙常发生在上颌中切牙、上颌尖牙、下颌第二恒磨牙、下颌第三磨牙。阻生牙的存在，给正畸治疗增加了难度，有时甚至使治疗结果存在缺陷。

一、上颌中切牙

(一)上颌中切牙的发育与萌出

上中切牙牙胚位于乳切牙的腭侧上方。出生前即开始增殖、分化，生后3～4个月牙冠开始矿化，4～5岁时矿化完成，7～8岁时开始萌出，但变异较大。大约在10岁时牙根发育完成。中国儿童上颌中切牙萌出的时间，男性平均8.1岁，女性平均7.8岁。

(二)上颌中切牙阻生的患病情况

据北京大学口腔医学院正畸科资料，在门诊错殆病例中，上颌中切牙阻生者约占2.3%，男性略多于女性。上颌中切牙阻生多发生于单侧，发生双侧者也可见到，还可见到合并侧切牙、尖牙同时阻生者。

(三)病因

1.乳切牙外伤

乳切牙易于受外伤，并因此影响到恒中切牙的正常发育，使中切牙牙根弯曲，发育延迟，而引起埋伏。应当注意的是，乳切牙的外伤不易确定，一些原因不明的中切牙阻生很可能属于此。

2.乳牙因龋坏滞留或早失

乳牙因龋坏滞留或早失使恒牙间隙不足而阻生。

3.多生牙

切牙区是多生牙的好发部位。多生牙位于中切牙萌出路径时中切牙萌出将受阻。

(四)上颌中切牙埋伏阻生的处理

(1)X线片检查可确定阻生中切牙牙齿的发育状况，包括牙冠、牙根的形态，有否弯根、短根，发育是否较正常侧中切牙延迟，是否有多生牙存在。阻生中切牙多位于唇侧，但应在X线片上确定牙齿的位置、方向、与邻牙关系。

(2)多生牙引起的中切牙阻生，8～9岁时拔除多生牙后，中切牙能自行萌出，但萌出后多有位置不正，需进一步正畸治疗。

(3)10岁以上的患者，若中切牙埋伏阻生，应当先以正畸方法为阻生的中切牙开拓出足够的间隙，并且在弓丝更换至较粗方丝时，再进行开窗术。

(4)开窗多从唇侧进行，若中切牙表浅则可直接粘托槽；若中切牙位置较深，则宜做转移龈瓣开窗。即刻粘托槽之后在托槽上置一结扎丝做成的牵引钩，或置一链状弹力圈，缝合龈组织,使牵引钩(弹力圈)末端露在创口之外以便牵引,这样处理有利于中切牙龈沿形态。注意手术不要暴露过多的牙冠。

(5)弱而持久的矫治力牵引中切牙入牙列。

(6)对于冠根倾斜、唇舌向旋转、严重异常的埋伏阻生中切牙,可以手术暴露阻生牙牙冠的任何一部位,粘托槽并牵引出骨后再重新黏着托槽定位牙冠。

(7)牵引入列的中切牙宜过矫正使其与对颌牙覆𬌗偏深。有时中切牙唇向,牙冠较长,需要加转矩力使牙根舌向移入骨内。

(8)必要时行牙龈修整术。

(9)形态发育严重异常、严重异位或有可能伤及邻牙的埋伏阻生中切牙,确实无法保留时,可以拔除,并根据正畸的设计,近中移动侧切牙并修复成为中切牙外形;或者保留间隙,以义齿修复。

二、上颌尖牙

(一)尖牙的发育与萌出

上颌恒尖牙牙胚位于乳尖牙腭侧的上方,下颌恒尖牙牙胚位于乳尖牙的舌侧下方。出生后尖牙牙胚即开始增殖、分化,4～5 个月时牙冠开始矿化,6～7 岁时矿化完成。上颌尖牙 11～13 岁时开始萌出,13～15 岁时牙根完成;下颌尖牙在 10～12 岁时开始萌出,12～14 岁时牙根完成。

我国儿童上颌尖牙萌出的时间,男性平均 11.3 岁,女性平均 10.8 岁;下颌尖牙萌出,男性平均 10.6 岁,女性平均 10.3 岁。

(二)上颌尖牙的萌出异常

1.原因

(1)上颌尖牙萌出路径较长,易于受阻而发生唇向或腭向错位。

(2)上颌尖牙是上前牙中最后萌出的牙齿,由于前拥挤的存在,上尖牙萌出受阻。唇向异位的尖牙中 83%的患者存在间隙不足。

(3)腭向异位的上颌尖牙遗传因素起主导作用,而与局部因素无关,如乳牙滞留、拥挤等。安氏Ⅱ类错𬌗患者尖牙阻生较多且有家族倾向。

2.患病率

根据瑞典的一项研究资料,上尖牙阻生错位萌出在自然人群中的患病率为 1.5%～2.2%,其中腭向错位占 85%,唇向错位占 15%;女孩较男孩上尖牙阻生的情况多见。

中国儿童上尖牙唇侧阻生错位的情况较多见,这是否与中国儿童牙列拥挤较为常见有关,或者为人种族差异所致,尚待进一步研究。

下颌尖牙阻生错位的情况比上颌少见,Dachi 等报道为 0.35%。

3.错位尖牙造成的问题

(1)相邻侧切牙发育异常:研究表明腭向异位的上颌尖牙患者中,约有 50%伴有相邻侧切牙小或呈钉状,甚至先天缺失。小或钉状侧切牙牙根不易被腭向异位的尖牙牙冠压迫吸收,而正常大小的侧切牙牙根常位于异位尖牙的萌出道上,因而牙根容易受压吸收。

(2)邻牙的根吸收:上尖牙阻生伤及相邻切牙牙根的发生率为 12.5%～40%,女性比男性常见。牙根的受损是无痛性的且呈进行性发展，可以造成邻牙的松动甚至丢失。

(3)阻生尖牙囊性变，进而引起局部骨组织损失，且可能伤及相邻切牙牙根。

(4)尖牙阻生增加了正畸治疗的难度和疗程，严重阻生的尖牙可能需要拔除。

(三)上颌尖牙阻生的早期诊断

萌出过程正常的上颌尖牙，在萌出前1～1.5年，可在唇侧前庭沟处摸到硬性隆起。有资料表明，男孩13.1岁，女孩12.3岁时，80%的尖牙已萌出。因此可在8岁或9岁时应开始注意尖牙的情况以便及早发现错位的尖牙，特别是对有家庭史、上侧切牙过小或先天缺失的患者。临床上如有以下情况应进行X线片检查：

(1)10～11岁时在尖牙的正常位置上摸不到尖牙隆起。

(2)左右侧尖牙隆起有明显差异。

(3)上侧切牙迟萌，明显倾斜或形态异常。

X线片包括口内根尖片、全口曲面断层片、前部𬌗片，有条件者可拍摄前部齿槽断层片，以精确确定埋伏阻生牙的位置是唇向或者腭向，侧切牙牙根是否受累。侧切牙牙根受损在根尖片上常不能确诊。

(四)上颌尖牙阻生的早期处理

如果早期诊断确定上颌恒尖牙阻生而牙弓不存在拥挤，拔除乳尖牙后绝大多数阻生的恒尖牙可以正常萌出。有研究报道一组10～13岁上尖牙严重错位、牙弓不存在拥挤的病例，在拔除乳尖牙后，78%的腭侧阻生的恒尖牙能自行萌出到正常位置，但12个月后X线片无明显改善者，恒尖牙将不能自行萌出。拔除上颌乳尖牙使恒尖牙自行萌出的适应证如下：①牙弓无拥挤；②尖牙腭向异位；③10～13岁。

对伴有牙列拥挤的病例，单纯拔除乳尖牙对恒尖牙的萌出并无帮助，必须同时扩展牙弓、解除拥挤，才能使恒尖牙正常萌出。

(五)上颌尖牙埋伏阻生的处理

患者年龄超过14岁而上颌尖牙仍未萌出者，应考虑到上颌尖牙埋伏阻生的可能性，并以X线片检查确定尖牙的位置、发育和形态。

1.治疗方法

(1)外科开窗暴露尖牙冠，再用正畸方法使尖牙入牙列。

(2)拔除埋伏尖牙，然后再行下列处置：①正畸方法：用第一前磨牙代替尖牙。②修复尖牙或种植。③自体移植。其中以外科开窗后正畸牵引的使用最为广泛。

2.唇侧埋伏阻生上颌尖牙的处理

(1)如果间隙足够或经正畸开展后足够，唇侧埋伏阻生的尖牙有可能自行萌出。因此正畸治疗开始6～9个月内不考虑外科开窗，而只进行排齐、整平、更换弓丝至0.457 mm×0.635 mm(0.018英寸×0.025英寸)方丝。

(2)若在方丝阶段尖牙仍未萌出则应外科暴露阻生尖牙冠。根据尖牙的位置有以下术式：①根尖部复位瓣；②侧方复位瓣；③游离龈移植；④闭合式助萌技术。

其中闭合式助萌术是最好的方法，即剥离升高龈瓣，暴露尖牙冠，黏合附件后缝合瓣，使之覆盖牙冠。此法能获得较好的龈缘形态，但若托槽脱落，则需再次手术和粘托槽。

应当注意的是,当埋伏的尖牙冠与侧切牙根相邻时,会造成侧切牙牙冠倾斜。此种情况下,只有在外科术后将尖牙从侧切牙根区移开后才能排齐整平侧切牙,否则可能伤及侧切牙牙根。

3.腭侧埋伏阻生上颌尖牙的处理

(1)由于腭侧的骨板和黏膜较厚,腭侧阻生的尖牙很少能自行萌出而必须通过外科开窗助萌。

(2)腭侧阻生的上颌尖牙有粘连牙的可能。这在年龄较小的患者中少见,但在成人中却可见到。因此,对于拥挤伴尖牙埋伏的患者特别是成年患者应当小心。若治疗需要拔除前磨牙,应当在先处理埋伏尖牙,待埋伏尖牙在正畸力作用下开始正常移动之后再拔除前磨牙。那种认为由外科医师"松解"粘连牙,然后再行正畸移动的观点并不可靠,因为外科医师很难做到"适当"的"松解",且牙齿"松解"之后可再度粘连。

(3)外科开窗后,腭侧阻生牙很少能自动萌出。开窗之后必须开始牵引,因为萌出过程太慢,组织可能愈合而需要第二次开窗。

(4)腭侧埋伏尖牙的开窗术,应检查尖牙的动度,特别是对成年患者,若尖牙为粘连牙,应更改矫治设计,拔除尖牙。

(5)以方形弓丝稳定牙弓,使用弱而持久的力牵引尖牙入牙列,防止牵引过程中邻牙的压低和唇舌向移位。为使尖牙顺利入列,为尖牙准备的间隙应比尖牙稍大。

(6)有研究表明,在成年患者腭侧阻生尖牙的治疗过程中,有20%出现死髓,75%发生颜色的改变。因此,要告知患者这种风险,并要避免过分地移动牙齿。

(7)腭侧埋伏阻生的尖牙矫正后复发倾向明显,因此宜早期矫正旋转,进行足够的转矩控制使牙根充分向唇侧移动,必要时行嵴上牙周环形纤维切除术,并使用固定保持。

(8)上颌尖牙腭侧阻生是正畸临床中的疑难病例,疗程将延长6个月,并存在若干风险,对此应有估计并向患者说明。

(六)下颌尖牙埋伏阻生

下颌尖牙埋伏阻生很少见。若出现埋伏阻生,多在侧切牙的舌侧。治疗程序为开拓间隙,方形弓丝稳定牙弓,外科开窗暴露埋伏尖牙冠,粘托槽,牵引。埋伏阻生的下颌尖牙偶有粘连而不能萌出。

(七)尖牙异位萌出

1.尖牙-前磨牙异位

尖牙-前磨牙异位是最常见的牙齿异位。

2.尖牙-侧切牙异位

尖牙-侧切牙异位见于下颌。

已完全萌出的异位尖牙很难用正畸的方法将其矫正到正常位置。

(八)尖牙拔除

正畸治疗很少拔除尖牙,唇向异位的上颌尖牙更禁忌拔除。尖牙拔除的适应证如下:

(1)尖牙位置极度异常,如高位且横置的埋伏上尖牙。

(2)尖牙位置造成移动的危险,如尖牙埋伏于中、侧切牙之间。

(3)尖牙粘连。

(4)尖牙牙根存在内吸性或外吸性,尖牙囊肿形成。

(5)患者不愿花更多的时间治疗。

三、下颌第二恒磨牙

(一)下颌第二恒磨牙的发育与萌出

下颌第二恒磨牙牙胚位于第一恒磨牙远中牙槽突内,出生前即开始增殖,2.5～3 岁时牙冠开始矿化,7～8 岁时矿化完成,11～13 岁时萌出,所以又称"12 岁磨牙",根形成在 14～16 岁。

中国儿童下颌第二恒磨牙的萌出时间,男性平均年龄为 12.5 岁,女性为 12.0 岁。

(二)下颌第二恒磨牙阻生的处理

下颌第二恒磨牙阻生在临床上随时可见,并可能伴有囊性变。根据阻生的严重程度,处理方式不同。

1.下颌第二恒磨牙轻度阻生

(1)第二恒磨牙前倾,远中可能已露出牙龈,近中与第一恒磨牙牙冠相抵,第二恒磨牙的近中边沿嵴位于第一恒磨牙远中外形高点的下方。此时可以采用弹力分牙圈松解两牙的接触点,使第二恒磨牙自行萌出。

有时第一恒磨牙带环对第二恒磨牙的萌出起阻挡作用,应暂时去除带环,改为黏着式颊面管。

(2)因阻生造成下颌第二恒磨牙舌倾的情况较为常见,若同时存在上颌第二恒磨牙颊向或颊倾,两牙将形成正锁𬌗关系。

第二恒磨牙的锁𬌗在其萌出过程中矫正比较容易。简单地粘托槽或颊面管,以细丝纳入即可使其进入正常萌出位置。第二磨牙建𬌗后,锁𬌗的矫正相对困难,患者年龄越大,矫治难度越大。矫治的方法有两种:锁𬌗牙齿颌间交互牵引,或方形弓丝对第二恒磨牙加转矩(上颌冠舌向,下颌冠颊向)。交互牵引作用较强,但却有升高后牙的不利效果。应当注意的是,锁𬌗牙的矫正需要间隙,当后段牙弓存在拥挤时,可能需要减数,如拔除第三磨牙。

2.下颌第二恒磨牙严重阻生

(1)当第三磨牙缺失或过小时,可行外科开窗暴露第二恒磨牙牙冠,然后用正畸方法使之直立。

(2)当第三磨牙发育正常时,可以拔除阻生的第二恒磨牙。若患者年龄较小(12～14 岁),第三磨牙可自行萌出到第二恒磨牙的位置;若患者年龄较大,则往往需要正畸辅助治疗。

有关研究表明:下颌第三磨牙牙胚的近远中倾斜度对其最终位置并无影响,第二磨牙拔除之后,第三磨牙牙胚的倾斜度有减小的趋势;同样,舌倾的第三磨牙也不是拔除第二磨牙的禁忌证,在拔除第二磨牙后,许多舌倾的第三磨牙变得直立。在第三磨牙发育早期,牙胚与第二恒磨牙之间常存在间隙,此间隙将在发育中消失,因而此种情况也不是拔除第二恒磨牙的禁忌证。

在第三磨牙发育的哪一个阶段拔除下第二恒磨牙对第三磨牙萌出位置影响并不大。一般来说,第二磨牙越早拔除,等待第三磨牙萌出的时间越长,疗程也越长。但临床上为治疗牙列拥挤,常需要较早拔除。拔除下颌第二恒磨牙后,许多患者需要正畸辅助治疗,使第三恒磨牙达到正常位置,因此治疗要延至第三磨牙萌出后,对此医患双方应达成共识。

(三)直立下颌第三磨牙的方法

下颌第二磨牙阻生而在正畸治疗中被拔除的病例,或者拔除前磨牙后,下颌第三磨牙已萌出但位置不正的病例,需要用正畸方法直立。

1.一步法

一步法适用于轻中度近中倾斜阻生的病例。在部分萌出的下颌第三磨牙颊侧粘颊面管,其余牙齿全部粘托槽,或者仅第一磨牙粘托槽,两侧第一磨牙之间的舌弓相连加强支抗。以螺旋弹簧远中移动并直立第三磨牙。

2.二步法

二步法适用于近中倾斜较明显,不可能在颊侧粘颊面管的病例。治疗可延至18～19岁,下颌第三磨牙无法自行调整位置时进行。先在殆面粘颊面管使以片断弓和螺旋弹簧对第三磨牙冠施加远中直立力,当第三磨牙位置改善之后,再在颊侧粘颊面管继续治疗。

四、下颌第三磨牙

(一)第三磨牙的发育与萌出

第三磨牙的发育、矿化与萌出个体之间有很大的差异。开始发育可早至5岁或晚至16岁,一般多在8～9岁。有的儿童牙冠的矿化早至7岁,有的却晚至16岁,一般在12～18岁牙冠矿化完成,18～25岁牙根发育完成。萌出时间也很不相同,Hellman报道为平均20.5岁;Haralabakis报道为24岁;Fanning报道女性平均19.8岁,男性平均20.4岁。

发育较早的第三磨牙并不总是萌出较早。许多调查显示70%以上的下第三磨牙变为阻生牙,也有报道10%的第三磨牙不发育而先天缺失。

下颌第三磨牙矿化的早期,殆面稍向前并向舌侧倾斜,以后随着升支内侧骨的吸收,下颌长度的增加,牙胚变得较为直立。与此相反,上颌第三磨牙向下、向后并常常向外萌出,因此有造成深覆盖或正锁殆的可能。由于舌肌和颊肌对上、下颌第三磨牙牙冠产生作用,将使其自行调整,但若间隙不足,则将发生锁殆。

(二)下颌第三磨牙阻生的发生率

由于样本不同,阻生的定义不同,下颌第三磨牙阻生率的报道结果差别很大。在许多人群中,下颌第三磨牙的阻生率可能为25%或更高。另外,在正畸临床“不拔牙矫治”的病例中,30%～70%者将可能发生下颌第三磨牙阻生。

(三)病因

由于人类进化中颌骨的退缩,位于牙弓最后的第三磨牙常常因间隙不足而发生阻生。除了这一种族化的背景之外,以下局部因素可能与第三磨牙阻生有关:

(1)下颌骨较小,生长方向垂直。

(2)下颌宽度发育不足。

(3)第三磨牙发育延迟,将使阻生的可能性增加。

(4)第三磨牙萌出角度不利。

(四)下颌第三磨牙阻生的类型

根据 Richardson 研究,下颌第三磨牙阻生分为以下五种类型。

1.萌出角减小

第三磨牙𬌗面与下颌平面形成的夹角,即第三磨牙萌出角逐渐减小,第三磨牙逐渐直立,但仍不能完全萌出。此种类型占阻生下颌第三磨牙的 46%。

2.萌出角保持不变

此种类型占阻生下颌第三磨牙的 13%。

3.萌出角逐渐增大

牙齿生长时向近中更加倾斜,导致萌出角逐渐增大水平阻生。此种类型占阻生下第三磨牙的 41%,且无法预测。

4.萌出角发生有利改变

萌出角发生有利改变,但因间隙缺乏仍不能萌出,形成垂直阻生。

5.萌出角过度减小

萌出角过度减小致第三磨牙向远中倾斜阻生,此种情况不多见。

Richardson 认为下颌第三磨牙萌出行为的不同是因其牙根发育的差异。当近中根发育超过远中根时萌出角减小,牙齿逐渐直立;而当远中根发育超过近中根时,萌出角增大,牙齿更向近中倾斜。

(五)正畸治疗对下颌第三磨牙萌出的影响

1.不拔牙矫治

不拔牙矫治增加了第三磨牙阻生的可能性,这是因为治疗中常需要将下颌第一磨牙和第二磨牙远中倾斜。同样的原因,口外弓推上颌磨牙向远中,减小了上第三磨牙的可利用间隙,使第三磨牙阻生的可能性增加。

2.第二磨牙拔除

拔除第二磨牙后,第三磨牙萌出空间明显增大,几乎所有病例的第三磨牙都可以萌出,但萌出的时间却相差很大,从 3 年到 10 年不等,也很难预测。虽然上颌第三磨牙常可自然萌出到正常位置,但下颌第三磨牙位置常需正畸直立,将使治疗延长到 20 岁左右。

3.前磨牙拔除

一般认为,前磨牙的拔除能增加第三磨牙萌出的机会。Ricketts 发现,前磨牙拔除能为下颌第三磨牙提供 25%以上的间隙,有 80%的第三磨牙能萌出,而不拔牙矫治的对照组中下第三磨牙萌出仅占 55%。Richardson 认为,从为下颌第三磨牙提供间隙的观点看,第二前磨牙拔除比第一前磨牙拔除更好。

大多数拔除前磨牙的病例磨牙前移 2～5 mm,然而增加的这一间隙并不总能使第三磨牙萌出。对前牙严重拥挤或明显前突的病例,拔牙间隙应尽可能用于前牙的矫正,第三磨牙可获得的间隙更是有限。因此拔除 4 颗前磨牙的病例有时仍然需要拔除 4 颗阻生的第三磨牙,总共是 8 颗牙齿,应当将这种可能性事先向患者说明。

(六)第三磨牙拔除的适应证

(1)反复发作冠周炎。

(2)第二磨牙远中龋坏或第三磨牙不用于修复。

(3)根内或根外吸收。

(4)含牙囊肿。

(5)因第三磨牙造成的牙周问题波及第二磨牙。

(6)正畸治疗。

正畸临床为解除拥挤而拔除第三磨牙的情况并不多见,但 MEAW 矫治技术常设计拔除第三磨牙,直立后牙,矫治开殆。对于正畸治疗后为预防下前牙拥挤复发而拔除无症状的第三磨牙的做法目前仍存在分歧。一项对正畸治疗完成后未萌第三磨牙的追踪研究发现,某些患者出现第二磨牙牙根吸收,第二磨牙远中牙槽嵴降低,因此这样的患者宜每两年对第三磨牙进行一次 X 线片检查,必要时再行拔除。

第四节　骨性垂直不调的矫治与垂直控制

一、骨性垂直向错殆

最常见的垂直向错殆为前牙深覆殆和前牙开殆,由替牙障碍、不良习惯等局部因素引起的垂直向错殆已在前面有关章节叙述,这里仅介绍恒牙期骨性垂直向不协调的有关问题。

(一)下颌前旋转与骨性深覆殆

面部的垂直向生长取决于髁突的生长发育、上颌骨缝的生长和方向以及牙齿的萌出量。髁突的生长型表现为向前向上,且生长量大于上颌骨缝生长及牙齿垂直向萌出量的个体,常表现为下颌升支长度较大、下颌角小、下颌平面平坦等下颌前旋转的迹象,对于下颌前旋转的生长型,如果上、下前牙存在稳定的咬合关系,则前牙可以维持正常覆盖、覆殆关系,否则会形成骨性深覆殆。

下颌前旋转型骨性深覆殆常表现为方下颌、面下 1/3 短,被称为低角病例。

(二)下颌后旋转与骨性开殆

与下颌前旋转相反,后旋转型下颌的髁状突生长方向为向后向上,使下颌平面角增大,而表现为高角病例。高角病例的患者,如果前牙的萌出量能赶上下颌平面角张开量,则可能维持前牙浅覆殆或对刃关系,表现出牙齿对颌骨发育异常的代偿。此类患者头影侧位片检查,显示下切牙垂直向过分萌长;还有一类患者牙齿没有明显的代偿或代偿不足,则表现为明显的前牙开殆畸形。高角型开殆病例的面部表现为下颌升支短、下颌角大、下颌平面陡、面下 1/3 高度增大。

二、低角深覆殆的矫治

(一)正畸治疗

正畸改善低角深覆殆的唯一方法是升高后牙,虽然这一方法本身不足以矫治低角病例,但对轻度低角病例似有改善作用,值得一提的是,如果以矫治低角为主要目标,在条件允许的情况下,应尽量采用非拔牙矫治。

(二)矫形治疗

生长期患者常可以通过改变上、下颌骨的矢状关系来促进垂直向错殆的矫治,如低位口外弓、功能性矫治器常用于促进面下高度的发育。对于Ⅲ类低角病例,采用上颌扩弓和前方牵引可使上颌骨下移。现在的研究表明,此时上颌后部 PNS 的下移量是上颌前部 ANS 的下移量的两倍,使下颌骨向后旋转而减小深覆殆,增加下面高度。

(三)正颌外科治疗

近 20 年来,颌面外科医师发展了很多手术方法治疗低角病例,下面仅做简单的介绍。

1.Ⅱ类低角病例

一般采用下颌骨矢状劈开术,前移并后旋转下颌体,手术造成的后牙开殆问题留待术后正畸解决。对此类患者不宜采用术前正畸方法压低下前牙,否则会限制下面高的增加量。

对于严重Ⅱ类低角病例,可能需增加上颌 LeFort Ⅰ型手术,下移上颌骨,以最大限度地增加下面高。

2.Ⅲ类低角病例

此类病例通常可采用 LeFort Ⅰ型手术,向下、向前移动上颌骨,上颌骨下移可导致下颌骨向下、向后旋转,使颏点接近正常位置,常可避免下颌骨手术。上颌骨移动量取决于面型分析、上切牙暴露量等。

3.Ⅰ类低角病例

此类病例宜可采用 LeFort Ⅰ型手术,鉴于上颌骨下移后,下颌骨可发生后旋转,因此上颌骨可能需要少许远中移动。

三、高角病例的临床控制

(一)正畸治疗

正畸对高角病例的治疗作用有限,虽然正畸医师希望压低后牙来减轻高角畸形,但大多数临床手段仅限于控制后牙的萌长。临床上对于高角病例一般倾向于拔牙矫治,尤其是拔除后牙;选择弓丝时,宜选用轻力细丝,并尽量避免Ⅱ类牵引;上颌建议采用横腭杆,使横腭杆远离腭黏膜 5～10 mm,这类横腭杆可将舌上抬的力量传至上磨牙,以控制其伸长。如果需要口外弓,宜采用高位牵引。

目前较常用的以压低后牙为矫治目标的固定矫治器设计为 MEAW 技术。MEAW 对骨性开殆的治疗有较好的疗效。

(二)矫形治疗

替牙期的整形治疗方法见早期矫治的有关章节,这里仅介绍恒牙初期可采用的方法。

1.拔除 4 颗前磨牙配合垂直颏兜

垂直牵引力 0.726 kg,每日戴 12 小时。其作用机制有以下 4 种可能性:①后牙近中移动;②上颌骨缝的生长易受压力而被抑制;③髁状突颈的形态可能会有轻度的改变;④后牙的萌出受阻。

2.下后牙殆垫结合垂直颏兜

在下后牙做 1～2 mm 厚的殆垫,配合垂直颏兜。Woodside 的研究表明,下后牙殆垫加垂直颏兜,可以压低后牙减小下颌平面角,并关闭前牙开殆。

(三)正颌外科治疗

正畸与整形方法矫正高角病例的能力有限,有报道认为采用非手术疗法,下面高最多可减少5 mm,超出这个限度则需做外科手术。治疗高角病例的常见手术方法有以下几种。

1.上颌骨上移术

高角型开㕮的病例,通常下颌升支较短。如果单纯采用下颌矢状劈开,前旋转下颌骨的办法,会增加下颌升支高度,且在下颌角区的肌肉作用下,极易产生复发。因此,对高角病例通常不使用下颌骨矢状劈开术,而采用上颌骨整体上移术,随着上颌骨的上移,下颌骨会发生前旋转而减小下面高,矫治前牙开㕮。

2.垂直向颏成形术

使颏部向前、向上移动来减小下面部高度。由于该手术不涉及颞下颌关节,所以安全性和稳定性均较好,但矫正量有限。

第五节　牙周疾病与正畸治疗

随着人们对口腔疾病认识和研究的进一步深入,牙周病学和口腔正畸学越来越紧密地结合在一起。牙周病治疗已不单纯是为了正畸治疗前的简单牙周准备和维护正畸治疗过程中患者的口腔卫生。正畸治疗也不单纯是为了健康牙列的单纯排齐和恢复口腔的功能,而往往是有利于牙周病的治疗,两者密不可分。良好的牙周治疗,为正畸治疗中的牙齿的移动打下了坚实的基础;而正畸治疗又能促使牙周组织的恢复,已成为某些牙周病治疗必要的辅助手段。正畸治疗可以排齐牙列,去除㕮干扰,消除异常的㕮关系,直立倾斜的牙齿,压入或伸长牙齿,促使牙周组织的再恢复。

一、牙周病学研究进展对临床的启示

(一)现代医学对牙周病的认识

(1)只有少部分成人患有严重的牙周病。

(2)对于进展性牙周病患者,牙周附着丧失可以停止。

(3)通过系统和长期的牙周治疗,牙周附着水平可维持10年甚至更长时间而不恶化。

(4)牙周维护较好的复发性牙周病是一种部位特发性疾病,只在个别部位复发和发展。

(5)破坏性牙周炎分为较短的恶化期和较长的休止期。休止期会持续数日或数年。

(6)单纯牙周袋的深浅不能代表牙周病治疗的成功与否。

(7)治疗的主要目标是将活动期牙周病部位变为非活动期。

(8)只需要较少的手术治疗来消除加深的牙周袋。

(二)牙周病高危人群

(1)世界范围内成人重症破坏性牙周病的发生率为7%～15%。该类患者呈现多部位广泛进行性牙周组织破坏。

(2)破坏性牙周病患者高危人群的确认,对正畸治疗非常重要。

(3)患者的年龄、可见菌斑、牙周袋深度、牙周附着丧失、探诊出血等可以协助诊断。

(4)复查剩余探诊深度≥6 mm,牙周治疗后3个月复查探诊出血者可能为重症破坏性牙周病的高危人群或部位。

(三)现代牙周病的治疗

(1)龈下刮治和根面平整对中重度牙周病均有较好的疗效。

(2)除牙周袋增加外,若患者还存在牙周脓肿和牙周卫生良好但仍探诊出血才考虑进行牙周手术治疗。

(3)良好的菌斑控制和龈下刮治,可成功地治疗深的牙周袋。

(4)通过良好的龈上菌斑控制,可有效防止龈下菌斑积聚所导致的复发性牙周炎的发生。

(5)龈下刮治的效果在牙周治疗后4~6个月才能全面显效。

(6)重症牙周病会发生在某些特定部位,对邻牙影响较小,因此这些病牙并不需要拔除,只需继续进行牙周治疗。

(四)牙周病患者正畸治疗中的牙周治疗

口腔正畸矫治器不利于口腔的清洁,导致牙菌斑易于堆积,引发牙龈炎症,加重牙周疾病,促使牙周支持组织的破坏。因此,正畸治疗过程中的牙周治疗主要为减少、消除菌斑堆积和牙龈炎症。

(1)加强口腔卫生宣教。

(2)采用结构和组成简单的正畸矫治器,避免使用牵引钩,以不锈钢丝代替弹力橡皮圈结扎,刮除托槽底板周围的黏合剂,磨牙颊面管代替带环等措施。

(3)正畸治疗过程中,每3个月检查一次牙周状况,包括牙周袋深度、探诊出血、牙齿动度、牙龈退缩量、牙槽骨的水平及其他牙周问题,并依据情形进行及时的处理。

(4)在正畸压低伸长的牙齿前,需要进行全面而细致的刮治,以免在压低牙齿时将龈上菌斑变为龈下菌斑。

二、正畸治疗过程中牙龈组织的变化

(一)牙龈高度

1.正常牙龈高度的要求

多年来,人们都认为一定的牙龈高度才能维持牙龈的健康,维护牙周组织的完整性,并防止牙周附着组织的进一步丧失。牙龈高度不足,可以导致:①在咀嚼过程中食物的摩擦力使牙周组织损伤;②无法分散邻近牙槽黏膜组织的牵张力,而导致牙龈组织损伤;③促使龈下菌斑形成;④促使菌斑型牙周缺损向根尖方向扩散。Lang 和 Loe 研究指出,2 mm 高的角化牙龈(1 mm 附着龈)才足以维持牙龈健康。

2.牙齿位置与牙龈高度

牙齿从牙槽突中萌出的位置及其最终与牙槽嵴颊舌向的位置关系对牙齿周围形成的牙龈组织影响极大。一般而言,如果一个牙齿萌出在过于唇颊向的位置,牙齿唇颊面的牙龈组织会很薄弱,甚至完全没有牙龈组织。未角化的松软附着的黏膜组织无法充当深层附着于牙根的结缔组织的保护屏障,通常需要一定宽度的牙龈组织。儿童时期,随着生长发育,由于牙槽突的生长和牙齿在牙槽突内的位置变动,牙龈组织会增宽。Amdlin-Sobochi 通过纵向研究观察发现,前牙唇面的牙龈高度明显增加,而且牙齿在牙槽突中的移动,会影响牙龈的高度,当牙齿移向舌向位置时,牙龈高度增加(牙冠高度减低),反之,牙齿移向唇侧的位置时,则牙龈高度减低。

牙龈高度的改变有两种解释:①由牙龈颊舌向宽度的改变所致的游离高度的改变。②基因决定的牙龈黏膜结合线的位置与牙齿表面间距的改变。游离龈高度的组织学研究和临床观察表明,附着龈的宽度与游离龈的高度比为1∶1.5。牙齿唇向移位时,常会发现牙槽骨裂且附着龈组织薄弱,然而将牙齿舌向移动至牙槽骨中适当的位置时,牙齿唇面附着龈厚度会随之增加,从而导致游离龈高度增加,牙冠缩短。牙龈黏膜交界线是恒定的解剖标志线,基本不发生移位,而牙龈会随牙齿的舌向移位发生改变,牙龈缘与牙龈黏膜交界线间距离增大,牙龈高度增加。

3.牙龈退缩

通常情况下,牙龈退缩多见于牙列排列不齐的患者,牙齿唇颊向移位,并伴有牙槽骨裂。可由正畸力、𬌗创伤、不良修复体刺激、牙刷刺伤、菌斑堆积所致牙龈缺损等导致。

(二)正畸治疗中牙龈组织的变化

(1)正畸治疗中牙移动时,如能保证牙齿在牙槽内且牙周组织健康,则正畸力本身不会导致牙槽突裂和牙龈组织退缩,以及牙周组织丧失。

(2)正畸力唇向移动牙齿时,牙齿有移出牙槽突的倾向,可能会导致牙槽突裂,而使牙龈组织退缩,牙冠变长,与唇向移动的量有关。

(3)正畸力舌向移动牙齿时,牙齿趋向于移向牙槽突内,可使牙龈高度增加,临床牙冠变短。

(4)当牙齿唇向错位,导致牙龈退缩,再通过正畸力,将牙齿舌向移动,进入牙槽突中时,退缩的牙龈高度会增加,甚至恢复原来的高度。

(5)当牙齿由于刷牙方法不当导致牙龈退缩,在纠正刷牙方法、避免牙龈刺伤后,再通过正畸力将牙龈退缩的牙齿舌向移动,牙龈的高度会增加,甚至恢复正常。

(6)使用上颌扩弓矫治器,牙齿过度颊向和唇向开展时,牙齿趋向于移出牙槽突,会导致牙槽突裂,进而导致牙龈退缩。

(7)即便牙龈高度不足或牙龈薄弱,牙周膜的完整性仍能在正畸治疗过程中保持完好。

(8)在正畸治疗过程中,牙龈炎症会导致和加速牙龈退缩。当牙菌斑堆积、牙龈炎症、袋上骨缺损、正畸力移动牙齿、牵拉牙齿唇侧较薄弱牙龈时,会导致牙龈缘厚度变薄,使牙龈炎症进一步加剧,出现牙龈退缩。因此,菌斑感染后,薄弱的牙龈组织较坚厚的牙龈组织更易受损而致退缩。

(9)当菌斑堆积、牙龈炎症时,正畸力使牙齿倾斜移动、压入移动使牙齿压入,均可将龈上菌斑带入龈下,使牙周深层组织遭到破坏,而致龈附着丧失、牙龈退缩。因此,成人正畸过程中,应积极控制菌斑,及早消除牙龈炎症。

(10)对于牙龈退缩的患者,不必在一开始就试图通过牙周手术治疗,移植牙龈于缺损部位,恢复牙龈高度。而应先控制菌斑,消除牙龈炎症,尽量将牙齿舌向移动进入牙槽突内适当的位置,最后再进行牙周手术。

(三)龈下袋患者正畸牙移动的牙周组织反应

(1)龈下袋可能由正畸牙移动导致。当菌斑堆积、龈上袋感染时,正畸牙齿倾斜移动和压入牙齿会将细菌带入龈下,导致龈下袋的产生。龈下袋会随着正畸的持续力而进一步加重。因此,在任何正畸力压入和倾斜移动牙齿前,应控制菌斑、消除感染,通过龈下刮治或根面平整消除龈下袋。

(2)龈下袋随着正畸力的伸长作用而改善。伸长牙齿时,牙槽骨会随着牙齿的伸长而生长移动,以维持釉质牙骨质界与牙槽嵴间的距离。

(3)在正畸力伸长龈下袋牙齿的同时,施行牙龈纤维切除术,如牙冠部牙龈的切除,则在伸长牙齿时,牙槽嵴不能受牵拉而随伸长的牙齿生长移动,从而使釉质牙骨质界与牙槽嵴间距离增加,最终使牙冠变长,而必须采用杀髓方法来磨短伸长的牙冠。因此在伸长这类龈下袋牙齿时,不宜同时施行牙周切除手术。

(4)整体移动龈下袋牙齿时,可能会对牙周附着组织产生进一步的损害。

(5)对龈下袋患者进行正畸治疗时,尚有牙周炎症存在,牙菌斑不作控制,则正畸治疗会进一步损害牙周支持组织,使龈下牙周袋加深,更多的牙龈附着丧失。

因此,对龈下袋患者进行正畸治疗前,应先行系统的牙周治疗,并在正畸治疗过程中维持良好的口腔卫生。

三、牙龈与牙周问题的正畸治疗

(一)龈笑的正畸治疗

微笑时正常人上唇向上移动,前牙暴露。上唇位于前牙龈缘水平,或在牙龈缘龈向少许,因此微笑时牙龈暴露 1～2 mm。许多成年患者微笑时牙龈暴露过多,影响美观。龈笑通常有 3 种原因:①上颌骨生长过度,多见于长面形患者,或上唇短者,或上颌牙齿萌出过度者。②上颌前牙牙龈缘根向退移延缓。③牙齿位置异常。

(1)对于上颌牙齿萌出过度、上颌生长过度、牙齿萌出过度患者,一般只有通过正颌外科结合正畸治疗加以解决。

(2)对于上颌前牙牙龈缘根向退移缓慢者,宜通过牙龈美观手术,切除过多的牙龈。上前牙牙龈退移是一种生理现象,通常在青少年时期牙龈会根向退移,直至达到正常的位置。成年人牙龈缘多位于釉质牙骨质界冠向 1 mm。有些患者由于牙龈组织较厚且纤维较多,退移较为缓慢,导致牙龈袋加深,微笑时牙龈暴露过多。这类患者宜通过牙龈美观手术,使龈缘接近釉质牙骨质界。有些患者在牙龈手术的同时需要对牙槽嵴进行修整,以恢复最佳的美观效果。

(3)对于牙齿位置异常所致的龈笑,一般不能通过牙龈手术进行矫治,而是通过正畸的手段,移动牙齿至正常的位置,恢复牙龈的美观。尤其是前牙伸长的深覆殆患者,龈笑明显,应压低上前牙,牙龈缘随着牙齿的压入而改建。有些前牙深覆殆患者在上前牙压低后,牙龈附着仍差,需要进一步的牙龈美观手术加以改善。

(二)牙龈缘异常的治疗

上颌 6 颗前牙牙龈缘的位置对上前牙的美观效果有重要的作用。理想牙龈缘的位置有 4 个特点:①中切牙的牙龈缘在同一水平。②中切牙的牙龈缘水平位于侧切牙牙龈缘的龈向,而与尖牙牙龈缘为同一水平。③牙龈缘的唇面形态与牙齿的釉质牙骨质界相一致。④每个牙齿间应有龈乳头,而且龈乳头的顶端位于牙齿唇面中心牙龈缘与牙齿切缘之间的1/2处。

(1)牙龈缘的异常:由牙齿切缘异常或牙龈组织的退移延缓所致。

治疗方法:①正畸移动牙齿来改变牙龈缘的位置。②手术方法矫正牙龈缘异常。

治疗原则:①检查患者微笑时上前牙牙龈缘和唇线的位置关系。如果患者存在牙龈异常,但微笑时上唇未向上移动而暴露异常的牙龈缘,则可不做治疗。②当牙龈异常存在时,应检查上颌中切牙唇面牙龈袋的深度,如牙齿短而牙龈袋深,则应以牙龈手术使牙龈缘恢复正常。如牙龈袋浅,牙齿长,则不能施行牙龈手术。③检查最短的中切牙与邻近侧切牙的位置关系。如果最短的中切牙仍较侧切牙长,则可继续伸长中切牙,使牙龈缘向冠方移动,然后调磨切缘;如果最短的中切牙较邻近侧切牙短,则不能再伸长中切牙。④检查切牙的切缘是否片磨过。如牙龈缘冠向且切牙片磨过,则只能压低切牙,恢复正常的牙龈缘,然后再以修复的方法恢复切牙的正常牙冠长度,获得最佳的美观效果。

(2)有些患者上中切牙的牙龈乳头缺如、中切牙牙冠切端接触、牙颈部有三角间隙,严重影响前牙的美观效果。对于这些患者治疗原则为:①牙根分开的患者,多由托槽位置不当所致,应重新粘托槽,或通过补偿曲平行移动牙齿,消除该间隙,恢复正常的牙龈乳头。②中切牙形态异常的患者,通过中切牙的改形治疗,片磨过宽的前牙,再平行移动牙齿,关闭间隙,恢复正常的牙龈乳头。③对于牙周病患者,通过牙周治疗,然后再改形牙齿,使中切牙接触面延长,减小牙颈部三角间隙,尽量恢复牙龈乳头。

(三)前牙散在间隙的正畸治疗

(1)前牙散在间隙的出现常常表现为前牙伸长、唇向散开,多与进行性牙周病所致的牙周组织破坏有关。

(2)对此类错𬌗的治疗,应先控制牙周病,使活动性牙周病转为稳定性,否则不能进行任何正畸治疗。这是因为,当菌斑存在时,倾斜和压入移动牙齿均会导致龈下袋的发生,进而加重已存在的牙周病。

(3)前牙唇向散开后,常需内收关闭间隙。此时应注意避免单纯的牙齿倾斜移动,否则前牙覆𬌗将进一步加深,使原本伸长的前牙更为严重,易于引起咬合创伤,导致牙周病加重,散在的前牙无法治疗。因此正畸治疗时,应在内收前牙前矫正伸长的前牙,解决覆𬌗的问题。

(4)对前牙轻度伸长而不影响牙齿和面部美观的简单病例,则可采用活动矫治器或简单的固定矫治器,通过牙齿的倾斜移动,关闭前牙散在间隙,减小覆盖。活动矫治器通过弹簧的内收或橡皮圈的弹力来关闭间隙。如采用橡皮圈关闭间隙,应注意防止橡皮圈滑入牙颈部,或滑入牙齿的根部,导致牙周组织进一步破坏。一般用釉质黏合剂或光敏树脂黏结阻挡结。采用固定矫治器,在初步排齐牙列后,换用0.45 mm的不锈钢圆丝,再以弹力橡皮链关闭间隙,内收前牙。后牙"8"字结扎形成一个加力单位,以增加支抗。必要时可用横腭杆或Nance弓增强支抗。

(5)如果前牙咬合关系尚可,覆𬌗覆盖可以接受,则可移动牙齿,将牙列散在间隙集中于一个或多个牙部位,然后以修复方法关闭间隙。这样牙齿移动较少。

(6)如果前牙唇向散开且前牙伸长较多,覆𬌗明显加深,在内收前牙关闭间隙前,宜先压低伸长的上、下前牙。由于患者存在牙周组织破坏,在压低前牙时,应采用轻力。可用Burston

片段弓技术,以后牙段做支抗,压低前牙。前牙压低后,再以 TMA 方丝或不锈钢方丝内收前牙,获得良好的覆𬌗覆盖关系。

(四)青少年牙周炎的正畸治疗

青少年牙周炎破坏性大、进展快,11～13 岁开始出现,表现为牙菌斑较少,没有临床炎症表现,所以往往会被忽视。青少年牙周炎由于牙周组织的迅速破坏,常常导致牙列间隙、前牙唇向散开、牙齿漂移、牙齿伸长等错𬌗畸形。

治疗青少年牙周炎时,应该制订全面的治疗计划。因此,需要牙周医师、口腔正畸医师、口腔修复医师共同参与。牙周医师评估患者的牙周状况,并提出适当的治疗方案,正畸医师提出牙齿移动的最佳方案,而口腔修复医师则需要考虑在严重病患前牙拔除后进行暂时的修复治疗,并为后期的永久修复提供方案。

在青少年牙周炎的正畸治疗前,要进行系统的牙周治疗。一般来说,青少年牙周炎采用龈下刮治和根面平整术效果较差。牙周手术虽然可以消除感染源病菌,但结果并不稳定。系统的药物治疗相对而言较为有效。

牙周炎控制后,开始正畸治疗。包括唇向漂移牙齿轴倾度的改变、前牙散开后间隙的关闭、伸长牙齿的压低、修复体(包括种植体)间隙的集中、直立倾斜的后牙或前牙、牙列的排齐等。

(1)唇向漂移牙齿轴倾度的改变:牙周支持组织的破坏,引起前牙唇向漂移。治疗时,可通过内收的方法,以倾斜移动或整体移动改变牙轴。内收前牙时应注意覆𬌗的加深,因此应附加"人"字形曲,对垂直向进行控制,有时应附加转矩控制。唇弓的选择应根据前牙轴倾度的大小来决定。前牙唇向倾斜较多时,多选用圆钢丝;前牙唇向倾斜较小时,则应选方钢丝。

(2)前牙散开间隙的关闭:前牙散开间隙可以采用弹力橡皮链、关闭曲,或通过滑动法来关闭间隙。关闭间隙过程中,应注意垂直向的控制,防止覆𬌗加深。

(3)伸长牙齿的压低:采用压入唇弓,如片段弓、摇椅弓、多用途弓,或"匣"形曲。

(4)修复体间隙的集中:采用弹力橡皮链、螺旋弹簧、弹力线等将间隙集中,然后再行修复治疗。

(5)直立倾斜的前牙或后牙:采用直立弹簧、后倾曲唇弓或螺旋弹簧。

(6)牙列的排齐:采用弹性好的唇弓(如镍钛丝、麻花丝、细不锈钢丝等)、带曲的不锈钢丝。

(7)正畸治疗中前牙或后牙缺失的处理:可采用暂时修复体,起到暂时美观的目的。正畸治疗结束后再考虑永久修复体治疗。

(五)𬌗创伤的正畸治疗

成人错𬌗畸形治疗前、治疗过程中和治疗后均可出现𬌗创伤,尤其是牙周病患者,牙齿伸长移位,更易造成𬌗创伤。个别牙高位、前牙或后牙反𬌗、个别牙反𬌗、个别牙锁𬌗,往往有牙齿早接触,导致𬌗创伤,使牙齿松动、牙槽骨吸收(垂直型吸收),进而牙龈退缩。

(1)治疗时,首先应控制菌斑,治疗牙龈感染,减少牙齿松动,以防牙周炎症的发展,导致牙周支持组织的进一步破坏。

(2)正畸治疗主要包括:采用矫治器矫正前牙或后牙反𬌗,直立倾斜的牙齿,压低伸长的牙齿,矫正反𬌗和锁𬌗,消除牙齿的早接触。应注意的是,在正畸治疗过程中,应避免因牙齿的移动而使𬌗创伤加重，甚至出现新的创伤。因此，应多用前牙或后牙𬌗板，而且应使多颗牙齿均匀地与𬌗板接触。

(3)正畸治疗结束后，应进行广泛的调𬌗，消除个别牙的早接触。戴保持器时，也应避免不必要的𬌗创伤。有些畸形治疗后，容易复发而再发生移位，导致新的创伤，或加重已有的𬌗创伤，损害牙周支持组织，此时应考虑用固定保持器终生保持。

(六)牙龈退缩的正畸治疗

当牙齿过于唇向或颊向倾，由于牙齿唇颊侧的骨板较薄，常会引起牙龈退缩。前牙反𬌗的患者，尤其是骨性下颌前突患者，由于𬌗创伤或下前牙的代偿性舌向倾斜，下前牙唇侧骨板较薄，常常出现牙龈退缩。成年患者可因牙周炎而导致牙周支持组织丧失，牙槽骨吸收，牙龈退缩，牙根暴露。有些严重的患者，牙龈退缩至根分叉甚至根以下。

(1)对𬌗创伤引起的牙龈退缩，应先行正畸治疗，消除𬌗创伤。

(2)对于牙齿过于唇颊向移位的患者，可通过正畸方法，让牙齿向舌腭侧移动，使牙齿唇颊向的骨板增加，牙龈会随之生长，恢复健康状态。一般需要采用方丝弓矫治器，以转矩力移动牙齿。

(3)牙周炎患者，通过牙周的系统治疗，控制菌斑，消除感染，恢复牙周的健康状态。年轻的患者，由于牙周支持组织的恢复，牙龈也会恢复正常状态；而对于牙龈退缩较为严重的患者，则需要进行牙龈移植手术，然后正畸加力，使牙齿达到比较正常的位置。目前比较流行的导引性组织再生术(GTR)，或者更新的导引骨再生术(GBR)更为有效。

(4)对于牙龈退缩严重的患者，牙齿难以保留，只有拔除。

总之，对于成年的牙周病患者，通过牙周系统治疗并结合口腔正畸治疗，可以取得良好的效果。

第八章　口腔种植学

第一节　牙种植体植入术

一、牙种植一期手术

（一）适应证

（1）牙列缺损或缺失的患者。

（2）口腔颌面部软硬组织缺损患者，具备适合种植体植入的局部及全身条件，可通过种植体提供赝复体修复的固位或支持者。

（3）全身健康状况能承受种植体植入手术；骨的代谢状况可满足种植体植入后完成骨结合进程；牙种植修复完成并承受功能性负荷后骨组织的新陈代谢能维持骨的生理性改建及更新者。

（二）禁忌证

（1）如采用种植治疗有可能危及全身健康和生命者。

（2）骨代谢方面的障碍影响种植体的骨性整合进程，或者在种植修复承受功能性负荷后不能继续完成骨的生理性改建及更新者。

（3）影响创区愈合、种植体骨结合进程及种植体周围骨改建更新的局部因素，如急性炎症、骨量不足等。

（三）操作程序及方法

1.术前饮食

如果采用局部麻醉，术前可进适量的饮食。如果要使用全身麻醉，要求患者术前 12 小时禁食禁饮。

2.术前用药

（1）预防性抗感染：根据患者的全身及局部状况，预计手术创伤大小及持续时间，决定是否需预防性抗感染处理。如有必要可使用青霉素类及其他抗菌药物，预防性用药时间为术前 30～60 分钟；口腔内的处理可于术前应用口腔抗菌含漱液漱口。

（2）镇静及镇痛药：术前 30～60 分钟通过一些镇静剂的应用可使患者能较放松和配合，提高痛阈。如口服镇静剂地西泮 2.5～5 mg，或肌注苯巴比妥钠 100 mg。对敏感的患者，术前 30 分钟使用 300 mg 布洛芬也可提高痛阈。

3.消毒铺巾

（1）口周皮肤消毒：调节椅位的高低及患者头位，用手术帽将患者头发包好，用眼罩遮盖保护眼睛。用 75％乙醇或 0.5％碘伏消毒口腔周围皮肤，从唇部向四周消毒，上至眶下，下至上颈部，两侧至耳前。用 75％乙醇或 0.5％碘伏消毒口腔内剩余牙列及口腔黏膜。

(2)铺无菌孔巾:孔巾仅显露口腔、鼻孔及口鼻周围的部分皮肤。无菌巾应覆盖至患者腰部以下,上方应越过头部。

4.局部麻醉

种植手术可采用口腔内局部浸润麻醉,必要时可附加神经阻滞麻醉。首选酰胺类麻醉药,如盐酸阿替卡因和盐酸甲哌卡因等。浸润麻醉时,麻醉药物的用量一般每个位点 0.8～1.2 mL。根据手术计划范围将药物缓慢注射于唇(颊)侧、舌腭侧及牙槽嵴顶黏膜下方。根据手术需要,必要时可附加神经阻滞麻醉,其操作要点与常规拔牙的麻醉操作相同。

5.切口与翻瓣

于牙槽嵴顶做切口,根据手术计划及显露的需要可于唇(颊)侧做辅助松弛切口,用骨膜分离器于骨膜下分离翻起黏骨膜瓣显露术区,清理骨面直至种植区无软组织或肉芽组织等存留。有需要时用咬骨钳、骨锉或大球钻对牙槽嵴顶做必要的修整。

6.种植窝预备

(1)种植点定位:于计划植入部位用球钻或枪钻定位,并使之有利于后续的先锋钻进入,可利用一些辅助工具如外科模板、种植体间距尺等辅助定位。

(2)预备种植窝至预定深度:用先锋钻于定点部位在 4℃生理盐水冲淋冷却下钻磨进入。插入方向杆,利用方向杆观测种植窝三维空间上的方向和位置、与对颌牙的关系等。多牙种植时,在第一个种植窝制备至预定的深度且经方向杆确认其三维位置及角度正确后,将此方向杆保留于种植孔中,参照其进行后续的种植窝预备。如术前准备有外科模板者,可利用其确认每个孔的位置及角度。

(3)扩孔钻逐级扩大种植窝:每个种植系统皆提供有直径逐渐增大的扩孔钻,按顺序逐级扩大种植窝,扩孔过程中注意调整钻速、钻磨时施加的压力等,并在持续 4℃生理盐水冲淋冷却下操作,避免种植窝的热灼伤。

(4)种植窝嵴顶部成形(可选)。需要这一操作步骤的种植系统有两类:一类是种植体外形设计为柱形,但其颈部有扩大,其种植窝预备工具中设计有与此颈部相对应的扩孔钻,其扩入深度与该类型种植体的颈部扩大相对应,最终形成与种植体外形设计相一致的种植窝外形;另一类是种植体本身设计的是根形,但扩孔钻为柱形,最终利用嵴顶部成形钻将接近种植窝嵴顶部制备成上大下小,与根形种植体外形接近的形状。

7.植入种植体

根据种植体外形设计及外科操作程序的要求,将种植体植入种植窝。

8.安装覆盖螺帽或愈合基台

种植体植入就位后可选择埋入式愈合或穿龈愈合方式。种植体植入时初期稳定性不足,旋入就位所需的扭力小于 15 N·cm,或同期进行了骨增量操作者,可选择埋入式愈合方式;种植体植入时初期稳定性较为理想,种植体旋入就位所需的扭力大于 15 N·cm,未进行骨增量手术者,可选择穿龈愈合方式。埋入式愈合或穿龈愈合方式分别选择安装覆盖螺帽或愈合基台(又称牙龈成形器)。可采用手动或机动螺丝批将其安装于种植体上。

9.软组织瓣的复位及缝合

复位黏骨膜瓣,缝合关闭创口。

10.种植体植入后即刻修复

除了埋入式愈合及穿龈愈合方式外,如果骨的质和量较理想,植入后能达到足够的初期稳定性,可在植入种植体后,立即放置临时基台,于此临时基台上完成临时修复体。种植体完成骨结合的同时,软组织围绕此临时修复体形成牙的穿龈轮廓。

11.术后医嘱及饮食建议

根据患者的全身健康状态,手术创伤大小、手术持续时间选择是否使用预防性抗感染治疗。如有必要可使用青霉素类及其他抗菌药物,用药3~5天。使用口腔抗菌含漱液如0.12%氯己定含漱液含漱,每日2~3次,用药7~10天。

根据手术创伤的大小和患者耐受疼痛情况,给予口服镇痛剂如布洛芬缓释胶囊300 mg,每日2次;疼痛较严重者可采用盐酸曲马多片50~100 mg,必要时可重复,但每日不超过400 mg。

术后48 h进流质。食物搭配以不干扰创口的愈合为原则。

(四)注意事项

(1)种植窝预备操作需在4℃生理盐水冲淋冷却下钻磨进入,逐级扩大,避免产热导致骨灼伤。

(2)整个操作过程应避免器械脱落后误吞或误吸,必要时可通过调整合适的体位、纱布保护咽喉部位、器械预先带线等方式避免。

(3)骨结合期应维持种植区无干扰健康环境,让种植体在无干扰下完成骨结合进程。

二、牙种植二期手术

对于选择了埋入式愈合者,在完成骨结合进程后,需要进行二期手术显露种植体,接入后续的上部修复结构,以及进行必要的软组织成形或修复术;另外,选择了穿龈愈合方式者在完成骨结合后,如果存在有软组织方面的缺陷,也需在此时进行二期手术,对软组织进行必要的修复或成形。二期手术包括暴露种植体、诱导形成种植体袖口,以及对软组织进行必要的修复前处理。

二期手术通常是在种植体已完成骨结合后进行。

(一)适应证

同"牙种植一期手术"。

(二)禁忌证

同"牙种植一期手术"。

(三)操作程序及方法

1.术前准备

(1)阅读病历,了解一期手术时的种植体类型、数量和位置,植入时的扭力,愈合帽的种类,骨替代材料和屏障膜的应用情况,植入术时的并发症等。摄X线片,与一期手术后的X线片对照分析骨的愈合情况,并根据X线片了解种植体的位置。

(2)重温修复计划,确定二期手术后牙龈的处理方式,决定术后安装牙龈成形器、临时基台或最终的修复基台等。有时可在暴露时就将最终的修复基台安上,然而常规的做法是术后先用暂时性牙龈成形器,让软组织围绕其形成种植体穿龈部分的袖口外形,且在此愈合过程中软组织有一定程度的退缩并在完成愈合后形成稳定的软组织外形。

2.手术方法

二期手术显露种植体可采用环切刀环切法或直接切开显露法。环切刀环切法适用于附着龈较为丰富,能够确定种植体位置者。可通过X线片、一期手术所用的外科模板等确定位置。操作是在局部浸润麻醉下,将略大于种植体直径的环切刀按压通过软组织,用力旋转1～2圈达所需深度后,取走环切刀,有时一圈软组织会跟随环切刀带出。如未随环切刀完全脱位,可用蚊式钳夹持后,用11号手术刀片游离取出。检查术区,确认能完全显露种植体顶端。必要时需要用尖刀去除更多软组织,如骨质生长超过种植体边缘,可用小的锐利的骨凿或者用球钻在4℃生理盐水冷却下小心钻磨去除。多余骨质去除后的牙槽嵴外形应与愈合基台或永久修复基台的穿龈外形一致。最后用专用螺丝批旋出覆盖螺帽,将牙龈成形器就位后缝合。

直接切开显露法适用于无法确定种植体确切的位置,或希望保留更多附着龈的患者。于局部浸润麻醉后用手术刀做嵴顶切口,在预计位置的近远中各延长约3 mm,接着小心翻起颊舌侧全厚黏骨膜瓣,直至完全显露种植体上端。用止血钳清理种植体周围,取出愈合螺丝。如有骨质生长越过种植体上方,影响牙龈成形器就位,应先将其去除。用带刻度的牙周探针或其他测量器具测量软组织厚度,选择合适高度的牙龈成形器。其高度高出牙龈1.5～2 mm的高度,确保软组织在术后围绕其愈合而不会越过其上部平面而影响穿龈轮廓的形成。选择后将牙龈成形器旋入,旋入时应注意其方向与种植体方向一致,以免损坏种植体内部螺纹。旋入后确认其完全就位,如临床不能确认是否就位,可拍X线片证实。复位软组织使其贴合于牙龈成形器颈部,有需要时可行间断或褥式缝合。

安装牙龈成形器后,种植体周围的软组织围绕其完成愈合并形成种植体袖口。一般来说,应用预成的牙龈成形器即能满足大部分需求,但由于袖口的形态和位置就是种植牙穿龈部位的形状,在美学上如需要达到与天然牙相似的穿龈形态,可制作个性化的牙龈成形器,诱导牙龈按要求的位置和形态生长。有的病例在二期时还需同时做必要的软组织成形术,修除过厚的牙龈组织或修复附着龈等。

(四)注意事项

(1)整个操作过程应避免器械脱落后误吞或误吸,必要时可通过调整合适的体位、纱布保护咽喉部位、器械预先带线等方式避免。

(2)二期手术去除过多的覆盖于种植体上端的骨质时,应注意避免刮伤种植体表面;在将牙龈成形器或基台固定在种植体上时,应注意两者之间不可卡住或滞留任何组织成分。

第二节　即刻种植术

一、适应证

除了与常规的牙种植相同的适应证以外,以下情况同样可选择即刻种植。

(1)牙体牙髓病治疗失败需拔牙者。

(2)牙周病患牙,无法通过牙周治疗保存者。

(3)外伤性牙脱位。

(4)根折或冠根折，已不能通过传统的方式进行治疗修复者。

(5)以上患牙局部无明显污染及急性炎症，牙槽嵴骨量无大的缺失者。

二、禁忌证

除了与常规的牙种植相同的禁忌证外，以下情况不适宜即刻种植。

(1)拔牙前或后有严重的骨缺损。

(2)牙根尖周围骨量不足，种植体难以获得足够的初期稳定性。

(3)拔牙或外伤脱落牙槽窝有严重污染或急性炎症者。

(4)邻近牙病变(未经治疗控制的牙周病、根尖周炎等)可能污染种植区者。

三、操作程序及方法

(一)术前用药、麻醉及消毒铺巾等

与“牙种植一期手术”程序相同。

(二)拔除患牙

采用微创拔牙技术拔除患牙，尽量减少根周牙槽骨的损伤。

(三)牙种植技术的选择

可选择翻瓣或不翻瓣技术进行牙种植操作。

(四)种植窝预备并植入种植体

(1)定点：虽然拔牙窝对种植的方向和位置有一定的参考意义，但通常不能完全按照原拔牙窝的位置和方向植入种植体，需要根据修复的需求重新于牙槽窝内定位。由于牙槽窝内壁通常为斜面，定点时需用球钻在牙槽窝腭侧骨壁斜面上形成一小的平台，以利先锋钻按需要的方向和位置钻磨进入。

(2)先锋钻制备至预定深度：根据手术设计将先锋钻于定点部位钻磨进入预定深度，注意在整个过程中观察其进入的三维位置和角度是否符合最终修复的需求，可利用术前准备的外科模板、邻牙的位置和方向等协助判定。

(3)扩孔钻逐级扩大种植窝及植入种植体：操作方式与前述“牙种植一期手术”相同。

植入种植体后，未愈合的拔牙窝通常在牙槽嵴顶部大于种植体直径，这样在种植体牙槽窝骨壁间有一间隙，如果小于 2 mm 可不用植入骨替代材料，大于 2 mm 时需植入人工骨替代材料；另外，为避免骨结合进程中牙槽骨的过度吸收或有部分种植体暴露，需要采用 GBR 技术进行骨替代材料植入及覆盖屏障膜，这时通常需进行翻瓣操作。

(五)封闭牙槽窝

由于即刻种植者术前拟拔除的牙或牙根所占据的部位没有软组织，在即刻种植牙种植体后，如果简单地复位黏骨膜瓣，通常无法关闭创口，可采用以下方式之一关闭创口，封闭牙槽窝。

1.愈合基台或过渡性修复体关闭法

完成前述的操作后，上愈合基台或过渡性修复体，复位黏骨膜瓣使其紧贴愈合基台或过渡性修复体，缝合创口。这种方法适用于单根牙即刻种植，并且在种植体植入时有足够的初期稳定性者。

2.游离角化黏膜瓣移植关闭法

游离角化黏膜瓣移植关闭法是将口腔内其他部位的黏膜游离移植,关闭创口。操作方法是:完成前述的植牙以及可能的骨替代材料植入操作后,将唇颊腭侧软组织复位,修整牙槽窝周围的软组织边缘,去除上皮并修剪整齐,测量此时牙槽窝黏膜缺损区域的形状和大小,于口腔其他部位切取类似形状和同样大小的角化黏膜瓣,覆盖于牙槽窝表面,进行必要的修剪,使其边缘的结缔组织面与牙槽窝边缘的结缔组织面紧密贴合,十字交错缝合固定。供区通过简单缝合(不要求完全关闭创口)止血,也可采用碘仿纱条反包扎止血。常用的供区是上颌第一、第二前磨牙腭侧 5 mm 处的角化腭黏膜;也可从腭部其他部位、无牙牙槽嵴顶处、上颌结节处等部位切取角化黏膜瓣。

3.移行瓣关闭法

移行瓣关闭法是通过松解唇(颊)侧黏骨膜瓣,将其向牙槽嵴顶方向推移以关闭创口。这种方法由于破坏了原附着龈的附着位置,在种植体完成骨结合后,二期手术时还需对附着龈进行修复处理。另外也可采用颊舌龈乳头交错缝合法关闭伤口。

4.生物胶原材料封闭伤口法

生物胶原材料封闭伤口法是利用生物胶原材料如胶原膜、胶原塞等,经缝合固定于创口处关闭创口。由于这些胶原材料暴露于口腔内后短期内溶解消失,所以这种方法仅仅用于植入区软硬组织较为充足、种植体植入时有较好的初期稳定性及植入的深度部位较为理想者。

四、注意事项

(1)拔牙时应注意微创操作,尽量避免破坏牙槽窝骨壁。

(2)由于失牙后,不管是否即刻植入种植体,牙槽窝唇侧骨板高度和宽度皆有一定程度的吸收退缩,种植体植入位点应略偏向腭(舌)侧。

(3)术后保证创区清洁,有必要时使用青霉素类或其他抗菌药物进行预防性抗感染治疗,用药3～5 天。

(4)种植体在无干扰下愈合,如安装了愈合基台或临时修复体者,应注意日常功能性活动不对种植体产生过度负荷。

第三节　牙槽嵴保存术

一、适应证

(1)非急性炎症期的拔牙或其他原因导致的失牙位点。

(2)为达到最佳的预期美学效果者。

(3)失牙位点存在骨缺损,经牙槽嵴保存术后二期种植有更好的预期效果者。

二、禁忌证

(1)拔牙或其他原因使失牙部位局部有严重污染或急性炎症者。

(2)邻近牙病变(未经治疗控制的牙周病、根尖周炎等)可能影响到术区者。

三、操作程序及方法

(一)微创拔牙

常规局部麻醉下,分离牙龈后,遵循微创拔牙的原则拔除患牙,拔除过程中尽量保护患牙周围骨壁,避免发生不必要的骨折及骨壁的破坏。

(二)拔牙窝清创

选用锐利刮匙和小弯蚊式止血钳彻底清除软组织、肉芽及其他病变组织,生理盐水冲洗后,进一步搔刮拔牙槽窝骨壁形成新鲜出血。

(三)植入骨替代材料

在拔牙窝内植入骨替代材料,填塞使之与拔牙窝牙槽嵴顶平齐,不必过度挤压,确保骨代用品之间有足够的间隙允许血液充分润湿材料。植入骨替代材料后,表面覆盖屏障膜会有更好的预期效果,尤其是牙槽窝有明显骨缺损时,更有必要覆盖屏障膜。必要时可翻瓣,过量植入骨替代材料及覆盖屏障膜。

(四)封闭牙槽窝

封闭牙槽窝可以选择多种方法,其目的是包埋固定植入的骨替代材料,并尽可能地将牙槽窝内的骨再生环境与外界环境相隔离。

除了可选用前述即刻种植中提到的封闭牙槽窝方法之一以外,有的病例其牙槽窝骨壁因慢性炎症形成一较为厚实的增生结缔组织,可将其从牙槽窝内剥离,冠向翻转形成带蒂的局部结缔组织瓣,在牙槽窝内填入骨替代材料后,将此结缔组织瓣覆盖于其上,并与牙槽窝边缘缝合以关闭创口。

四、注意事项

(1)操作中应确保骨替代材料被血液充分润湿,血凝块可有助于稳定骨替代材料并有利于成骨细胞、成血管细胞等生长进入。

(2)术后注意局部维护,避免污物滞留。确保骨替代材在无干扰状态下愈合。

(3)根据创区是否有污染、手术创伤大小等,可选择必要的术前及术后预防性抗感染治疗。

第四节　牙槽突骨劈开种植术

牙槽突骨劈开是针对牙槽突宽度不足所采用的一种水平骨增量方法,通常与牙种植体植入术联合应用。根据牙槽突水平骨缺损程度,该方法可分为牙槽突单纯骨劈开种植术和牙槽突骨劈开联合引导骨再生植骨同期种植术两种术式。

一、牙槽突单纯骨劈开种植术

(一)适应证

缺牙区牙槽突唇(颊)侧凹陷,牙槽骨宽度大于 5 mm,牙槽嵴劈开后唇(颊)侧骨板厚度应大于 2 mm。

(二)禁忌证

(1)术区局部存在急性炎症。

(2)牙种植体无法获得初期稳定性。

(3)牙槽突唇(颊)侧根方伴有明显倒凹。

(4)牙槽突以骨皮质为主,中央无明显骨松质。

(5)全身禁忌证同本章“牙种植体植入术”。

(三)操作程序与方法

1.麻醉

术区局部麻醉[浸润和(或)阻滞麻醉]。

2.手术切口设计

通常采用牙槽嵴顶横向或联合唇(颊)侧纵向切口设计。

3.翻瓣

沿骨膜上向唇(颊)侧翻起黏膜瓣,显露牙槽嵴顶和唇(颊)侧牙槽突。

4.种植窝定位

按牙种植体的设计位置,略偏舌/腭侧定位。

5.牙槽嵴水平骨劈开

采用薄骨刀或超声骨刀,水平向劈开牙槽嵴,方向保持与牙槽突唇(颊)侧骨面平行或略呈唇颊向倾斜。

6.牙槽嵴唇(颊)侧纵向骨劈开

采用薄骨刀或超声骨刀,在唇(颊)侧劈开骨板的近中和远中纵向劈开,呈梯形切口设计。深度不超过水平劈开深度。

7.牙槽嵴扩张

采用专用扩张器或薄骨刀,向唇颊向缓慢扩张骨板。

8.牙种植窝制备

按牙种植体植入术外科操作方法和程序,逐级制备牙种植窝,深度应超过骨劈开深度。

9.牙种植体植入

以手动或机动植入牙种植体。

10.骨间隙植骨

在扩张的骨间隙内植入骨充填材料。如间隙小于 2 mm,可不植骨。

11.伤口缝合

严密缝合,关闭黏膜伤口。

(四)注意事项

(1)黏膜翻瓣应保留牙槽突唇(颊)侧骨膜。

(2)水平骨劈开长度应超过牙种植体边缘,保证种植体被唇(颊)侧骨板完全覆盖。

(3)骨劈开深度应避开重要解剖结构。种植体的植入深度应超过骨劈开深度 2 mm 以上。

(4)唇(颊)侧骨板厚度应大于 2 mm。

(5)骨劈开与扩张操作中应保持骨板的完整性,避免造成骨板折裂。

(6)牙种植体应具有良好初期稳定性。

(7)黏骨膜瓣应充分减张,确保伤口无张力缝合。

(8)术后 1 h 内术区适度压迫止血,防止黏膜瓣下积血或积液。

(9)术后预防性使用抗生素,防止出现感染并发症。

(10)术后加强口腔护理,保持术区清洁。

二、牙槽突骨劈开联合引导骨再生植骨同期种植术

(一)适应证

缺牙区牙槽突唇(颊)侧凹陷,牙槽骨宽度 3～5 mm,牙槽嵴劈开后唇(颊)侧骨板厚度小于 2 mm。

(二)禁忌证

(1)术区局部存在急性炎症。

(2)牙种植体无法获得初期稳定性。

(3)牙槽突唇(颊)侧根方伴有明显倒凹。

(4)牙槽突以骨皮质为主,中央无明显骨松质。

(5)全身禁忌证同本章“牙种植体植入术”。

(三)操作程序与方法

1.麻醉

术区局部麻醉[浸润和(或)阻滞麻醉]。

2.手术切口设计

通常采用牙槽嵴顶联合唇(颊)侧纵向切口设计。

3.翻瓣

沿骨面向唇(颊)侧翻起黏骨膜瓣,显露牙槽嵴顶和唇(颊)侧牙槽突。

4.种植窝定位

按牙种植体的设计位置,略偏舌腭侧定位。

5.牙槽嵴水平骨劈开

采用薄骨刀或超声骨刀,水平向劈开牙槽嵴,方向保持与牙槽突唇(颊)侧骨面平行或略呈唇颊向倾斜。

6.牙槽嵴唇(颊)侧纵向骨劈开

采用薄骨刀或超声骨刀,在唇(颊)侧劈开骨板的近中和远中纵向劈开,呈梯形切口设计。深度不超过水平劈开深度。

7.牙槽嵴扩张

采用专用扩张器或薄骨刀,向唇颊向缓慢扩张骨板。

8.牙种植窝制备

按牙种植体植入术外科操作方法和程序,逐级制备牙种植窝,深度应超过骨劈开深度。

9.牙种植体植入

以手动或机动植入牙种植体。

10.唇(颊)侧植骨

在唇(颊)侧植骨,并覆盖生物屏障膜。

11.伤口缝合

严密缝合,关闭黏膜伤口。

(四)注意事项

(1)水平骨劈开长度应超过牙种植体边缘，保证种植体被骨板完全覆盖。

(2)骨劈开深度应避开重要解剖结构。种植体的植入深度应超过骨劈开深度 2 mm 以上。

(3)唇(颊)侧骨板厚度应大于 1 mm。

(4)骨劈开与扩张操作中应保持骨板的完整性，避免造成骨板折裂。

(5)牙种植体应具有良好初期稳定性。

(6)黏骨膜瓣应充分减张，确保伤口无张力缝合。

(7)术后 1 h 内术区适度压迫止血，防止黏膜瓣下积血或积液。

(8)术后预防性使用抗生素，防止出现感染并发症。

(9)术后加强口腔护理，保持术区清洁。

第五节　牙槽突外置式植骨术

一、适应证

(1)剩余牙槽骨高度和宽度不能满足种植体植入要求。

(2)供区及受区局部软组织健康，无炎症。

二、禁忌证

供区及受区软组织存在急性、慢性炎症。

三、操作程序及方法

(1)局部浸润麻醉，牙槽嵴顶切口，加双侧松弛切口(梯形软组织瓣)。切口位置应该超过植骨区域 2 mm 以上。

(2)骨膜下剥离黏骨膜，保证软组织瓣的完整性。剥离范围应该覆盖整个植骨区域。

(3)刮净植骨床残余软组织，适当修整。可在骨皮质上打孔。

(4)按取骨术操作规范要求于供区取得合适骨块。

(5)修整植骨块，使之与受区解剖形态吻合，与植骨床尽可能贴合。

(6)制备固定螺丝进入的孔洞，并且以钛钉将植骨块稳定固定在受区骨床上。

(7)自体骨屑或者骨替代品填塞植骨块与受区之间遗留的缝隙。

(8)必要时可在植骨块上加盖引导性组织再生屏障膜。

(9)复位软组织瓣，无张力严密缝合。

四、注意事项

(1)术中尽量减少骨块离体时间，保证植骨块的牢固及稳定性，以利移植骨存活和充分再血管化。

(2)创口关闭前需充分减张，妥善关闭伤口。

(3)术后口服抗生素 3～7 天，用含漱液漱口 2 周。

(4)向患者交代手术后注意事项，避免剧烈运动等。

(5)根据患者情况，嘱其 2～4 周进软食，避免术区受到外力干扰。

第六节　自体骨切取术

一、下颌骨颏部取骨术

(一)适应证

(1)取骨区域位于下颌前牙根方区域。

(2)需要较大量的骨皮质和骨松质。

(二)操作程序及方法

(1)双侧颏孔或下齿槽神经孔阻滞麻醉和前庭沟局部浸润麻醉。

(2)下颌 33—43 区前庭沟内切口＋远中松弛切口。骨膜下剥离黏骨膜瓣,暴露颏部取骨区域。

(3)取骨范围位于双侧颏孔前 5 mm,下前牙根尖下 5 mm,下颌骨下缘以上 5 mm 的范围内,通常保留中线颏隆突处的唇侧骨板。

(4)在中线两侧使用裂钻、来复锯或者超声骨刀制备两个长方形截骨线,仅切透骨皮质。

(5)用单面凿沿着骨截开线轻轻敲击,将骨块从舌侧骨板表面折断橇起。也可将块状骨分割,分段获取。

(6)骨块取出后,可使用刮匙等工具再获取一定骨松质颗粒。

(7)骨面止血,取骨量较大时填入骨替代材料以恢复颏部外形。

(8)缝合软组织。

(三)注意事项

(1)术中严格避免损伤邻近重要解剖结构,如颏神经、下前牙根尖。

(2)颏部取骨术后有可能出现下唇部或者下前牙感觉异常等并发症,需要术前向患者详细交待,避免纠纷。

二、下颌骨外斜线取骨术

(一)适应证

外斜线取骨常用于牙槽突块状植骨供骨区。

(二)操作程序及方法

(1)下颌骨外斜线区域、升支前缘行局部浸润麻醉。

(2)外斜线偏舌侧前庭沟切口,向后沿升支前缘向上,一般不高于𬌗平面 1 cm,切开软组织直达骨面,向前延伸至下颌第一磨牙颊侧。

(3)使用骨膜分离器从下颌体翻起软组织瓣,骨面上沿下颌升支的方向上下滑动将黏骨膜瓣翻起,显露升支的外侧面。

(4)供骨区域可包括下颌升支及下颌体部的颊侧骨皮质部位,可根据所需骨量大小设计截骨线。常用的截骨线包括上、下、前、后 4 条。

(5)上截骨线:第一磨牙远中根的颊侧开始向后达下颌升支与下颌体交界处稍后。截骨线需要位于外斜线内侧 2 mm 以上,使用裂钻或者超声骨刀与牙长轴平行、垂直骨面进行截骨。

(6)前、后截骨线:前截骨线通常设计在下颌第一磨牙远中根的颊侧,后截骨线设计在下颌升支与下颌体交界处稍后,与上截骨线相连。

(7)下截骨线:下截骨线与上截骨线平行,与前后截骨线相连。

(8)完成各截骨线切口操作后,先用一薄的骨凿通过敲击楔入骨内,轻轻敲击将骨块分离后取出,用吸收性明胶海绵填塞取骨区。

(9)复位软组织瓣,严密缝合。

(三)注意事项

(1)外斜线取骨以骨皮质为主,先用钻或者骨锯截开骨皮质,然后用超声骨刀紧贴骨皮质继续完成取骨。操作过程避免损伤下牙槽神经。

(2)软组织切口不应过高,不要超过颊脂垫尖的位置,以免切开后导致颊脂垫脱出而干扰术野。

三、髂骨取骨术

(一)适应证

需要较大移植骨量时选择髂骨作为供区。

(二)操作程序及方法

(1)全身麻醉,仰卧位,用沙袋将术侧臀部垫高以使髂嵴突出。

(2)将髂嵴内侧皮肤向中线方向推压,使髂嵴表面皮肤移向嵴的内侧,然后平行于髂嵴切开皮肤、皮下组织和覆盖在髂嵴上的肌层及骨膜,切口向后的长度根据需要采取的骨量而定。

(3)向内翻开骨膜至髂嵴下,达切口下 3cm 以上,外侧翻开至髂嵴边缘。

(4)使用骨凿或者骨锯截取髂骨内侧单层骨皮质联合骨松质骨块,最少应在距离髂前棘 1 cm处的顶部开始行截骨术。

(5)取骨创面生理盐水冲洗,充分止血。

(6)分层缝合骨膜、肌层、皮下及皮肤,保证解剖复位。渗出较多可放置引流条。

(三)注意事项

(1)皮肤切口应该起于髂前上棘后方 1～1.5 cm 处,避免损伤肋下神经及股外侧皮神经。

(2)术后 6 周内应避免剧烈运动。

第七节　引导骨再生植骨种植术

一、适应证

牙种植体植入后周围存在骨缺损或骨量不足,主要用于解决种植体唇(颊)侧颈部裂开型和根方旁穿型骨缺损,牙种植体需有良好的初期稳定性。

二、禁忌证

(1)术区局部存在急性炎症。

(2)牙种植体无法获得初期稳定性。

(3)全身禁忌证同本章“牙种植体植入术”。

三、操作程序与方法

(一)术区局部麻醉

浸润和(或)阻滞麻醉。

(二)手术切口设计

通常采用牙槽嵴顶横向联合唇(颊)侧纵向切口设计。

(三)翻瓣

沿骨面向唇(颊)侧翻起黏骨膜瓣,显露牙槽嵴顶和唇(颊)侧牙槽突。

(四)清除骨面软组织

采用刮勺或机用磨头彻底清除种植区和植骨区表面的肉芽组织和纤维组织。

(五)制备种植窝并植入牙种植体

按照牙种植体植入术的技术操作规范制备种植窝,并植入牙种植体,建议采用埋入式牙种植体植入方法。

(六)处理植骨床

在骨缺损区周围骨面,用小球钻钻孔,穿破骨面骨皮质,使骨髓腔开放,有利于血管和新骨的生长。

(七)植骨

采用颗粒状植骨材料充填骨缺损区,植骨量要充足。

(八)覆盖生物屏障膜

剪裁合适大小与形状的生物屏障膜,完全覆盖植骨区表面。根据材料的特性,屏障膜可以采用固定钉固定或无须固定。

(九)黏骨膜瓣减张处理

根据黏膜伤口张力大小,采用黏骨膜瓣根方切开骨膜的方法进行减张,确保黏膜伤口无张力缝合。

(十)严密缝合伤口

通常采用间断缝合的方法关闭伤口,必要时联合采用褥式缝合法,防止伤口裂开。

四、注意事项

(1)同期植入的牙种植体需要有良好的初期稳定性。

(2)生物屏障膜覆盖植骨区要完全,通常边缘需超出植骨区 2 mm 以上。

(3)生物屏障膜边缘应与黏膜伤口、牙齿保持一定距离,防止干扰伤口愈合。

(4)黏膜瓣应减张充分,保证伤口无张力缝合。

(5)术后 1 h 内术区适度压迫止血,防止黏膜瓣下积血或积液。

(6)术后预防性使用抗生素,防止出现感染并发症。

(7)术后加强口腔护理,保持术区清洁。

第八节 上颌窦底提升术

一、经牙槽嵴入路上颌窦底提升术

(一)适应证

(1)上颌窦缺牙区牙槽骨剩余高度不足,一般应不少于 4 mm。

(2)牙槽骨宽度正常。

(二)禁忌证

上颌窦区域解剖结构异常,伴有急性上颌窦炎等病理改变。

(三)操作程序及方法

(1)局部浸润麻醉:牙槽嵴顶切口,翻起黏骨膜瓣,暴露牙槽嵴顶。

(2)球钻定点:先锋钻确定种植方向。采用不同直径的钻序列制备窝洞,深度距上颌窦底 1～2 mm。

(3)选用专用上颌窦底内提升骨冲击器,逐级预备,轻轻敲击,逐级扩大到种植体植入所需相应直径。

(4)检查上颌窦底黏膜是否完整,根据情况经种植体窝洞植入骨充填材料。

(5)能获得初期稳定性的情况下,植入相应长度的种植体。若初期稳定性良好,直接安装愈合基台。若初期稳定性较差,安装覆盖螺丝,软组织瓣对位缝合。种植体无法获得初期稳定性,关闭伤口,延期种植。

(四)注意事项

(1)临床上常采用捏住患者鼻翼,并让患者鼓气的方式检查上颌窦底黏膜是否完整。如发生穿孔一般需中止手术,愈合 3 个月后再行外侧壁开窗植骨种植手术。

(2)提升幅度根据解剖情况,避免裂开,不宜过高。种植体应获得良好的初期稳定性。

(3)术后口服抗生素 7 天,用含漱液漱口 2 周。

(4)交待术后注意事项,避免剧烈运动等。

二、经外侧壁入路上颌窦底提升术

(一)适应证

上颌窦缺牙区牙槽骨剩余高度不足,不能满足种植体植入及功能修复。

(二)禁忌证

伴有急性上颌窦炎、恶性肿瘤等病理改变。

(三)操作程序及方法

(1)局部浸润麻醉:从牙槽嵴顶正中或偏腭侧切口,并在颊侧缺牙区两侧做 2 个松弛切口。向上翻起黏骨膜瓣,充分暴露拟上颌窦开窗区。

(2)用直径约 2 mm 球钻在上颌窦外侧骨壁上开窗,其窗口下缘应高于上颌窦底 3～5 mm,窗口上缘距牙槽嵴距离比拟植入种植体长度多 2 mm。在接近上颌窦黏膜时,改用超声骨刀去除剩余骨组织达上颌窦黏膜层。

(3)细心向上方分离抬起上颌窦腔黏膜，并使开窗后的薄骨片向内旋转形成植骨区域的顶。

(4)在牙槽嵴顶球钻定点，行常规种植术的逐级备洞。

(5)经上颌窦外侧壁预备的窗口，在抬起的上颌窦黏膜下方腔内先植入骨替代品或混入少量自体骨，经牙槽嵴顶备洞植入种植体。种植体必须有良好的初期稳定性。然后再经开窗口在植入的种植体颊侧再次植入骨替代品。

(6)复位黏骨膜瓣，严密缝合。

(四)注意事项

(1)黏膜穿孔：若出现上颌窦黏膜穿孔小于 5 mm 的情况，建议首先充分抬起穿孔周围黏膜，使穿孔周围黏膜无张力后自然重叠，然后用可吸收胶原膜盖住穿孔区域，再行植骨术。当穿孔大于 5 mm 时，建议中止手术。

(2)术中明显出血：多发生于骨壁开窗过程中，器械损伤上颌骨外侧壁上的血管束时，出血会使术野看不清楚，建议使用少量骨蜡准确封闭位于骨壁中的小血管束后，继续抬起上颌窦黏骨膜。

(3)术后口服抗生素 7 天，用含漱液漱口 2 周。

第九节　软组织游离移植术

种植区软组织游离移植术是矫正牙种植体周围角化黏膜缺损或黏膜过薄的一类外科技术。根据治疗目的，该类手术可分为全层黏膜游离移植术和结缔组织游离移植术两种术式。

一、全层黏膜游离移植术

(一)适应证

种植区角化黏膜缺损或宽度不足 2 mm，导致牙种植美学欠佳或种植体周围黏膜封闭不良。

(二)操作程序及方法

1.麻醉

术区局部浸润麻醉。

2.黏膜切口

在角化黏膜缺损区边缘，沿牙槽嵴顶水平并向唇(颊)侧做梯形切口切开黏膜。

3.黏膜移植床制备

沿骨膜上向唇(颊)侧翻起黏膜瓣，并向根方滑行、缝合固定，制备黏膜移植床。

4.全层黏膜瓣切取

硬腭黏膜是黏膜移植的临床常用供区，具体部位通常选择在上颌前磨牙腭侧硬腭黏膜部位。根据黏膜缺损大小，切取全层腭黏膜，修除黏膜下脂肪和腺体组织。供区创面可用纱布压迫止血或采用碘仿纱布缝合保护。

5.黏膜瓣缝合固定

将全层黏膜瓣缝合固定在移植区,并与黏膜创面边缘对位缝合。

(三)注意事项

(1)黏膜瓣应充分伸展,并牢固固定在移植床表面。

(2)黏膜瓣与移植床之间应紧密贴合,避免黏膜瓣下积血或积液。

二、结缔组织游离移植术

(一)适应证

牙种植体周围黏膜薄,影响黏膜健康或种植美学效果。在特殊情况下该术式可以与植骨手术同期进行。

(二)操作程序及方法

1.麻醉

术区局部浸润麻醉。

2.切开与翻瓣

沿牙槽嵴顶向唇(颊)侧做梯形切口切开黏膜,于骨膜上向唇(颊)侧翻起黏膜瓣。在同期植骨情况下,也可以从骨面翻起黏骨膜瓣。

3.结缔组织瓣切取

硬腭黏膜是黏膜移植的临床常用供区,具体部位通常选择在上颌前磨牙腭侧硬腭部位。根据黏膜缺损大小,翻起腭黏膜表皮层,切取黏膜下结缔组织,修除黏膜下脂肪和腺体组织。供区创面可用纱布压迫止血或采用碘仿纱布缝合保护。

4.黏膜瓣缝合固定

将结缔组织瓣缝合固定在移植区,黏膜伤口对位缝合。

(三)注意事项

(1)结缔组织瓣应充分伸展,并牢固固定在移植区。

(2)结缔组织瓣与黏膜瓣之间应紧密贴合,避免黏膜瓣下积血或积液。

第十节　牙种植印模技术

种植修复体制作过程中的印模技术与传统的修复体印模技术有很大的不同。为了确保种植体或基台与周围组织及邻牙位置关系的精确度,需要一些特殊的配件来完成定位、转移工作,例如印模转移体、种植体或基台替代体等。印模材料的选用也有特定要求,依据所转移的部位不同分为种植体水平印模和基台水平印模;依据印模的方式不同分为闭合式印模和开窗式印模。

一、种植体水平印模技术

种植体水平印模技术是通过种植体转移体与种植体直接连接,准确复制种植体的三维空间位置和方向的印模技术。

(一)适应证

(1)种植体获得良好骨结合,种植体周围软组织无炎症,并获得良好成形。

(2)种植术后需即刻修复的患者。

(二)操作程序及方法

(1)清洁愈合螺丝表面,并旋下愈合螺丝。种植体颈部周围软组织袖口完整,无炎症和充血。

(2)将种植体转移体与口内的种植体精确对接(种植体转移体下段的结构完全复制基台下段的结构,当与种植体头端连接时完全模拟种植体与基台连接的方式)。

(3)检查确定印模帽和种植体在口内连接准确,植体内壁和转移基桩间密合。必要时可以拍摄 X 线片来确定两者是否完全就位。最后用螺丝固定。

(4)根据托盘类型不同,可将种植体水平印模分为闭合式牙种植印模和开窗式牙种植印模。

(5)用输送枪将硅橡胶或聚醚橡胶印模材料输送到种植体周围组织及转移体上,完全覆盖转移体以及种植体周围组织。避免气泡产生。

(6)印模材料固化后将印模从口内脱位。检查印模周围是否有缺损,转移杆的定位平面是否清晰。

(7)从口内种植体上旋下转移杆,将其与种植体替代体连接并确定其精确就位后用螺丝固定。按照印模上定位平面的位置和方向将其插入印模内并精确就位。完成印模的制取过程。

(三)注意事项

(1)确保转移体在种植体上的完全精确就位并保持稳定。

(2)转移体与替代体精确对位连接,并在印模内精确就位。

(3)建议选用橡胶类印模材料。

(4)余留牙倒凹过大时,需要填塞倒凹。

二、基台水平印模技术

基台水平印模技术是通过基台转移体与基台直接连接,准确复制种植体上基台与周围组织的三维空间位置关系的印模技术。

(一)适应证

(1)种植体获得良好骨结合,种植体周围软组织无炎症,并获得良好成形。

(2)基台已经在种植体上安装就位的患者。

(二)操作程序及方法

(1)在基台上戴入基台转移体,并确定其精确就位。

(2)用输送枪将硅橡胶或聚醚橡胶印模材料输送到基台周围组织转移体上,并将其完全覆盖。避免气泡产生。

(3)印模材料固化后将印模从口内脱位,基台转移体埋入印模内。检查印模周围是否有缺损,基台转移体的定位平面是否清晰。

(4)将基台替代体按照基台转移体上定位平面的位置和方向插入基台转移体内并精确就位。完成印模的制取过程。

(5)用基台保护帽保护实心基台。

(三)注意事项

(1)确保转移体在种植体上的完全精确就位并保持稳定。

(2)转移体与替代体精确对位连接,并在印模内精确就位。

(3)建议选用橡胶类印模材料。

(4)余留牙倒凹过大时,需要填塞倒凹。

三、闭合式牙种植印模技术

(一)适应证

(1)适应于单个种植体或少数种植体修复牙列缺损的病例。

(2)张口受限的患者。

(二)操作程序及方法

(1)口外确认种植体替代体和封闭式印模转移体是否匹配。

(2)旋出口内愈合基台,清洁口内种植体连接处后,将封闭式印模转移体在口内种植体上准确就位,并拧紧螺丝,必要时用平行头照法拍摄 X 线片确认封闭式转移体是否准确就位。

(3)将印模帽固定于转移体顶端。

(4)将印模材料仔细充填到转移体龈方周围以及天然牙的倒凹区,确保充填无死角和气泡,印模材料灌满托盘,常规取模,并进行肌功能修整。需注意,放置托盘时应确保托盘完全就位,未受转移体的干扰。

(5)待印模材料完全凝固后直接取下印模,可见转移体在口内。

(6)旋松转移体螺丝,将转移体从口内种植体上取出,口外连接转移体与种植体替代体并拧紧螺丝,将转移体头端平压如印模帽内准确就位。

(三)注意事项

(1)确保转移体在种植体上的完全精确就位并保持稳定。

(2)转移体与替代体精确对位连接,并在印模内并精确就位。

(3)建议选用橡胶类印模材料。

(4)余留牙倒凹过大时,需要填塞倒凹。

四、开窗式牙种植印模技术

(一)适应证

(1)单个种植牙修复时取模。

(2)多个种植体固定桥修复牙列缺损或牙列缺失的病例。

(二)操作程序及方法

(1)选择大小合适的托盘,在种植体相对应的部位开窗。

(2)口外确认种植体替代体和开窗式转移体是否匹配。

(3)旋出口内愈合基台,清洁口内种植体连接处后,将开窗式转移体在口内种植体上准确就位,并拧紧螺丝,必要时用平行头照法拍摄 X 线片确认开窗式转移体是否准确就位。

(4)利用流动复合树脂或自凝树脂将多个转移体在口内固定在一起,防止转移体之间的移位和松动。

（5）制取印模时，将印模材料仔细充填到转移体龈方周围以及天然牙的倒凹区，确保充填无死角和气泡，印模材料灌满托盘，常规取模，并进行肌功能修整。需注意，放置托盘时应确保托盘完全就位，转移体的顶端应正对托盘穿孔处。

（6）印模材料固化后，旋松转移体固位螺丝，然后脱模，转移体被埋在印模材料中一并取出。

（7）口外将种植体替代体就位于开窗式转移体上并拧紧螺丝，完成印模。

（三）注意事项

（1）根据病例实际情况和修复方式选择合适的取模方法。

（2）检查转移体和种植体替代体等部件有无损坏。

（3）印模材料的选择，既需要有一定的强度，也要有较好的流动性，能够包裹转移体的颈缘。

（4）转移体和种植体替代体能准确就位，无松动。

（5）确保转移体与替代体一一对位，避免混淆及对位错误。

（6）将预成的桥修复体蜡型用强度较高的成型树脂连接成一体，在口腔内试戴以检查印模的精确性。如果将螺丝固定后，成型树脂连接处发生断裂，表明模型与口内实际有误差，需要重新制取印模。

第十一节　种植体维护

口腔种植义齿修复完成后，定期专业的口腔健康维护和随访是保证种植义齿长期健康行使功能的关键。种植体周围黏膜炎和种植体周围炎是种植义齿修复的最主要生物学并发症，大量的临床研究和动物实验表明，菌斑生物膜的积聚是种植体周围感染性疾病发生与发展的主要原因。因此，种植体周围菌斑控制成为种植义齿专业口腔卫生维护的根本目标，包括患者口腔卫生自我维护的促进和专业医疗口腔卫生维护。

一、适应证

适用于各类口腔种植患者。

二、操作程序及方法

（一）健康教育

（1）详细询问患者的口腔卫生习惯，包括口腔清洁规律，刷牙时间长短、次数，清刷工具等。

（2）结合患者口腔具体情况，推荐恰当的清洁工具，并指导患者掌握正确的清洁方法。

（3）对于特殊清洁器具的使用应先示范，然后让患者在医生指导下反复操作，直至掌握为止。

（4）积极鼓励患者戒除吸烟习惯。

（二）种植义齿的随访

（1）随访时间：戴牙后1周、1个月、3个月、6个月、1年。

（2）询问患者义齿使用情况，包括有无种植义齿松动、脱落、固位不良、损坏、周围疼痛、咬物不适、食物嵌塞、咀嚼效率低下等,评估患者主观满意度。

(3)通过临床检查明确种植体与修复体有无松动及松动部位,并予以相应处理。

(4)对种植义齿的咬合情况进行分析并做出相应调整。

(5)通过根尖片、全口牙位曲面体层 X 线片(俗称全景片)等影像学检查对种植体周围骨吸收情况进行监测。

(6)通过种植义齿周围的探诊、种植义齿周围龈组织出血指数的测量、种植体周龈沟液成分及含量变化的分析、口腔卫生状况的评估、附着龈宽度的对比和牙龈美学的观察在随访中及时发现软组织的异常,并与上次复查结果对比。菌斑面积占全口现存牙面面积 20%以下较为理想。可通过应用菌斑显示剂向患者展示其口腔卫生状况,并进行必要的强化指导,推荐最适合且可行的菌斑控制方法。

(三)种植义齿菌斑控制

(1)机械性菌斑控制是种植义齿菌斑控制的首选方法,包括牙刷、牙线、牙间隙刷、牙龈按摩器、口腔冲洗器等自主清洁手段的应用,辅以定期椅旁刮治与洁治等医疗手段。尤其应针对复诊时发现的自主清洁不佳的区域进行预防性洁治,可综合运用超声洁治、手工洁治器(碳纤维洁治器、钛质洁治器、树脂洁治器)洁治。

(2)化学性菌斑控制包括抗生素、表面活化物、酚类化合物等合成或天然抑菌剂的口腔局部应用,主要包括冲洗、含漱、局部缓释等方法。

(3)其他菌斑控制手段:激光(CO_2激光、Diode 激光、Er:YAG 激光)处理、光动力疗法等手段。

(4)开展必要的治疗:针对复诊发现的种植体周围黏膜炎或周围炎开展相应的治疗。

(四)治疗牙周病

(1)建立正确的刷牙方法和口腔卫生习惯,保持口腔卫生。

(2)定期对天然牙行龈上洁治术、根面平整术,消除龈上及龈下菌斑、牙石,并对种植义齿进行专业维护。

(3)消除其他局部刺激因素,如殆创伤。

(4)药物治疗。

(5)纠正全身性或环境因素,如吸烟。

(6)及时、定期复查口腔卫生情况,视情况进行相应处理,严格遵循医嘱。

(五)控制糖尿病

(1)加强局部抗生素的应用,加强抗感染能力。

(2)有效控制血糖,使血糖浓度正常或接近正常。

(3)降低高血糖对骨愈合的不良影响,兼顾并发症的治疗及骨组织的保护。

三、注意事项

口腔种植修复的卫生维护是保证种植体长期成功率的关键,与种植体感染性疾病相关的致病因素包括局部因素和全身系统性因素。因此,在对种植牙开展长期系统维护的同时,不可忽视对全身系统疾病的控制。

第十二节　并发症治疗

一、牙种植体周围黏膜炎治疗

(一)适应证

牙种植体周围黏膜炎患者。

(二)操作程序及方法

1.治疗前阶段

在进行牙种植体周围黏膜炎的治疗前，首先应当进入治疗前阶段，其内容包括：①进行详细的牙周探诊(PPD、BOP、mPI)。②采用平行投照技术拍摄根尖片。③去除可能造成种植体周围感染的风险因素，如不良的口腔卫生习惯、吸烟和不良的修复体边缘等。

2.非手术治疗阶段

非手术治疗是牙种植体周围黏膜炎的首选方案，其目的在于去除牙龈以上和部分能够达到的种植体表面的菌斑和牙石，一般来说牙种植体周围黏膜炎是可逆的，其常用的治疗程序如下。

(1)机械刮治清创：①尽可能取下上部修复体。②选择合适材料的刮治器，推荐采用碳纤维材料刮治器。③使用合适型号的器械去除龈上菌斑和牙石。④使用合适型号的器械，紧贴种植体探入龈袋，以70°角行龈下牙石的去除，注意力度控制，避免损伤种植体表面。

(2)局部抗菌漱口水的使用：选择合适的抗菌含漱液，推荐使用0.2%的氯己定溶液漱口，每日4次。

(3)全身抗生素的使用：仍没有明确证据显示全身应用抗生素的剂量及何种抗生素更为有效时，可根据炎症程度和临床经验全身应用抗生素。

(4)选用其他辅助方法：①超声器械。②龈下喷砂系统(推荐使用甘氨乙酸粉或者碳酸氢钠粉)。③Er：YAD激光或者CO_2激光系统。④光动力系统。

3.再评估阶段

在非手术治疗1～2个月后，应当进行再评估，以确定进行维护治疗或者再次进入非手术治疗阶段，评估内容包括：①牙龈质地、颜色等的评估；②详细的牙周探诊，注意与治疗前对比；③口腔卫生习惯及相关风险因素改变(如戒烟)的评估。

4.维护治疗阶段

当再评估阶段牙周探诊深度减少或者维持稳定，牙龈健康状况改善，患者相关风险因素控制良好时，可进入维护治疗阶段。根据每个患者的感染程度，制订个性化的维护方案，随访期由3个月1次至1年1次不等。不推荐随访间隔超过1年。

二、牙种植体周围炎治疗

种植体周围炎的治疗是一项系统治疗，分为以下几个阶段：系统疾病控制、非手术治疗、手术治疗和支持维护。

(一)适应证

牙种植体周围炎患者。

(二)操作程序及方法

1.系统疾病控制阶段

口腔疾患多为全身系统性因素和局部因素共同作用的结果,因此在开始种植周围炎局部治疗前,应首先详细询问患者的系统病史,包括糖尿病、高血压、心脏病、自身免疫性疾病等。并与相关医师共同开展治疗,控制全身疾患。

2.非手术治疗阶段

排除或控制影响种植体周围炎的系统疾患的同时,改善和控制口腔局部卫生环境是治疗种植体周围炎的关键。常用治疗程序如下。

(1)评估种植体保留价值:对具保留价值的种植体开展周围炎治疗,种植体周围骨组织发生严重吸收导致种植体松动是拔除种植体的唯一绝对指征。相对指征包括:①骨吸收达种植体长度的2/3以上;②难治性种植体周围感染;③合并其他疾患的种植体(如肿瘤、双膦酸盐相关的骨坏死)。

(2)手工洁治器(碳纤维洁治器、钛质洁治器、树脂洁治器)洁治,清除种植周围龈上和龈下菌斑结石。

(3)超声波洁治辅助开展全口牙周治疗。

(4)光动力疗法和激光(CO_2激光、Diode激光、Er:YAG激光)处理彻底种植体表面及牙周袋,控制菌斑附着。

(5)龈下喷砂及氯己定冲洗。

(6)向患者示范针对性的口腔清洁技术和清洁工具,如牙刷、牙线、邻间隙刷等。

(7)局部和全身抗生素应用。

3.手术治疗阶段

非手术治疗方法无法实现暴露的种植体形成再生性骨结合,常需进行手术治疗以降低再感染风险。手术方法包括切除性手术(清理病变周围袋并结合种植体表面成形)和骨增量术。手术要点如下。

(1)完善基础治疗,出血指数显著减少,无溢脓或脓肿形成。

(2)应综合考虑患者既往治疗病史、影像学表现、美学表现及相关临床参数,与患者充分沟通后确定手术方案。

(3)种植体表面去污化:由于种植体为粗糙表面,要清除表面细菌和内外毒素,可行的表面处理剂选择包括枸橼酸、盐酸四环素、氯己定、过氧化氢、氯胺T、无菌盐水,或改良超声洁治(喷砂)。

(4)切除性手术:减少或去除基础治疗不良和(或)难以去除的增生或病变的种植体周围袋。影像学检查骨吸收为水平型骨吸收或碟形吸收骨吸收。

(5)再生性手术:应在基础治疗控制炎症后进行。在选择再生性手术治疗和拔除种植体后重新种植两种方案中进行认真比较。植骨材料可选择自体骨和多种生物材料。

4.支持维护阶段

完善种植体周围炎治疗后，完善的健康卫生宣教和定期口腔卫生维护是保证治疗效果的必要内容。每半年或一年复诊1次，复诊时间应根据患者口腔菌斑控制状况做相应调整，依从性差及口腔卫生不良者应增加复诊次数。复诊内容：①口腔卫生状况检查；②种植体周围牙龈状态检查；③种植体稳定情况；④影像学检查；⑤必要的口腔卫生维护。

第九章　Ⅰ类错𬌗畸形的矫治

第一节　牙列拥挤

牙列拥挤(crowding)主要是由于牙量、骨量不调,牙量大于骨量,即牙弓长度不足以容纳牙弓中全部牙齿而引起。拥挤不仅出现在Ⅰ类错𬌗畸形中,各类错𬌗畸形中都可出现拥挤,占错𬌗畸形的60%～70%,表现出牙齿错位、低位、倾斜、扭转、埋伏、阻生或重叠等。而上下牙牙槽前突则可视为牙列拥挤的一种前牙代偿性排列,木节讨论的重点为矢状向关系为Ⅰ类的牙列拥挤的矫治。

牙列拥挤除牙齿排列不齐,影响功能和美观外,还常常导致龋齿、牙周病及颞下颌关节异常的发生,并影响心理、精神健康。一般而言,临床上可以把牙列拥挤分为单纯拥挤和复杂拥挤两类,以便于在治疗中制订计划和估计预后。单纯拥挤是指牙体过大、乳牙早失、后牙前移、替牙障碍等原因造成牙量与骨量不调(牙量过大或牙槽弓量不足)所致的拥挤。单纯拥挤可视为牙性错𬌗,一般不伴有颌骨与牙弓关系不调,面型基本正常,也没有肌肉及咬合功能的异常和障碍。复杂拥挤除由于牙量、骨量不调造成的拥挤外,还存在牙弓及颌骨发育不平衡,有异常的口颌系统功能障碍失调,并影响患者的面型。

一、牙列拥挤的病因

造成牙列拥挤的原因是牙量、骨量不调,牙量(牙齿总宽度)相对大,骨量(牙槽弓总长度)相对小,牙弓长度不足以容纳牙弓中的全数牙齿。牙量、骨量不调主要受遗传和环境因素的影响。

(一)进化因素

人类演化过程中咀嚼器官表现出退化减弱的趋势。咀嚼器官的减弱以肌肉最快,骨骼次之,牙齿最慢,这种不平衡的退化构成了人类牙齿拥挤的种族演化背景。

(二)遗传及先天因素

颌骨的大小、形态和位置及相互关系在很大程度上受遗传因素的影响,这也是家族中有类似牙列拥挤的患者非拔牙矫治后易复发的原因。此外,先天因素在颌骨的生长发育过程中对其形态的形成也产生了十分重要的影响。凡是影响出生前胚胎期发育的因素,如母体营养、药物、外伤和感染等都会影响后天颌骨、牙及牙槽骨的发育,导致牙列拥挤畸形。牙齿大小、形态异常,通常有遗传背景。过大牙、多生牙常造成牙列拥挤。

(三)环境因素

乳恒牙替换障碍在牙列拥挤的发生中起着很重要的作用。

1.乳牙早失

乳牙因龋齿、外伤等原因过早丧失或拔除，后继恒牙尚未萌出，可造成邻牙移位，导致缺隙缩小，以致恒牙异位萌出或阻生埋伏，形成牙列拥挤。特别是第二乳磨牙早失造成第一恒磨牙前移，将导致牙弓长度减小，恒牙萌出因间隙不足而发生拥挤。

2.乳牙滞留

乳牙因牙髓或牙周组织炎症继发根尖周病变时，引起牙根吸收障碍(牙根部分吸收或完全不吸收，甚至与牙槽骨发生固着性粘连形成乳牙滞留)。乳牙滞留占据牙弓位置，使后继恒牙异位萌出而发生拥挤。

3.牙萌出顺序异常

牙齿萌出顺序异常是导致牙列拥挤等错𬌗的常见原因。例如，第二恒磨牙比前磨牙或尖牙早萌，第一恒磨牙近中移位，缩短了牙弓长度，造成后萌的牙齿因间隙不足而发生拥挤错位。

4.咀嚼功能不足

食物结构也对牙量、骨量不调产生影响。长期食用精细柔软的食物引起咀嚼功能不足，导致牙槽、颌骨发育不足，牙齿磨耗不足而出现拥挤。

5.肌功能异常

口唇颊肌的肌功能异常，如吮唇、弄舌、下唇肌紧张等均可导致牙列拥挤，以及拥挤矫治后的复发。

二、牙列拥挤的诊断

(一)牙列拥挤分度

牙列拥挤分度即牙弓应有弧形长度与牙弓现有弧形长度之差，或必需间隙与可利用间隙之差，可分为三度。

(1)轻度拥挤(Ⅰ度拥挤)：牙弓中存在 2～4 mm 的拥挤。

(2)中度拥挤(Ⅱ度拥挤)：牙弓拥挤在 4～8 mm。

(3)重度拥挤(Ⅲ度拥挤)：牙弓拥挤超过 8 mm。

(二)单纯性牙列拥挤的诊断

全面的口腔检查，并结合 X 线头影测量、模型分析及颜面美学(特别是面部软组织侧貌，即上下唇与审美平面的关系、鼻唇角的大小)是正确诊断的基础。通过 X 线头影测量，结合模型测量可排除骨性畸形的存在，从而区分单纯拥挤和复杂拥挤并计测出拥挤度。在模型计测中，除牙不调量(拥挤量)的计测外，还应加入 Spee 曲线曲度、切牙唇倾度等因素的评估，即牙弓内所需间隙＝拥挤度＋整平 Spee 曲线所需间隙＋矫治切牙倾斜度所需间隙等。

一般而言，牙弓整平 1 mm，需要 1 mm 间隙；切牙唇倾 1 mm，则可提供 2 mm 间隙。此外，Bolton 指数的计测可了解上下颌牙量比是否协调，明确牙量不调的部位；Howes 分析可以确定患者的根尖基骨是否能容纳所有牙齿；并以此全面预测其切牙及磨牙重新定位的可能位置及关系，预测牙弓形态改变及支抗设置时可能获得的间隙量。而 X 线头影测量结合颜面及肌功能运动分析，则可以判断肌肉及咬合功能是否异常，特别是唇的长短、形态、位置和肌张力是否能容纳牙排齐后的牙弓空间变化量,是否能达到较满意的面容,这对治疗预后是非常重要的。最后,综合分析决定用非拔牙矫治还是拔牙矫治。在临床中对拥挤的治疗,关键在于确定是否拔牙。

(三)复杂牙列拥挤的诊断

复杂牙列拥挤是指合并有牙弓及颌骨发育不平衡、唇舌功能异常或咬合功能障碍失调的牙列拥挤畸形。

在这类拥挤中,除由于牙量、骨量不调可造成牙列拥挤外,颌骨生长发育异常导致的牙齿代偿移位,更加重了拥挤程度。因此,在诊断中首先应确定治疗骨骼发育异常对拥挤的影响及预测生长可能导致的进一步拥挤。结合模型使用X线头测量分析,特别是Tweed-Merrifield的间隙总量分析法、Steiner的臂章分析和综合计测评估表,以及Ricketts的治疗目标直观预测(VTO),对这类拥挤的诊断和治疗设计很有帮助。

三、牙列拥挤的矫治

(一)单纯性牙列拥挤的矫治原则

牙列拥挤的病理机制是牙量、骨量(可利用牙弓长度)不调,一般表现为牙量相对较大,而骨量相对较小。因此,牙列拥挤的矫治原则是减少牙量或(及)增加骨量,使牙量与骨量基本达到平衡。

1.减少牙量的方法

(1)减少牙齿的宽度,即邻面去釉。

(2)拔牙。

(3)矫治扭转的后牙可获得一定量的间隙。

2.增加骨量的方法

(1)扩大牙弓宽度。

(2)扩展牙弓长度,如推磨牙远中。

(3)功能性矫治器如唇挡、颊屏等刺激颌骨及牙槽的生长。

(4)外科手术延长或刺激颌骨的生长,如下颌体L形延长术、牵张成骨术(DO)等可增加骨量。

在制订矫治计划时应对病例做出全面分析,决定采用减少牙量或增加牙弓长度或两者皆用的矫治方案。一般而言,单纯性牙列拥挤的病例,轻度拥挤采用扩大牙弓的方法,重度拥挤采用拔牙矫治,中度拥挤及可拔可不拔牙的边缘病例应结合颌面部软硬组织的形态、特征及切牙最终位置的控制和家属的意见,严格掌握适应证,选择合适的方法,也可不拔牙矫治。

(二)不拔牙矫治

对轻度拥挤或一些边缘病例,甚至中度拥挤者,通过扩大牙弓长度和宽度及邻面去釉等以提供间隙解除拥挤,恢复切牙唇倾度和改善面型。但扩弓是有限的,应注意扩弓的稳定性,其横向扩弓量一般最大不超过3 mm(图9-1),特别是原发性拥挤(指遗传因素所致),扩弓的预后不如继发性拥挤(环境因素引起的拥挤)的效果好。

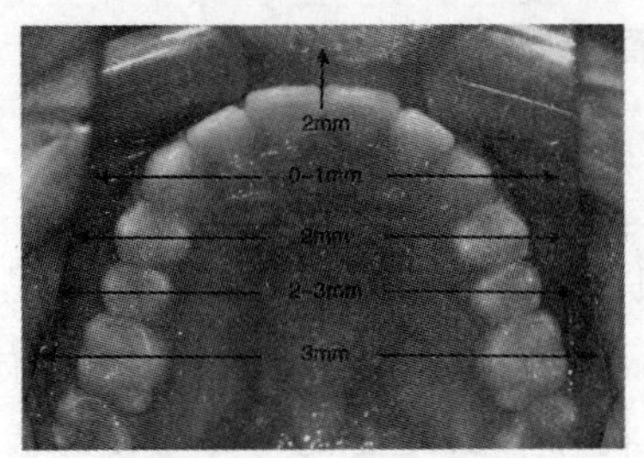

图 9-1　牙弓的扩大量

1.扩大牙弓弧形长度

(1)切牙唇向移动:适用于切牙较舌倾,覆𬌗较深,上下颌骨与牙槽骨无前突、唇形平坦的病例。多采用固定矫治器,也可用活动矫治器及唇挡等。

固定矫治器:其方法是在牙齿上粘托槽,用高弹性的标准弓丝(0.36 mm、0.4 mm、β-钛丝)或设计多曲弓丝,或加 Ω 曲使弓丝前部与切牙唇面部离开 1～2 mm 间隙,将弓丝结扎入托槽内;每次加力逐渐打开 Ω 曲;对内倾性深覆𬌗的病例,可用摇椅形弓丝,上颌加大 Spee 曲线,或多用途弓,将内倾的切牙长轴直立,同时增加弓牙长度,达到矫治拥挤的目的。

活动矫治器:用活动矫治器时,在前牙放置双曲舌簧推切牙唇向移动排齐前牙。切牙切端唇向移动 1 mm,可获得 2 mm 间隙。较直立的下切牙唇间移动超过 2 mm,可导致拥挤的复发,这是唇向移动的切牙占据了唇的空间位置,唇肌压力直接作用在下切牙的唇面的结果。临床中,下切牙的拥挤是最常见的错𬌗畸形。据报道,对 15～50 岁(白人)患者的研究结果表明:下切牙无拥挤及拥挤度在 2 mm 以内者占 50%,中度拥挤(拥挤度在 4 mm 以上)者占 23%,严重拥挤者为 17%。下切牙的拥挤随年龄增加而增加(有些正常𬌗也发生拥挤)且主要发生在成人早期,第三磨牙的萌出与拥挤增加是否相关尚有争议,有学者认为可能是多因素(包括种族、年龄、性别以及第三磨牙的存在等)所致,但还应进一步研究。下前牙拥挤矫治后容易复发且很普遍,复发原因为多种混合因素的作用。尤其是下前牙区,嵴上纤维组织对矫治旋转的复发有重要影响。除口周肌肉作用外,还包括矫治计划、牙齿的生理性移动、牙周组织的健康、咬合关系、唇张力过大等,建议下前牙拥挤矫治后戴固位器至成年初期以保持治疗效果。

唇挡:传统常用于增强磨牙支抗,保持牙弓长度,矫治不良习惯等。现代正畸临床中对替牙期或恒牙列早期可用唇挡矫治轻到中度牙列拥挤,多用于下颌,也可用于上颌;既可单独作为矫治器使用,也可与固定矫治器联合使用。

唇挡常用直径为 1.143 mm(0.045 英寸)的不锈钢丝制成。两端延伸至第一恒磨牙并于带环颊面管近中形成停止曲,以便调整唇挡位置,末端插入颊面管。唇挡大致分为有屏唇挡、无屏唇挡,以及多曲唇挡(图 9-2)。有屏唇挡于两侧尖牙间制作自凝塑胶屏,无屏唇挡则于不锈钢丝上套制一塑料管。多曲唇挡的制作方法为:用直径 1 mm 的不锈钢丝从上下颌两侧尖牙间形成前牙垂直曲和前磨牙区的调节曲,上颌前牙垂直曲高 7～8 mm,宽 4～5 mm,共 4 个或 6 个曲(避开唇系带);下颌前牙区在尖牙区形成高5～6 mm,宽 3～4 mm 的垂直曲,前牙区可形成连续波浪状;前磨牙区的调节曲高、宽均为 3～4 mm。前牙垂直曲和调节曲的底部应在一个平面上,在紧靠颊面管前形成内收弯作为阻止点。唇挡及其延伸部分将唇颊肌与牙齿隔

开,消除了唇颊部异常肌压力,而舌肌直接作用于牙齿和牙槽上,从而对切牙唇向扩展(切牙前移 1.4 mm/a,切牙不齐指数减少 2.2 mm/a),牙弓宽度的扩展(有屏唇挡磨牙间宽度增加 4.2 mm/a,特别是前磨牙间宽度增加最明显:扩展$\underline{3|3}$ 2.5 mm,$\underline{4|4}$ 4.5 mm,$\underline{5|5}$ 5.5 mm),由于唇挡位于口腔前庭,迫使唇肌压力不再直接作用于前牙,而是通过唇挡传至磨牙。唇肌作用在唇挡上的压力为100～300 g,测得唇挡作用在下磨牙的力在休息状态下为 85 g,下唇收缩时的最大力值为 575 g,一般自然状态下 1.68 g 的力即可使牙齿移动,因此唇挡可推磨牙向远中、直立或整体移动(2 mm 左右)。同时唇挡伸至前庭沟牵张黏骨膜,刺激骨膜转折处骨细胞活跃,骨质增生。用唇挡矫治牙列拥挤可获得4～8 mm的间隙,因此唇挡是早期解除轻到中度拥挤的一种有效方法,为牙列拥挤的早期非拔牙治疗提供了一条新思路。

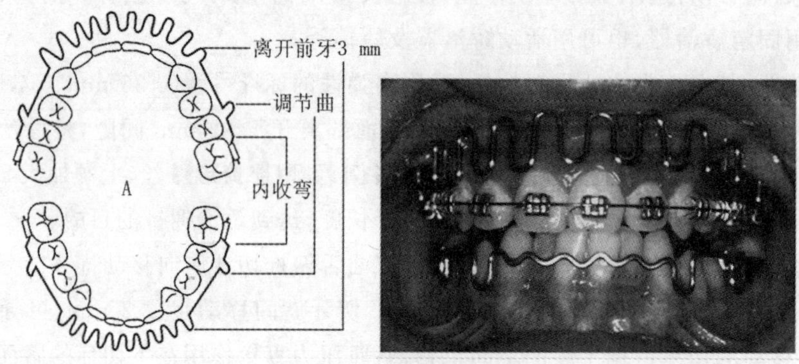

图 9-2　丝弓式唇挡

唇挡的形态、位置以及与唇部接触面积等因素对切牙的作用影响很大。一般唇挡置于切牙的龈 1/3 且离牙面和牙槽 2～3 mm,后牙为 4～5 mm。唇挡应全天戴用,必须提醒患者经常闭唇,以便发挥唇挡之功效,1 个月复诊 1 次,并进行必要的调节。对拥挤的病例建议用有屏或多曲唇挡更为妥当。因为有屏唇挡与唇部接触面积大,唇挡受力也大,从而对牙的作用更大,疗效更好。

(2)局部开展:对个别牙错位拥挤的病例,可在拥挤牙部位相邻牙齿之间用螺旋推簧进行局部间隙开拓,排齐错位牙,注意增强支抗(图 9-3)。

(3)宽度的扩展:牙列拥挤的患者牙弓宽度比无拥挤者狭窄,采用扩大基骨和牙弓宽度的方法可获得一定间隙供拥挤错位的牙排齐并保持效果的稳定。但是后牙宽度扩大超过 3 mm 时效果不稳定,且可能有牙根穿破牙槽骨侧壁的危险。牙弓宽度的扩大有以下三种方法:

功能性扩展:对轻度或中度牙列拥挤伴颌弓宽度不足者,可采用功能性扩展。多用功能调节器或下唇挡达到目的。牙弓外面的唇颊肌及其内面的舌体对牙弓-牙槽弓的生长发育及形态、牙齿的位置起着重要的调节和平衡作用。功能调节器(FR-Ⅰ)由于其颊屏消除了颊肌对牙弓的压力而在舌体的作用下使牙弓的宽度增加。此外,唇挡、颊屏等对移行皱襞黏膜的牵张也可刺激牙槽骨的生长,采用此种方法通常需要从混合牙列中期开始治疗并持续到生长发育高峰期结束。

正畸扩展:扩弓矫治器加力使后牙颊向倾斜移动可导致牙弓宽度的增加。常用于牙弓狭窄的青少年及成人。扩弓治疗每侧可获 1～2 mm 的间隙。常用唇侧固定矫治器为增加弓丝宽度、以一字形镍钛丝或等配合四眼圈簧(quad-helix,QH)(图 9-4)及其改良装置扩弓,同时排齐前牙;也可在主弓丝上配合直径 1.0 mm 不锈钢丝形成扩大辅弓(如 Malligan 骑师弓);还可根据患者颌弓、牙弓大小、腭盖高度、需要扩大的部位及牙移动的数目选用不同形状、大小、数目的扩弓簧,放置在舌侧基托一定位置的活动矫治器、舌侧螺旋扩大器及附双曲舌簧扩大矫治器(图 9-5)上达到治疗目的。

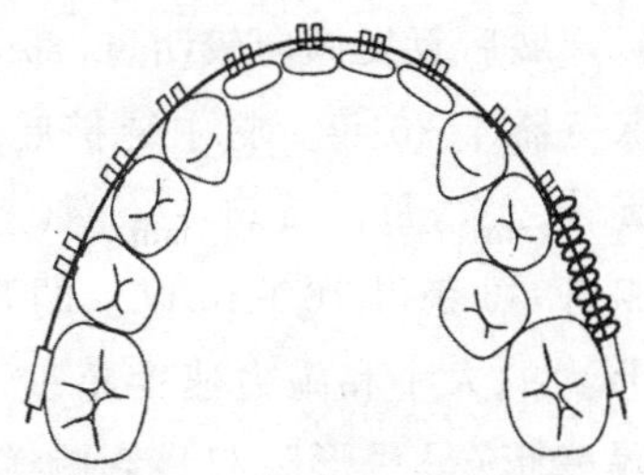

图 9-3　局部开拓间隙

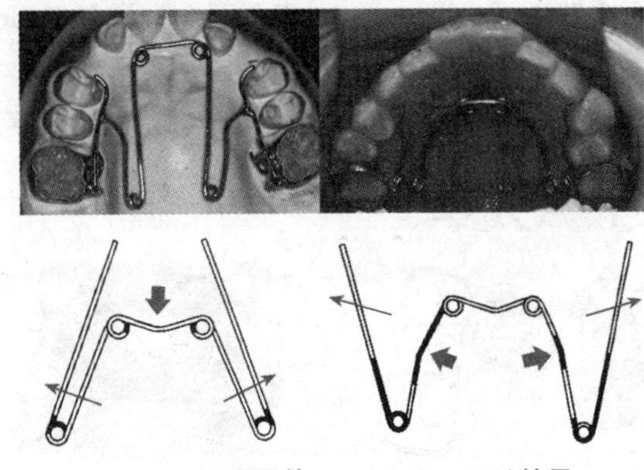

图 9-4　四眼圈簧(quad-helix,QH)扩弓

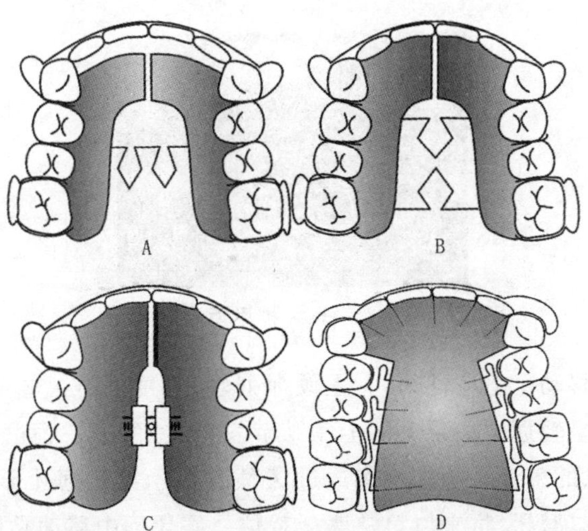

A、B.双菱形活动扩弓矫治器;C.螺簧式矫治器;D.舌簧扩弓矫治器。

图 9-5　活动式扩弓装置

矫形扩展:上颌骨狭窄,生长发育期儿童(8～15 岁)通过打开腭中缝,使中缝结缔组织被牵张产生新的骨组织，增加基骨和牙弓的宽度，后牙弓宽度最多可达 12 mm（牙骨效应各占1/2），上牙弓周长增加 4 mm以上，可保持 70%左右的效果。患者年龄越小，新骨沉积越明显，效果越稳定。成年患者必要时配合颊侧骨皮质松解术。在生长发育期儿童腭中缝开展时，产生下颌牙直立、牙弓宽度增加的适应性变化；而有些病例应同时正畸扩大下牙弓，才能与上牙弓相适应。在腭开展治疗以后，停止加力，应保持3～6 个月，让新骨在打开的腭中缝处沉积。去除开展器后更换成活动保持器，开展后复发倾向较明显，部分患者在未拆除扩展器时就会发生骨改变的复发，建议患者戴用保持器 4～6 年。腭中缝扩展分为：①快速腭中缝开展。每日将螺旋开大 0.5～1.0 mm，每日旋转 2 次，每次旋转 1/4 圈，连续 2～3 周，所施加的力最大可达 2000～3000 g，使腭中缝快速打开，可获得 10 mm 以上的开展量，其中骨变化 9 mm，牙变化 1 mm。快速腭中缝开展其矫形力的大小和施力速度超过了机体反应速度，学龄前儿童一般不能用重力开展，否则会并发鼻变形（呈弓形隆起），影响美观。②慢速腭中缝开展。加力慢、小，每周将螺旋打开 1 mm，每周旋转 1～2 次，每次旋转 1/4 圈，产生 1 000～2 000 g 的力，在 2～3 个月内逐渐打开腭中缝。可获得10 mm的开展量（骨、牙各 5 mm）。以较慢的速度打开腭中缝，腭中缝组织能较好地适应，近似于生理性反应，且效果两者基本相同，而慢速扩展较快速扩展更稳定。最常采用的方法是 Hyrax 扩弓矫治器（图 9-6）和 Hass 扩弓矫治器（图 9-7）。

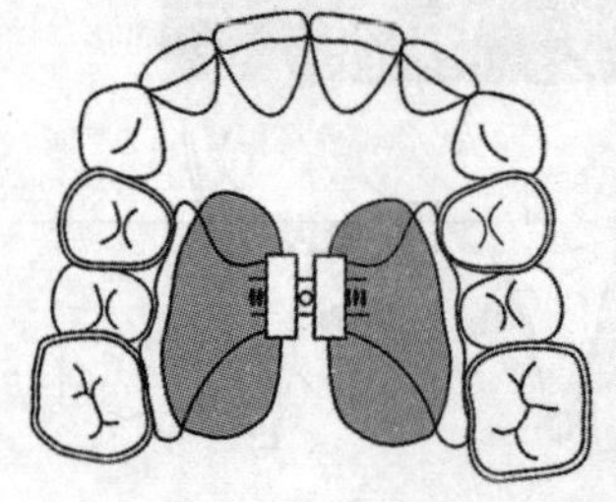
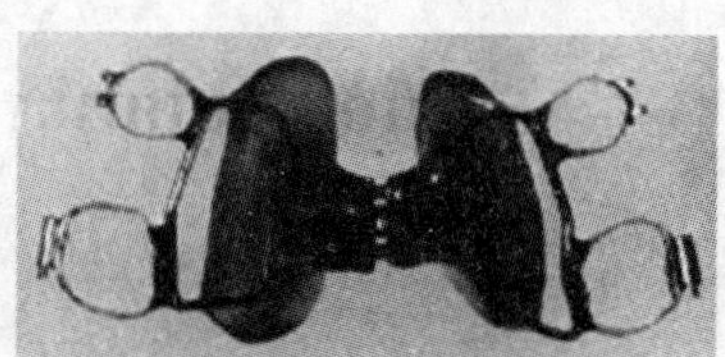

图 9-6 Hyrax 扩弓矫治器

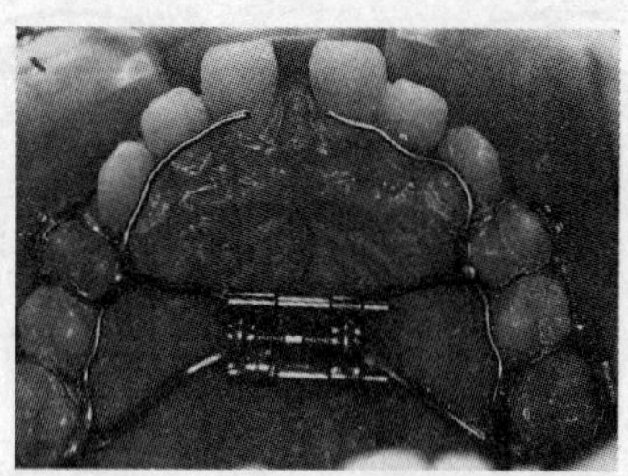

图 9-7 Hass 扩弓矫治器

（4）推磨牙向远中移动。适应证为：①上颌牙列轻、中度拥挤。②第二乳磨牙早失导致第一磨牙近中移动，磨牙呈轻远中关系。③上颌结节发育良好，第二恒磨牙未萌，且牙根已形成1/2，无第三磨牙或拔除的患者。临床上多通过 X 线片显示第三磨牙形态，当第三磨牙形态位置基本正常时，拔除第二磨牙，将来以第三磨牙替位。磨牙远中移动常用的方法有以下几种。

Pendulum 矫治器（Pendulum appliance）：钟摆式矫治器，基本设计为 Nance 腭托增加支抗，以及插入远移磨牙舌侧的弹簧（图 9-8）。

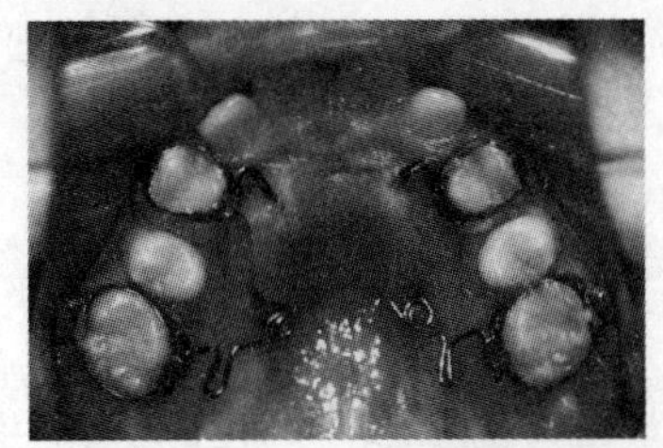

图 9-8　Pendulum 矫治器推磨牙向远中

Jones Jig 矫治器：用 Nance 腭托增强支抗，0.75 mm 颊侧活动臂钢丝，其远中附拉钩以及可自由滑动的近中拉钩，中间为镍钛螺旋弹簧。滑动拉钩在向后与第二前磨牙托槽结扎时压缩螺旋弹簧，产生 70～150 g 磨牙远移的推力，每月复诊一次(图 9-9)。

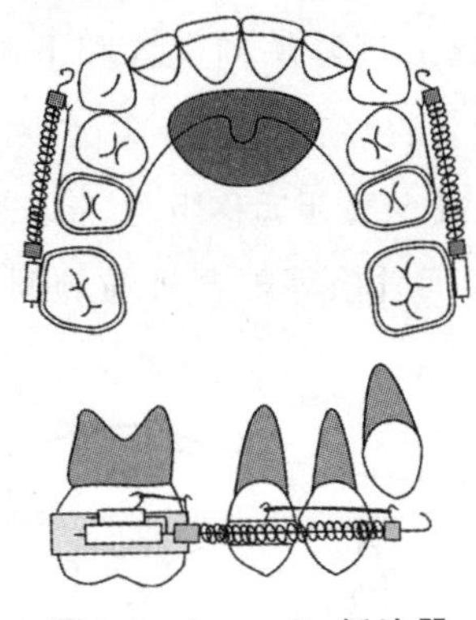

图 9-9　Jones Jig 矫治器

Distal Jet 矫治器：腭托管上安置滑动的固定锁，其内的滑动弓丝插入磨牙舌侧管，压缩弹簧产生磨牙远中整体移动的推力(图 9-10)。

Lupoli 矫治器：加力的螺钉焊接在前磨牙和磨牙带环上，压缩腭侧反折钢丝的螺旋产生推力并锁定。患者自行调节螺钉加力，方法为每日 2 次，每次 1/4 圈。优点：磨牙快速整体移动，能控制牙移动方向，基本无支抗丧失，效果稳定(图 9-11)。

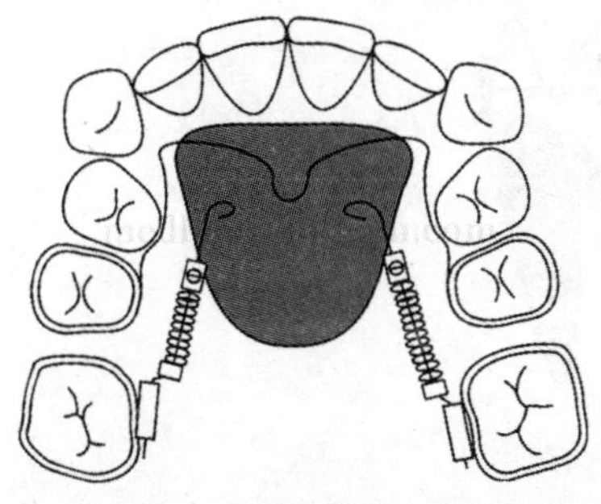

图 9-10　Distal Jet 矫治器

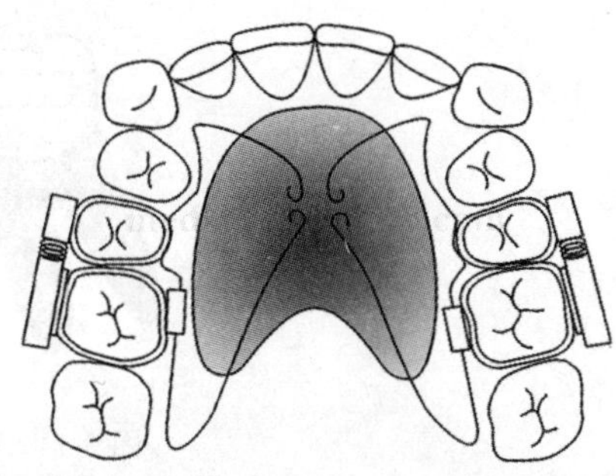

图 9-11　Lupoli 矫治器

磁斥力远移磨牙：用改良 Nance 腭托增加支抗，1.143 mm 不锈钢丝形成蛇形曲，曲的近中焊接在第一前磨牙带环唇侧，远中抵住磨牙带环颊面管近中，磁铁被分别用 0.356 mm 结扎丝紧扎固定在磨牙带环牵引钩近中和蛇形曲上，此时磁铁应相互接触产生 225 g 起始推力，形成蛇形曲的目的在于随着牙齿的移动，近中磁铁可在曲上向远中滑动，确保磁力的持续和恒定（图 9-12）。

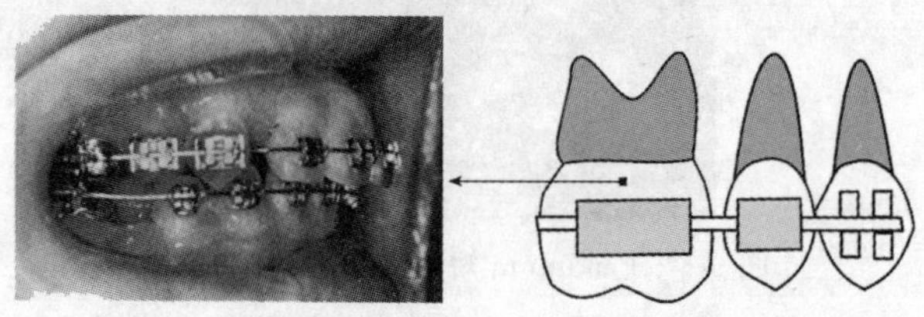

图 9-12 磁力矫治器及磁斥力远移磨牙

Ⅱ类牵引推磨牙向远中：上颌弓丝上的滑动钩，并用约 100 gⅡ类颌间牵引推上磨牙向远中移动，但下颌用与锁槽沟大小密合的方丝弓以防止下切牙唇倾并保持牙弓宽度（图 9-13）。

螺旋弹簧推磨牙向远中：下颌磨牙因其解剖位置和下颌骨的结构特点，推磨牙向远中较难，其移动量取决于第二、第三磨牙是否存在。某些病例，可照 X 线片，如果$\overline{8}$形态、位置基本正常或$\overline{7}$不能保留，此时可拔除$\overline{7}$以减少磨牙远移阻力，将来以$\overline{8}$替位$\overline{7}$。一般采用固定矫治器的磨牙后倾弯，螺旋弹簧（图 9-14），下唇挡等配合Ⅲ类颌间牵引，远移或直立下磨牙，防止下切牙前倾；还可采用 MEAW 技术。

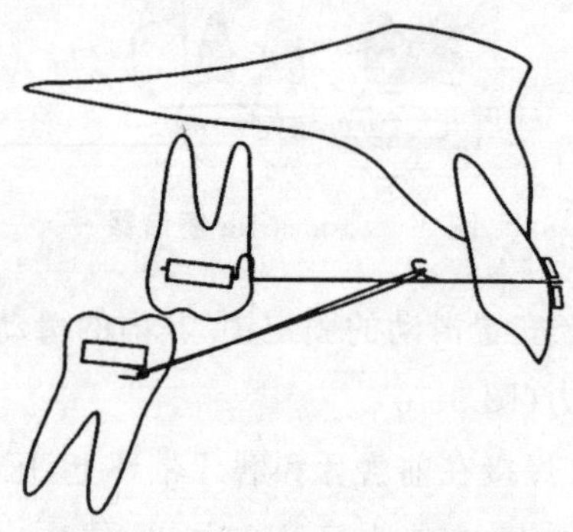

图 9-13 Ⅱ类牵引推磨牙向远中

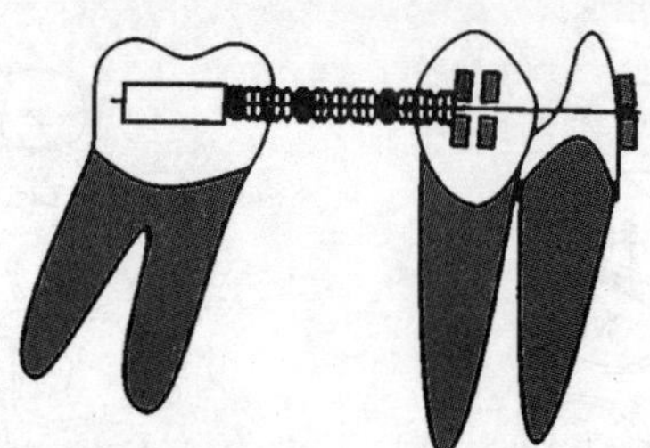

图 9-14 螺旋弹簧推磨牙向远中

活动矫治器：活动矫治器采用分裂簧或螺旋扩大器推磨牙向远中，其反作用力使切牙唇向移动（图 9-15）。

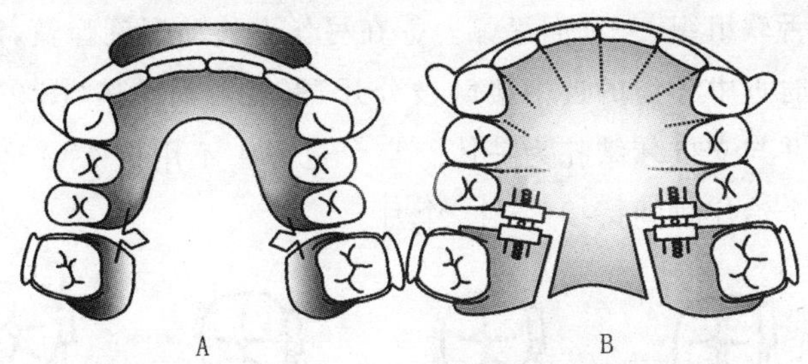

A.分裂簧推磨牙向远中；B.扩大螺旋簧推磨牙向远中。

图 9-15　活动矫治器推磨牙向远中

口外弓推磨牙向远中：口外弓附螺旋弹簧配合口外牵引，12～14 h/d，300 g 左右的力推磨牙向远中可获得较多的间隙，但应根据患者的面部垂直向发育调整牵引方向(图 9-16)。

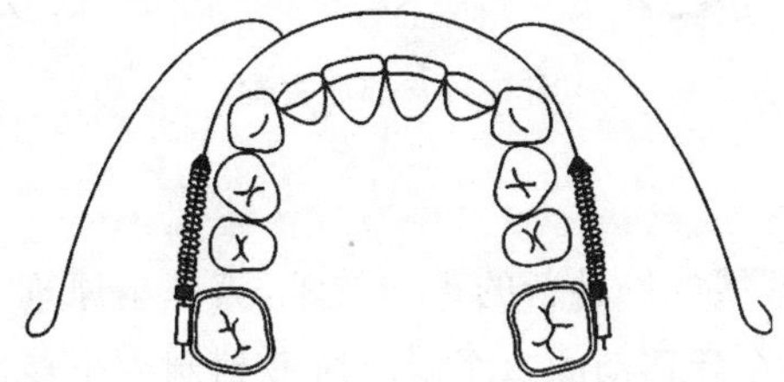

图 9-16　口外弓推磨牙

骨支抗推磨牙向远中：采用骨支抗力系推成人的下颌磨牙向远中，局麻下将微种植体植入下颌支前缘，或下颌体(上颌颧牙槽嵴根部、腭部等)种植体与骨发生骨整合效应形成绝对骨支抗单位。如果第三磨牙存在应拔除，为磨牙远移提供间隙，采用固定矫治器平整，排齐牙齿后用硬的 0.457mm×0.635 mm(0.018 英寸×0.025 英寸)或 0.483 mm×0.635 mm(0.019 英寸×0.025 英寸)不锈钢丝和螺旋弹簧推磨牙向远中，第一前磨牙与种植体紧结扎增强支抗，下颌第一磨牙向远中移动平均约 3.5 mm，最大可达 7.1 mm。

2.邻面去釉(IPR)

邻面去釉不同于传统的片磨或减径。此法一般用于第一恒磨牙之前的所有牙齿，而不是用于某一、两个或一组牙齿；邻面去除釉质的厚度仅为 0.25 mm，而不是 1 mm 或更多；此外，两者使用的器械和治疗的程序也有区别。牙齿邻面釉质的厚度为 0.75～1.25 mm，同时邻面釉质存在正常的生理磨耗，这是邻面去釉法的解剖生理基础。在两个第一恒磨牙之间邻面去釉最多可获得 5～6 mm 的牙弓间隙。

适应证：邻面去釉的适应证要严格掌握。主要针对：①轻中度拥挤，不宜拔牙的低角病例；②牙齿较大或上、下牙弓牙齿大小比例失调；③口腔健康，少有龋坏；④成年患者。

治疗程序：邻面去釉须遵循正确的程序并规范临床操作。①固定矫治器排齐牙齿，使牙齿之间接触关系正确。②根据拥挤或前突的程度确定去釉的牙数，去釉的顺序从后向前。③使用粗分牙铜丝或开大螺旋弹簧，使牙齿的接触点分开，便于去釉操作；最先分开的牙齿多为第一恒磨牙和第二前磨牙。④使用涡轮弯机头，用细钻去除邻面 0.2～0.3 mm 釉质，再做外形修整，同时对两个牙齿的相邻面去釉；操作时在龈乳头方颊舌向置直径 0.508 mm(0.020 英寸)的钢丝,保护牙龈和颊、舌软组织,去釉面涂氟。⑤在弓丝上移动螺旋弹簧,使近中牙齿向去釉获得的间隙移动。复诊时近中牙齿的近中接触被分开,重复去釉操作(图 9-17)。⑥随着去釉的进行,牙齿逐渐后移,并与支抗牙结扎为一体。整个过程中不用拆除弓丝,当获得足够间隙后前牙能够排齐。⑦整个治疗时间持续 6～12 个月。

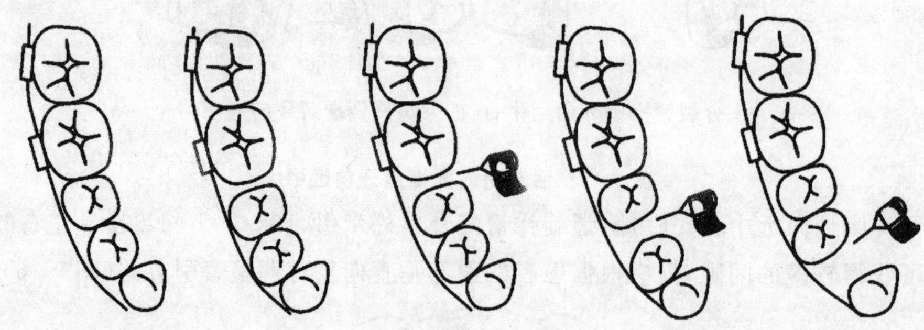

图 9-17 邻面去釉

3.无托槽隐形矫治器

此种矫治器是 20 世纪开展的一种新的正牙技术,其基本原理是:牙齿移动时经过若干微小阶段才能达到最终位置。在牙移动的每个微小阶段精制一个新的透明塑胶托称排牙器,患者通过戴一系列排牙器,牙齿通过若干个微小移动,则可达到排齐的目的。

排牙器采用计算机辅助技术,通过扫描患者的研究模型,获得三维图像,利用 tooth shaper 软件、treat 等系列软件进行处理,得到操作程序化的有效治疗方案并提供有效治疗装置,必要时可进行修改得到最终治疗方案。正畸医师可给患者及家属演示治疗过程、进展和最终治疗结果,对牙齿的移动进行直观的三维观察,医患之间进行交流,达到教育、激励增强患者信心的目的。一般而言,患者每 14 天或按医嘱更换一副矫治器,1 个月复诊一次,直到牙齿排齐并进行固位。该方法最适用于轻度拥挤或拥挤的边缘病例,通过扩大牙弓排齐拥挤牙。此种矫治器美观、舒适、卫生,深受患者(特别是成人)的欢迎。但是,作为一种新的治疗方法,尚在进一步研究完善中。

(三)拔牙矫治

拔牙问题在诊断设计中是一个十分重要的问题,决定每一个患者是否拔牙,拔多少牙,拔哪些牙,即拔牙设计是否正确,将直接影响矫治效果,而拔牙设计取决于矫治设计的理念。早期 X 线头影测量技术尚未引入正畸,对生长发育的认识不足且正畸治疗的对象主要是生长期儿童患者。正畸之父 Angle 主张不拔牙(保留全口牙齿),以确保矫治后牙齿排列整齐、美观和良好的口腔功能。后来,Tweed 研究证明,矫治时过度扩大牙弓,追求保留全口牙齿,则矫治后导致复发。20 世纪 20 年代 Begg 的研究结果表明,原始人由于食物粗糙,牙齿在咬合面及邻面均发生磨耗,与现代人比较,原始成年人的牙列在近远中面磨耗量每侧大致相当于一个前磨牙的宽度。而现代人由于食物精细,导致咀嚼功能降低,表现出咀嚼器官不平衡退化,牙量相对大于骨量,所以拔牙矫治逐渐被人们接受,到 20 世纪 70 年代拔牙病例占的百分比很高。20 世纪 80 年代对拔牙病例进行纵向回顾性研究发现,拔牙矫治并不能防止复发,特别是防止下前牙拥挤的复发。随着矫治技术的提高，检查诊断更加先进科学，设计更加严密，对一些有生长潜力的患者，即使有明显拥挤，也常采用不拔牙矫治达到理想的疗效。拔牙矫治还与医师的诊治水平、设计倾向及患者家属的意向有关。尽管如此，拔牙矫治应根据严谨的生理学基础，咀嚼器官在颌骨、肌肉、牙齿等部位退化的不平衡因素，或口腔不良习惯作用下造成的骨量小于牙量，以及不良习惯引起上下牙弓形态、大小或者牙弓与基骨形态、大小失调而造成上前牙前突，并且应严格遵循拔牙的普遍原则及方法。本节就相关问题叙述如下。

1.拔牙目的

牙列拥挤是最常见的错𬌗症状，正畸拔牙的主要目的是为解除拥挤和矫治牙弓前突提供足够的间隙；此外，上下牙弓的近远中关系不调、磨牙关系的调整通常也需要用拔牙的方法提供必要的间隙才可能达到目的。单纯牙列拥挤只涉及牙和牙槽，拔牙的主要目的是解除拥挤，是否拔牙主要根据拥挤的严重程度。一般而言，轻度拥挤采用扩大牙弓的方法；中度拥挤（多数）要拔牙，其中可拔牙也可不拔牙的边缘病例结合面部软硬组织形态，选择合适的手段，能不拔牙的尽可能不拔牙，重度拥挤通常采用拔牙矫治。复杂性牙列拥挤拔牙的目的除消除牙列拥挤外，还要改善上下牙弓之间近远中关系不调和垂直不调，以掩饰颌骨畸形达到全面矫治牙𬌗畸形的目的。

2.考虑拔牙的因素

在诊断中通过模型和 X 线头颅侧位片进行全面分析。在决定拔牙方案时应考虑以下因素。

(1)牙齿拥挤度：每 1 mm 的拥挤，需要 1 mm 间隙消除。拥挤度越大，拔牙的可能性越大。

(2)牙弓突度：前突的切牙向舌（腭）侧移动，每内收 1 mm，需要 2 mm 的牙弓间隙。

(3)Spee 曲线的曲度：前牙深覆𬌗常伴有过大的 Spee 曲线，为了矫治前牙深覆𬌗，需使 Spee 曲线变小或整平，则需要额外间隙。

(4)支抗设计：拔牙病例必须考虑的首要问题。在矫治时应根据前牙数量、牙列拥挤量及磨牙关系调整等情况，严格控制磨牙前移量，采用强支抗（后牙前移应控制在拔牙间隙的 1/4 以内）、中度支抗（矫治中允许后牙前移的距离为拔牙间隙的 1/4～1/2）、弱支抗（至少 1/2）。

(5)牙弓间宽度不调：上下牙弓间牙量不调或 Bolton 指数不调。在决定拔牙矫治时，除了考虑上述牙—牙槽因素外，面部软硬组织结构，特别是上下颌骨的形态、相互关系及其与牙槽间的协调关系等重要因素也需考虑。因为拔牙矫治既影响牙槽结构，也通过牙槽、牙弓变化影响面颌部的形态及其相互关系。这包括垂直不调和前后不调的程度。

垂直不调：垂直发育过度即高角病例拔牙标准可适当放宽，而垂直发育不足即低角病例拔牙应从严。其原因有三点：①下颌平面与下切牙间的补偿关系。多数高角病例颏部显后缩，治疗时切牙宜直立，使鼻—唇—颏关系协调，轻直立的切牙还可代偿骨骼垂直不调，同时建立合适的切牙间形态和功能关系；反之，多数低角病例颏部前突，切牙进行代偿性唇倾有利于保证面型和切牙功能。②拔牙间隙关闭的难易。高角病例咀嚼肌不发达，颌骨的骨密度低，咀嚼力弱;支抗磨牙易前移、伸长,关闭拔牙间隙较容易且磨牙的前移有利于高角病例伴有前牙开𬌗倾向患者的矫治。相反,低角病例咀嚼肌发达,咀嚼力强,骨密度高,支抗磨牙不易前移、伸长,主要由前牙远中移动完成拔牙间隙的关闭,而前牙的过度内收不利于前牙深覆𬌗的矫治。③磨牙位置改变对下颌平面的影响:采用远移磨牙或扩大牙弓的方法排齐牙列时,可造成下颌平面角的开大,这对高角病例的面型和前牙覆𬌗均产生不利影响,但对低角病例有利。

前后不调:面颌部前后不调的程度,对上下颌骨基本正常时常采用对称性拔牙以保持上下颌骨关系的协调。但 Bolton 指数明显不调则可进行非对称性拔牙:对于上颌前突或正常,下颌后缩恒牙列早期病例,首先采用功能性矫治器协调上下颌骨关系,然后根据上前牙前突程度、牙列拥挤度及磨牙关系的调整等决定上下颌对称性或非对称拔牙或只拔上颌牙齿;当上颌正常或发育不足(后缩),下颌前突时,可轻度前倾上切牙和舌倾下切牙以代偿Ⅲ类骨骼不调,此时可考虑下颌拔牙,但上颌拔牙要慎重,必要时可拔除第二前磨牙以利于磨牙关系的调整。当上下颌及牙弓均前突,可采用上下颌对称性拔除前磨牙以利于内收前牙。此外,拔牙矫治还要考虑上下唇的突度和中线的对称性等。

利用 Kim 拔牙指数即垂直向异常指数(ODI)与前后向异常指数(APDI)之和结合上下中切牙间夹角及上下唇的突度的指标决定患者是否拔牙。

$$\text{拔牙指数}=\text{ODI}+\text{APDI}+\frac{|\text{上下中切牙夹角}-130°|}{5}-(\text{上下唇突度之和})$$

其中,|上下中切牙夹角－130°|:表示上下中切牙夹角与 130°之差的绝对值。上唇突度:上唇突点位于审美平面之前为“+”,之后为“-”,单位为 mm。下唇突度:下唇突点位于审美平面之前为“+”,之后为“-”,单位为 mm。当拔牙指数＞155 时,不拔牙的可能性大(尽可能避免拔牙);当拔牙指数＜155 时,拔牙的可能性较大。

3.拔牙部位的选择

对确定需要拔牙的患者,重要的是拔牙部位的选择。此选择主要是从牙齿的健康状况、拔牙后是否有利于牙齿的迅速排齐、间隙的关闭和侧貌观唇是否前突及错𬌗的类型等考虑。拔牙越靠前,越有利于前牙拥挤,前突的矫治;拔牙越靠后,后牙前移越多,越有利于后牙拥挤的解除和前牙开𬌗的矫治。一般而言,临床中常采用的拔牙部位首先拔除患牙,然后为第一前磨牙、第二前磨牙、第二磨牙以及第三磨牙等。

(1)拔除$\frac{4|4}{4|4}$或$\frac{4|4}{|}$:最适于前牙拥挤或前突、鼻唇角小、唇前突的患者。当拔除第一前磨牙后可提供最大限度的可利用间隙,明显简化前牙排齐的第一阶段的治疗过程,改善唇部美容效果。同时还能最小量地改变后牙咬合,从而有利于维持后牙弓形的稳定和后牙的正常关系。在矫治设计时,对拔牙间隙的利用的预测、估计非常重要,应严格根据患者的牙弓形态充分考虑选择不同的支抗设计才能达到理想的治疗目标。此外,在关闭拔牙间隙应注意保持牙弓宽度以及尖牙、第二前磨牙的接触和牙根平行,以获得永久稳定的效果。

(2)拔除$\frac{5|5}{5|5}$:适于前牙区拥挤或牙弓前突较轻、颜面及唇形较好,不需要改变前牙倾斜度及唇位,但后牙拥挤或磨牙关系需要调整,特别是下颌平面角大的前牙开𬌗或开𬌗趋势的患

者。第二前磨牙常在形态表现出畸形及阻生错位者必须首先拔除。如果牙列拥挤主要表现在前牙区或分布较广泛，会给治疗带来很大困难，延长疗程，此时必须十分谨慎地设计支抗以防止磨牙前移，间隙丧失。

(3)拔除$\frac{4|4}{5|5}$：适于上前牙拥挤或前突明显，下切牙轻度拥挤或前倾，磨牙呈远中关系，需要调整磨牙关系的患者。

(4)拔除$\frac{5|5}{4|4}$：适于上前牙区拥挤或前突较轻，不需改变上切牙倾斜度和唇倾度，下颌平面角较大的Ⅲ类患者。

(5)拔除第二恒磨牙：对单纯拥挤的患者很少选择拔除第二恒磨牙。但是，有时为了简化疗程和达到更好的治疗效果也可选择拔除该牙。如上牙唇倾前突，但侧貌正常，或上颌及上牙弓前突，但下颌基本正常，或因第二乳磨牙早失造成第一磨牙近中移位，导致磨牙关系异常，而第二磨牙已经建𬌗，或前牙轻度拥挤伴开𬌗以及开𬌗趋势高角病例，可以选择拔除该牙矫治开𬌗。但一般而言，由于拔除第二磨牙间隙远离需矫治的拥挤部位，同时也使第三磨牙的萌出变得复杂，在第三磨牙萌出后还需进行再次矫治，因此使疗程延长。但对后牙弓发育差、第三磨牙严重阻生的患者，由于拔除第二磨牙后有助于第三磨牙的替位萌出，因此可选择拔除二磨牙。但此时第三磨牙应形态、位置正常，以便将来替位萌出。如果第三磨牙先天缺失，原则禁忌拔除第二恒磨牙。

(6)拔除下切牙：适于单纯下切牙拥挤，拔1颗下切牙可达到迅速排齐和稳定的结果。也适于上下前牙 Bolton 指数不调，如上颌侧切牙过小，下前牙量过大，拔除1颗下切牙，有利于建立前牙覆𬌗覆盖关系并保持稳定的结果。

(7)其他：在拔牙矫治的病例中，临床上大多采用对称性拔牙，但也可由于一些牙的畸形、严重错位、龋坏、牙周病、咬合障碍等必须首先拔除丧失功能的病牙。此外，在单纯拥挤治疗中除非第一恒磨牙严重龋坏，否则通常严禁拔除第一恒磨牙，特别是绝不能考虑对称性拔牙而拔除对侧第一恒磨牙，因为从生理功能、疗程和治疗难度、结果上都不能这样选择。上颌中切牙严重弯根，骨内横位阻生压迫邻牙根或外伤折断线在龈下1/3以上无法保留者可拔除，上中切牙拔除后，可利用拔牙间隙解除拥挤，或以侧切牙近中移位并修复为中切牙外形，同时应以尖牙前移代替侧切牙并改形；对于侧切牙完全腭侧错位，尖牙与中切牙相邻已无间隙，或侧切牙呈锥形、严重错位，且上中线可接受者，可拔除锥形侧切牙，以尖牙近中移动代替侧切牙，可以简化疗程；第三磨牙与下切牙的拥挤有无关系尚存争议，所以第三磨牙的拔除与否，不由以它是否引起牙列拥挤决定，而应以它是否成为“病原牙”为依据。

(四)复杂拥挤的矫治

此时拔牙的目的除解除牙列拥挤外，还要改善上下牙弓之间前后向关系、横向关系和垂直关系不调，以掩饰颌骨畸形，因此正确选择拔牙部位特别重要，除上述单纯拥挤中拔牙考虑外，还必须结合对其他畸形的矫治设计。例如对伴Ⅱ类上颌前突的拥挤病例，当仅在下牙弓存在拥挤时，可拔除上颌第二磨牙和下颌第一前磨牙(但此时必须有形态及位置正常的上颌第三磨牙牙胚存在)，这样既有利于推上颌牙列向远中，也有利于下颌拥挤的矫治；而当下颌无拥挤，仅上颌前突伴拥挤时，则考虑只拔除上颌第一前磨牙，可在矫治上颌拥挤的同时，让上切牙代偿后移，以解除上颌前突畸形。在伴有其他牙𬌗畸形的复杂拥挤中，牙列拥挤的矫治，应在治疗第一阶段进行。与常规正畸步骤一样，随着拥挤的解除，应进一步精确地控制间隙的关闭，平行牙根，转矩牙轴，建立稳定的咬合关系，最后达到全面矫治牙𬌗畸形的目的。

第二节 双颌前突

一、双颌前突的病因

双颌前突的病因尚不清楚，一般认为与遗传有关系。唇肌张力不足及口呼吸也是重要病因。此外，与饮食习惯有些联系，例如长期吮吸海螺等壳类食物，吮吸某些有核小水果，如桂圆、荔枝、杨梅等，因此南方沿海地区发病率较高。此类畸形还常伴有吮颊、异常吞咽等不良习惯。伸舌吞咽习惯对垂直生长型可致开𬌗，而对水平生长型则可致双牙弓前突。

双颌前突也是临床常见的牙𬌗畸形之一。双颌前突可为双颌骨(上、下颌骨)的前突或双牙-牙槽骨的前突，前者较少见，但在临床中，通常均将其统称为双颌前突。双颌前突畸形(双颌牙-牙槽的前突)可视为牙量骨量不调，即前牙拥挤的一种代偿性前突排列形态，磨牙关系多为Ⅰ类关系，但也有Ⅱ类、Ⅲ类关系者。本节仅讨论磨牙为Ⅰ类关系的临床问题。

二、双颌前突的诊断

双颌前突患者表现为明面的凸面型，上下颌骨或牙槽骨前突，上下前牙唇倾，唇肌松弛，闭唇困难。头影测量显示：∠SNA 与∠SNB 均大于正常值(上、下颌前突者)，上下前牙唇倾，上下切牙间角小于正常值。但是，上、下颌骨的正常前突具有明显种族差异，通常黑种人比黄种人显突，而黄种人又比白种人显突，我国广东一带的人具有典型的凸面型。因此，在进行双颌前突的诊断时，应根据国人的标准进行头影测量分析，并充分考虑种族、年龄、面型及唇形的特征，不可盲目沿用西方人的标准。双颌牙-牙槽前突可单独存在，也可在骨性双颌前突中存在，诊断一般容易，X 线头影测量分析可提供上、下牙倾斜前突的定量信息。

三、双颌前突的矫治

消除不良习惯，进行唇肌训练，必要时使用矫治器矫治。

(一)双颌骨前突的治疗

对上、下颌骨前突患者的治疗，在恒牙列早期多采用牙代偿以掩饰骨前突的方法，通常在上下颌同时对称拔牙(多为第一前磨牙)，缩短上下前段牙弓(内收上下前牙)以掩饰骨骼发育异常。治疗的手段是采用固定矫治器，因为它不仅能有效控制前牙的后退、牙根的平行，还能通过切牙转矩有效地改善牙槽部的前突状态。通常对轻、中度患者，单独用固定正畸治疗多能获得较好的效果及满意的面型改善。对较严重病例，从牙的代偿上可获得很满意的咬合关系，但面容的改善常常不足，而对于更严重的患者及具有明显遗传倾向的病例，则应待成年后考虑外科—正畸的方法，例如局部截骨术等进行矫治，那时，正畸治疗的目的是改善牙齿美观及咬合，而外科则矫治其骨骼的畸形及改善侧貌，最终达到完美的效果(图 9-18)。

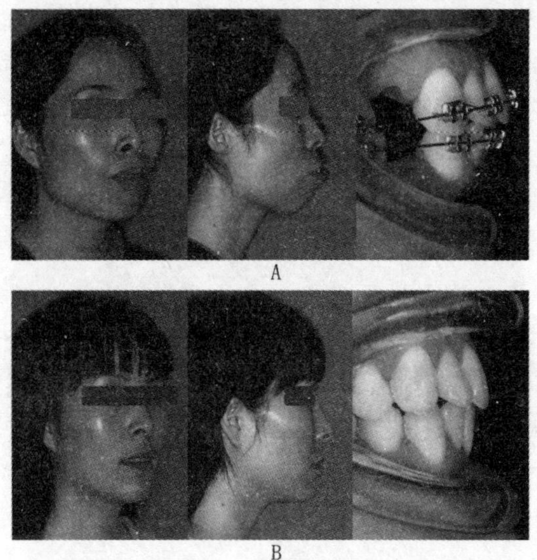

图 9-18　双颌前突的正颌治疗

(二)双颌牙-牙槽前突的治疗

恒牙列早期上下颌的牙-牙槽前突患者的治疗，除早期应消除不良习惯、训练唇肌外，主要采用固定矫治器矫治。此时，前牙舌向移动是治疗其病因而不是代偿，因此效果更佳。

1.扩大牙弓内收前牙

对轻度双颌牙-牙槽前突伴牙弓狭窄的患者采用扩大上下牙弓(必要时配合减径，或邻面去釉法)，利用间隙内收前牙(详见扩弓矫治牙列拥挤的方法相关内容)。

2.拔牙矫治

对中、重度双颌前突采用拔$\frac{4|4}{4|4}$，用固定矫治器治疗双颌牙前突，其常规步骤如下。

(1)拔除$\frac{4|4}{4|4}$，以利前牙舌向内收。

(2)支抗设计多应考虑中等及最大支抗设计，即在上颌采用口外支抗或口内支抗(如 Nance 腭托、腭杠以及弓丝支抗弯曲等)，也可延迟拔除$\underline{4|4}$，待下尖牙到位后再拔除，以利于在牵引中保持后牙Ⅰ类关系的稳定。

(3)下牙弓作后牙支抗弯曲，用Ⅲ类牵引先移动下尖牙向远中到位后，将其与下后牙连续结扎成一个支抗整体。

(4)待下尖牙到位后，再移动上尖牙向远中。尖牙到位后将其与上后牙连续结扎成一个支抗整体。

(5)关闭下前牙间隙，用Ⅲ类牵引切牙向后关闭下切牙远中间隙。

(6)关闭上前牙间隙，用Ⅱ类牵引向后关闭上切牙远中间隙。

(7)调整上下牙弓关系及咬合、关闭剩余间隙，达到理想咬合关系。

(8)保持。

对双颌牙前突伴有拥挤或Ⅱ类畸形或Ⅲ类畸形病例的治疗，在矫治设计中除按上述方法消除前牙前突外，还要同时考虑拥挤及磨牙关系的矫治。此时，除注意拔牙部位的选择外，更应考虑支抗的设计及牵引力的使用，使其能充分利用拔牙间隙，达到同时矫治拥挤及牙齿殆骨前后关系不调等畸形的目的。矫治方法可参考牙列拥挤、Ⅱ类及Ⅲ类各种畸形矫治方法进行。

第三节　牙列间隙

牙列间隙是指以牙与牙之间有空隙为特征的一类错殆畸形。由于除先天性多数牙缺失及一些先天综合征外，大多数牙列间隙患者多表现为后牙Ⅰ类磨牙关系，故归入本章讨论。牙列间隙的机制多为牙齿的大小与牙弓及颌骨大小不调，即牙齿的总宽度小于牙弓的总长度，牙排列稀疏、牙间形成间隙，间隙的位置、数目、大小视形成因素而异。

一、牙列间隙的病因

(一)遗传因素

遗传因素导致的牙间隙，常见于颌骨发育过大或牙体过小畸形，个别牙过小如上侧切牙锥形，形成局部间隙(多数牙过小形成全牙列间隙)，个别患者骨量明显大于牙量，表现为全牙列间隙。此外，由于肢端肥大症等全身疾病所致的颌骨发育过度，也可形成散在性小间隙。

(二)不良习惯

因舔牙、吮吸拇指、咬唇等所致的牙间隙多表现为前牙唇倾，前牙间散在间隙，前牙深覆殆、深覆盖。

(三)舌体过大和功能异常

舌体过大(如巨舌症)和功能异常，作用于牙弓内侧的舌肌力大于牙弓外侧的口周肌的功能作用力，从而形成牙列间隙。

(四)先天性缺牙

因缺牙部位不同，临床表现也不同。先天性缺牙部位以上颌侧切牙、下切牙、前磨牙多见。切牙先天缺失导致邻牙移位，可见中线偏斜。如果上切牙先天缺失，前牙可出现浅覆盖或对刃殆关系。下切牙先天缺失时，常见局部邻牙移位，出现局部较大间隙，前牙深覆殆、深覆盖。

(五)拔牙后未及时修复

因龋齿、外伤、牙周病等原因，患牙拔除后未进行及时修复，则出现邻牙移位、倾斜及对颌牙伸长，从而出现间隙及殆紊乱。

(六)牙周组织疾病

因牙周病所致间隙表现为前牙唇倾、前牙散在间隙。此外，唇系带异常、多生牙拔除、恒牙阻生等也可出现间隙。牙列间隙影响美观，且造成食物嵌塞，损伤牙周组织，引起牙周病。

二、牙列间隙的诊断

一般而言，临床上可以把牙列间隙分为中切牙间间隙和牙列间隙，以便于在矫治中制订正确矫治计划。

诊断时，首先要注意牙齿的数目，其次是牙齿的大小、形态，先天性缺牙、阻生牙、多生牙，颌骨发育过大，判明造成牙间隙的不良习惯等，计测出牙列间隙的总量对矫治的设计和预后估计是十分重要的。

(一)直接测量法

间隙较大或集中时，可用双脚规或游标卡尺直接测量各间隙的大小，并求其总和。

(二)间接测量法

间隙小或分散，例如3|3散在牙间隙，可用软铜丝，从尖牙的远中触点开始，沿尖牙尖及切牙切嵴，至对侧尖牙远中触点止，弯成一弧形，然后拉直此丝，测量其长度，即3|3牙弓的长度。再分别测量3|3各牙牙冠宽度总量，两者之差即牙间隙总量。

三、牙列间隙的矫治

矫治原则：①去除病因，即破除不良习惯、舌体过大导致的间隙，必要时做舌部分切除术。②增加牙量或减小骨量：增加牙量是指集中间隙修复，但应遵循美观、咬合接触好的原则；减少骨量是指减小牙弓长度关闭间隙。在临床矫治设计中究竟是采用集中间隙修复还是关闭间隙，要根据缺牙数患者的年龄、形成间隙的原因、间隙所在部位及𬌗关系，与患者及家属协商决定。

(一)中切牙间间隙的关闭

临床中，因中切牙间多生牙，唇系带纤维组织粗壮，附丽纤维过多嵌入切牙间而导致中切牙间隙的患者多见。一般在混合牙列进行治疗，但恒牙列早期就诊者也较多。对多生牙所致间隙的治疗原则及方法如后述(见多生牙)，而对系带异常所致的中切牙间隙则必须适时结合外科系带矫治术。应当注意，仅通过手术使中切牙间隙自动关闭的观点是错误的；相反，由于手术后瘢痕的形成，将使中切牙间隙关闭更难。

最好的方法，是在系带矫治手术前(或手术后立即进行)排齐牙齿及关闭间隙治疗。常采用中切牙托槽间弹簧关闭法、局部弓丝加橡皮圈牵引滑动关闭法及磁力关闭法(图9-19—图9-21)。一般而言，若中切牙间隙小，在手术前就可以将间隙完全关闭；如果间隙大，而且系带粗壮附着位置低，间隙关闭困难，则应在正畸治疗中(剩小量间隙时)施行手术，术后立即继续进行正畸关闭间隙，这样完全关闭剩余间隙与伤口愈合同时完成，将能使不可避免的手术瘢痕稳定在牙齿的正确位置，才不会产生关闭障碍和复发。

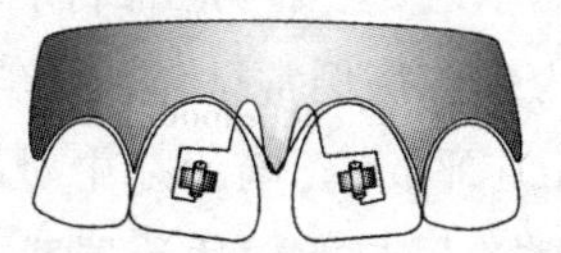

图9-19　弹簧关闭中切牙间隙

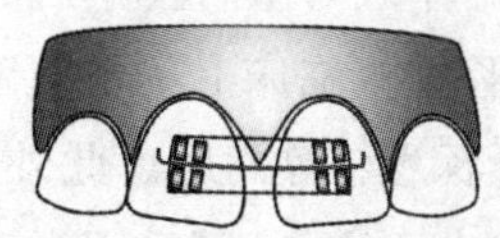

图9-20　橡皮圈牵引关闭中切牙间隙

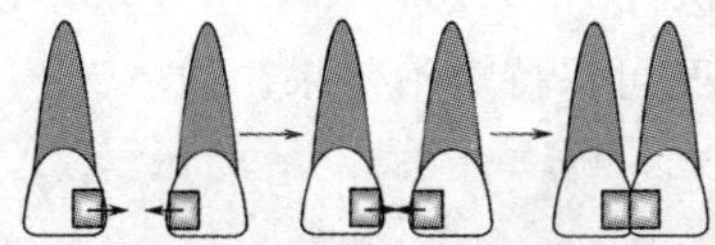

图9-21　磁力关闭中切牙间隙

应当注意，系带矫治手术的关键是牙间纤维组织的切除，并不需要将系带本身组织大量切除，只需做一简单切口，并深入中切牙间隙区，仔细切除与骨连接的纤维，然后精细地缝合，就完全能达到预定的治疗目的。此外，中切牙间隙关闭后大多有复发趋势，因此建议用嵴上韧带环切术(circumferential supracrestal fibretomy，CSF)，或嵴间韧带切断术，以及舌侧丝黏着固定进行长期的保持。

(二)牙列间隙的矫治

1.缩小牙弓关闭间隙

若前牙间隙，牙弓又需要缩短的患者，可内收前牙关闭间隙。若同时存在深覆𬌗、深覆盖，应在内收前牙间隙时打开咬合。内收前牙可用活动矫治器的双曲唇弓加力，若存在深覆𬌗，可在活动矫治器舌侧加平面导板，先矫治深覆𬌗，然后再内收前牙关闭间隙。如需要矫治不良习惯，可在活动矫治器上附舌屏、舌刺或唇挡丝。若关闭间隙需要牙齿进行整体移动或需要调整磨牙关系，采用固定矫治器通过间隙关闭曲或牙齿沿弓丝滑动缩小牙弓，关闭间隙并配合颌间牵引矫治后牙关系。

对上下前牙散在间隙需关闭的病例，一般应先关闭下颌间隙后，再关闭上颌间隙，同时应充分估计间隙关闭后的覆𬌗、覆盖关系，必要时压低切牙。此处，还应随时注意保持磨牙的正常关系。当间隙关闭后，保持十分重要，应按保持的要求戴用，调改咬合，才能防止畸形的复发(图 9-22)。

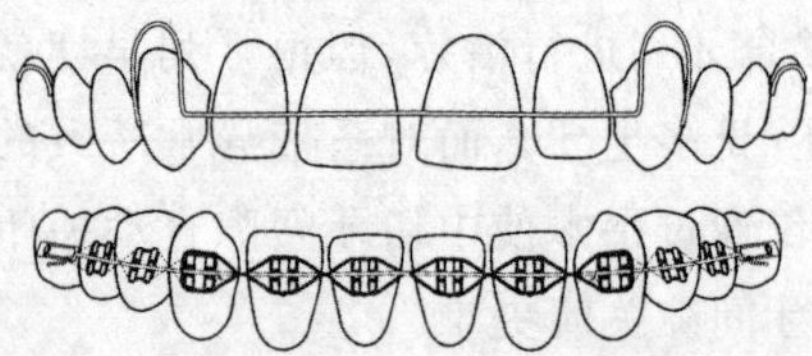

图 9-22　上颌用活动矫治器唇弓和下颌用固定矫治器橡皮圈关闭间隙

2.集中间隙修复或自体牙移植

当牙弓长度正常而牙齿总宽度不足(例如先天性缺牙、拔牙后及牙体过小)导致牙间隙，则应集中间隙采用修复(例如义齿、冠桥、种植)或自体牙移植的方法。在进行矫治设计时，应根据间隙分布、牙体形状、咬合关系等决定修复或自体移植的部位和牙齿移动的方向，应尽可能不影响上牙弓中线，并保持对称关系。在下牙弓可不必考虑中线，主要考虑有利于咬合关系和修复或自体移植。临床上集中间隙多采用固定矫治器，因为多数病例常见邻牙倾斜移位、对颌牙伸长、前牙深覆𬌗等问题。此外，邻牙应竖直，移动牙牙根应平行，正畸治疗中对缺失牙较多的病例，很难获得支抗，可采用微种植体支抗法，或者固定矫治器与活动矫治器联合应用的方法，即在活动矫治器上设计后牙义齿，使前牙深覆𬌗打开，以便在下前牙上粘托槽。同时有义齿的活动矫治器可增加后牙支抗，防止关闭间隙时后牙近中倾斜移动，矫治结束尽快处理间隙。这样既可恢复功能和美观，又可保持矫治效果。

第四节　开　𬌗

开𬌗系牙-牙槽或颌骨垂直向发育异常。临床上主要指表现为前牙-牙槽或颌骨高度发育不足，后牙-牙槽或颌骨高度发育过度，或两者皆有的前牙开𬌗；前牙开𬌗常伴有长度、宽度不调，神经肌功能异常。临床上表现为在正中𬌗位及下颌功能运动时前牙及部分后牙均无𬌗接触。此类畸形常伴有形态、功能及面容障碍，直接影响患者的心理状态，甚至影响未来的职业选择。因此，及时地预防、诊断及治疗开𬌗具有深远的社会意义。开𬌗在人群中的发病率约为6%，是正畸临床中常见的一类复杂且治疗后易复发的畸形。

一、开𬌗的病因

（一）遗传

开𬌗病因为多因素综合作用的结果。目前对遗传导致开𬌗的畸形，学者们尚有争论，尚待进一步研究。但是在临床上，不能忽视遗传因素在开𬌗形成中的作用，包括以下两个方面。

1.遗传因素

常为多基因遗传。许多学者对开𬌗的遗传学研究发现，有的开𬌗患者有家族性开𬌗趋势，头影测量表明，其颅面结构相似。有的患者在生长发育过程中，上颌骨前部向上旋转、下颌向下后旋转的不利生长型，可能与遗传有关。

2.遗传病

(1)常染色体畸变：如先天愚型、先天性卵巢发育不全综合征常伴有开𬌗畸形。

(2)基因突变：如锁骨颅骨发育不良、维生素D缺乏性佝偻病患者常伴开𬌗畸形。

(3)多基因遗传病：如大多致唇腭裂患者的牙槽裂区呈开𬌗畸形。

（二）口腔不良习惯

长期口腔不良习惯开𬌗患者约占造成开𬌗总病因的68.7%。其中，吐舌习惯占43.3%。舌的大小姿势和舌肌功能是形成前牙开𬌗的重要因素，其形成的前牙开𬌗间隙呈梭形，与舌的形态一致。此外，吮拇、吮指习惯占10.1%，伸舌吞咽、咬唇、咬物、口呼吸等肌功能异常均可造成前牙开𬌗。开𬌗导致口唇闭合障碍，从而形成代偿性舌过大。

（三）末端区磨牙位置异常

常见末端区后牙萌出过度及后牙区牙槽骨垂直间发育过度。多见于下颌第三磨牙前倾或水平阻生，其萌出力推下颌第二磨牙向𬌗方，使其𬌗平面升高而将其余牙支开，若患者同时伴有舌习惯，则可形成广泛性开𬌗。

（四）佝偻病

严重佝偻病患儿由于骨质疏松，在下颌升降肌群的作用下使其下颌骨发育异常，形成仅少数后牙接触的广泛性开𬌗。

（五）颞下颌关节疾病

髁突良性肥大、外伤等所致的关节疾病改变正在生长发育的髁突及下颌骨生长的进程和方向，从而导致开𬌗。

(六)医源性开𬌗

临床中由于对畸形的诊断、矫治计划或矫治力的使用等不当,造成支抗丧失,后牙伸长前倾等造成开𬌗。

(七)内分泌疾病

甲状腺功能不全者常呈张口姿势,舌大而厚并伴伸舌习惯形成𬌗开。垂体疾病,儿童在骨骺未融合之前垂体分泌生长激素过多形成垂体性舌巨大畸形,因而造成开𬌗和牙间隙。在骨骺融合之后发生肢端肥大症。

二、开𬌗的诊断

开𬌗是一笼统的临床现象,此类畸形除开𬌗外,还有其他表现不一的临床特征,为了更好地分析畸形产生的原因和形成机制,制订出合理的矫治计划,进行有效的治疗,必须对开𬌗进行分类。前牙开𬌗有很多种分类法,本章仅介绍临床中常用的分类法。

(一)按开𬌗形成的病因和机制分类

1.功能性开𬌗

由口腔不良习惯如舌习惯、吮指等造成的开𬌗。主要发生在乳牙列和混合牙列期。

2.牙-牙槽性开𬌗

牙-牙槽性开𬌗,在临床上较为常见,多因长期不良习惯产生的压力限制了前牙-牙槽正常生长发育,从而导致前牙开𬌗。一般面型,骨骼基本正常。

3.骨性开𬌗

骨性开𬌗可由颌骨垂直发育异常,颌骨旋转等因素造成,开𬌗常导致唇舌肌功能异常以适应骨骼发育的异常,此时口腔不良习惯是这些发育异常的结果而并非病因。骨性开𬌗可分为如下三类:

(1)骨性Ⅰ类开𬌗:患者表现为开𬌗,颌骨在矢状向为正常的Ⅰ类关系。

(2)骨性Ⅱ类开𬌗:患者表现为开𬌗,颌骨在矢状向为Ⅱ类关系。

(3)骨性Ⅲ类开𬌗:患者表现为开𬌗,颌骨在矢状向为Ⅲ类关系。

(二)Angle 分类(安氏分类)

1.AngleⅠ类开𬌗

上下颌第一磨牙为中性𬌗关系,前牙开𬌗。

2.AngleⅡ类开𬌗

上下第一磨牙远中𬌗关系,前牙开𬌗。

3.AngleⅢ类开𬌗

上下颌第一磨牙为近中𬌗关系,前牙开𬌗。

(三)垂直向开𬌗分度

正中𬌗位时,上、下前牙切缘之间在垂直向存在的间隙,分为三度:Ⅰ度间隙<3.0 mm。Ⅱ度间隙在 3～5.0 mm。Ⅲ度间隙>5.0 mm。

(四)诊断

开𬌗的形态改变取决于后下面高的大小,并反映在下颌支、下颌角及下颌高度的改变。

1.功能性开殆

主要与口腔不良习惯紧密相关，常见于乳牙列及混合牙列早期。

2.牙-牙槽性开殆

此型开殆系指牙-牙槽垂直关系异常，即前牙萌出不足，前牙槽高度发育不足或(和)后牙萌出过度，后牙槽高度发育过度，颌骨发育基本正常，面部无明显畸形。

3.骨性开殆

此型主要表现为下颌骨发育异常，下颌支短，下颌角大，角前切迹明显，下颌平面角(FH-MP)大，PP、OP、MP三平面离散度大，Y轴角大，下颌呈顺时针旋转生长型，前上面高/前下面高＜0.71，S-Go/N-Me＜62%，面下1/3过长，严重者呈长面综合征。上牙弓狭窄，后牙槽高大，可能伴有上、下前牙及牙槽高度代偿性增长，常有升颌肌功能活动低下，甚至出现肌功能紊乱。侧貌可显示为正常面型、凹面型或长面型，这是骨骼近远中不调所致。

临床上将牙殆畸形垂直向异常指数(ODI)、前面高比等作为诊断有无前牙开殆及开趋势较好的指标。对国人而言，当ODI为72.8°时，表现为开殆或具有开殆趋势。ODI越小，骨性开殆的可能性越大。乳牙开殆的特征为：ODI、ANB角均小，下颌支(Ar-Go)短，其中ODI是一敏感的指征有助于诊断开殆趋势，以达到早期诊断、早期治疗的目的。临床中评价开殆患者的预后对此类患者是选择正畸治疗还是正颌外科非常重要。除考虑畸形的严重程度，年龄、生长发育状态和生长潜力，结合医师的水平及患者的要求外，可采用面高指数(ANS-Me/N-Me＜0.57，指数愈小，预后越差)、下颌平面角(MP-FH在16°～18°时，正畸治疗效果很好，在28°～30°时疗效欠佳；在32°～35°时效果不肯定，＞35°时效果差)作为参考；1-MP角≥89.5°时常常选择正畸治疗。对年龄较大，生长发育基本停止，下颌角前迹较深，1-MP角较小，颏部前突的前牙骨性开殆病例多采用正颌外科矫治。

三、开殆的矫治

前牙开殆特别是骨性开殆的治疗和保持是最困难的正畸问题之一。因为许多患者不仅有牙-牙槽或颌骨异常，还伴有神经肌肉的异常。一般认为牙-牙槽型开殆比骨性开殆容易治疗，预后也好。矫治开殆的原则是找出病因，并尽可能抑制或消除，根据开殆形成的机制，对患者前牙及后牙-牙槽骨进行垂直向调控是成功治疗的关键。同时肌功能训练是非常重要的辅助手段，可达到消除或改善开殆、稳定疗效的目的。

(一)功能性及牙性开殆的矫治

这类开殆主要由不良习惯引起，特别是舌肌功能异常致的伸舌吞咽、吐舌习惯及肌功能异常常导致开殆。首先应判明和消除局部因素，7～9岁80%的儿童可自行关闭开殆，进行肌功能训练，关闭开殆间隙。

1.医疗教育

首先对患儿及家属进行说服教育，说明不良习惯的危害性，请家长、老师监督提醒儿童戒除不良习惯。

2.治疗与开殆发生有关的疾病

治疗扁桃体炎、鼻炎、腺样增殖、舌系带异常、巨舌症、关节病等相关的疾病。

3.矫治器破除不良习惯

对于有舌习惯、舌位置异常、伸舌吞咽等不良习惯的儿童，戴用带有舌刺(舌屏、腭网)的矫治器，有咬唇习惯的儿童戴用唇挡，年幼患者一般在破除不良习惯后，上下切牙可自行生长萌出关闭开𬌗间隙。

4.肌功能训练

颅面形态受咀嚼肌大小、形态和功能的影响，提下颌肌影响面部的宽度和高度，被拉长的肌肉可辅助矫治开𬌗。因此，对开𬌗儿童进行咀嚼肌训练，可导致其颌骨形态发生改变，下颌明显自旋。所以肌功能训练是改善口腔周围肌肉异常功能，利用口腔周围的肌力来改善开𬌗，稳定效果十分重要的手段。

(1)口腔周围肌肉功能异常：在做肌功能训练时，必须判明患者在吞咽及姿势位时各肌肉异常状态。例如舌异常的患者，在吞咽时舌向前伸出，在安静时舌位于上下前牙之间。

(2)咀嚼肌异常：伸舌吞咽时舌位于上下前牙之间，在吞咽时不能保证下颌在咬合位，因此咀嚼肌力逐渐减弱，口不闭合，口轮匝肌肌力常常较弱。

(3)肌肉训练方法：异常的肌功能大多是在无意识状态下发生的，并反复持久地存在，要去除很困难，若患者不合作，训练不会获得成功。所以，需要让患者充分了解训练的目的，认识到目前异常肌肉状态及其危害性，以激发患者产生改变这种异常功能的愿望后，再教患者肌肉处于何种状态才是正常的，而且必须开始正确的训练。①舌训练：教患者学会舌摆在正确的位置并能进行正确运动，例如正确吞咽及在说话、吞咽和休息时使其舌放在正确位置和正常运动并养成习惯。但有的病例，舌已适应了牙齿的位置并行使相应功能。此时，则首先矫治开𬌗，再进行肌功能训练(如在腭盖处放置口香糖，然后用舌将其压贴压开，并保持舌在此位置进行吞咽的训练方法)以保持疗效。②咀嚼肌训练主要指颞肌、咬肌的强化训练。儿童学咬软糖，每天咬5次，每次1分钟。青少年及成人尽可能做紧咬牙，并做大张闭口运动，或做正常吞咽动作时紧咬牙，使咀嚼肌伸长、强壮，以达到治疗和防止开𬌗复发的目的。③口轮匝肌的训练、肌功能训练。

5.矫治器治疗

单纯采用上述方法已难以矫治已形成的开𬌗畸形，并且这种开𬌗间隙反过来可导致不良习惯的加重。所以，应尽早关闭开𬌗，阻断其开𬌗和不良习惯的恶性循环。在临床治疗中，牙性前牙开𬌗矫治比较容易，多采用固定矫治器治疗(特别是MEAW技术)，在上下牙列粘托槽，并上下协调弓丝。①一般上弓丝应作成反纵𬌗曲线，下弓丝作成过度的Spee曲线拴入，同时在开𬌗区的弓丝上形成颌间牵引钩。②多曲弓丝，在后牙区形成多水平多曲并加大后倾弯，前牙区采用颌间垂直橡皮圈牵引矫治。③或在Ni-Ti方丝或不锈钢方丝上形成“摇椅形”弓丝。加前牙垂直牵引矫治开𬌗，均可达到关闭前牙开𬌗间隙。

当开𬌗关闭后，应用咬合纸检查是否所有的牙都恢复了接触关系并进行调𬌗。固定矫治器一般保持到获得正常吞咽和唇舌功能后才更换为活动保持器。常用Hawley式保持器、前牙黏结式牵引唇弓及后牙𬌗垫等保持。

(二)骨性开𬌗的矫治

骨性开𬌗主要由颌骨垂直向发育异常、颌骨旋转等因素造成，临床中骨性开𬌗常导致唇、舌肌、咀嚼肌功能异常以适应骨骼发育的异常，此时口腔不良习惯是这些发育异常的结果而不是病因。因此，尽早解除开㕟病因，控制颌骨的异常生长发育和改变其生长方向，关闭开㕟间隙非常重要。

在青春发育高峰期前改变生长治疗的关键是抑制上颌骨和上后牙的垂直生长，并辅以咀嚼肌训练。常采用的矫形装置包括：后牙㕟垫颊兜垂直向牵引、㕟垫式功能性矫治器（图 9-23）、腭托式垂直加力矫治器（图 9-24）、固定功能性矫治器（图 9-25）、种植支抗压入（图 9-26）、㕟垫式功能性矫治器高位牵引、头帽（压后牙，改变㕟平面）高位牵引、磁斥力㕟垫式矫治器头颏牵引及固定矫治器高位牵引等（必要时辅以后牙颊侧骨皮质松解术），将后牙区牙-牙槽骨压入或限制其生长，使下颌前上旋转，以调整颌骨关系，但需保持到生长发育停止。此外，同时尽可能地利用前牙区牙-牙槽骨的代偿性伸长，以关闭开㕟间隙（方法同牙-牙槽开㕟，采用颌间牵引）。对生长发育停止的成人患者，轻、中度开㕟采用增加牙代偿的掩饰骨骼的畸形及 MEAW 技术。严重者采用微植体骨支抗压入磨牙的技术；对由于下颌向下后旋转或（和）后牙萌出过度造成的成人严重骨性前牙开㕟病例，可采用钛螺钉种植体（直径 2.3 mm，长 14 mm）植入上颌双侧颧突和下颌颊侧牙槽骨，3 个月后用链状橡皮链或密螺旋弹簧牵引，上下磨牙压入，下颌向前上旋转，后缩的颏前移，开㕟关闭，面下 1/3 减少，达到类似正颌外科的疗效，且植入术的创伤很小，疗程短。

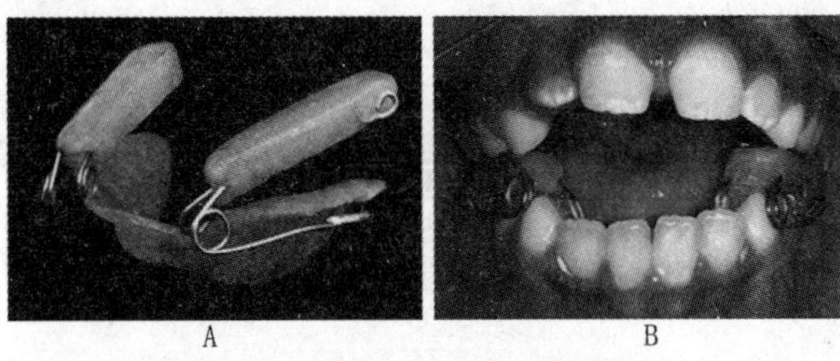

图 9-23　㕟垫式功能性矫治器

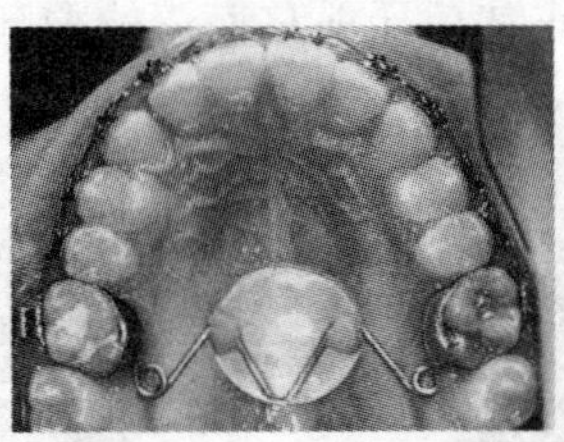

图 9-24　腭托式垂直加力矫治器（利用舌肌上抬）

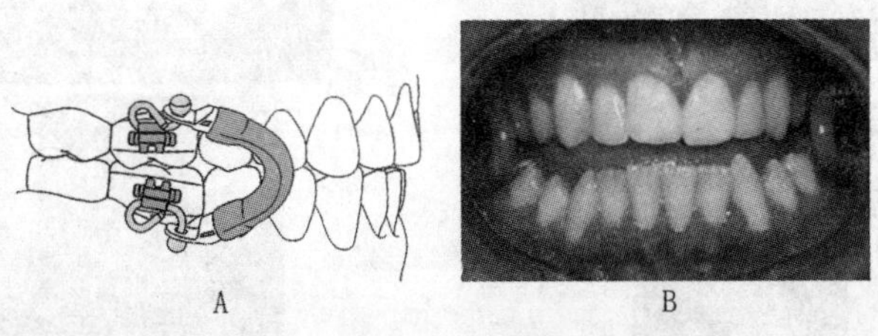

图 9-25　固定功能性矫治器

对特别严重的骨性开㕟（例如长面综合征、Ⅲ类骨性开㕟），则应在成人后采用外科—正畸的方法才能完全矫治畸形。

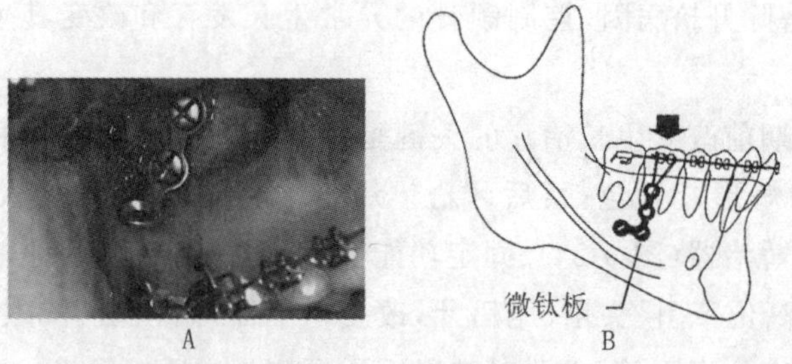

图 9-26　种植支抗压入

(三)拔牙矫治

1.拔除第三磨牙或第二磨牙

拔除第三磨牙或第二磨牙(以第三磨牙替位)适用于面型较好,无明显前牙拥挤或前突的病例。后牙前移引起"楔状效应",使咬合接触点前移,有助于前牙开𬌗的关闭。拔除第三磨牙有利于第二磨牙的萌出,有利于第一、第二磨牙向远中竖直;有些病例第三磨牙过度萌出或近中阻生升高,第三磨牙拔除后可降低后牙高度,消除病因。如果第三磨牙未萌,X 线片牙冠形态基本正常,可拔除第二磨牙以第三磨牙替位。采用 MEAW 技术,通过直立压低磨牙改变异常的𬌗平面达到关闭开的目的。

2.拔除前磨牙

对凸面型,有明显前牙拥挤或伴双颌前突的病例拔除前磨牙,前牙内数的"钟摆效应"使上下切缘的距离减少,有助于关闭开𬌗。这一拔牙模式多采用滑动技术,在平整和关闭间隙的过程中就可关闭开𬌗,同时也应常规施用前牙垂直牵引(图 9-27)。

3.拔除第一恒磨牙

常用于第一恒磨牙龋坏、牙釉质发育不良、错位、缺失,而后牙槽过长的病例。应注意治疗中后牙的垂直向控制,以及注意防止其后牙前移而影响前牙的内收(图 9-28)。

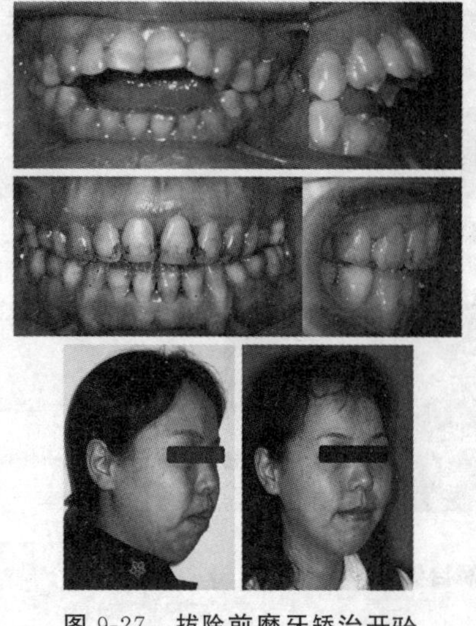

图 9-27　拔除前磨牙矫治开𬌗

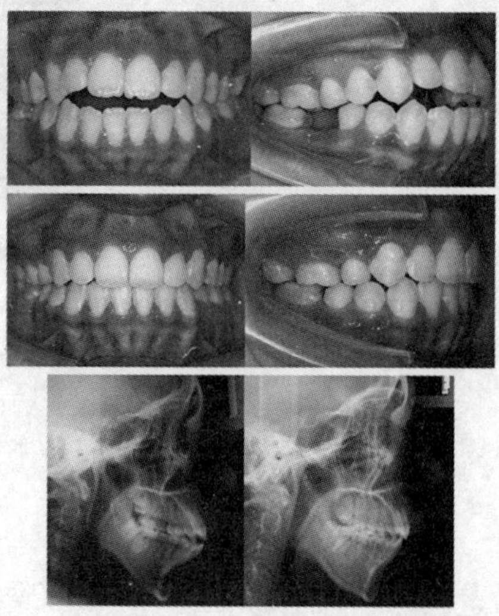

图 9-28　拔除磨牙矫治开𬌗

第十章　Ⅱ类错殆畸形的矫治

第一节　Ⅱ类错殆畸形病因

绝大多数Ⅱ类错殆是发育畸形，可由遗传、先天、环境等内外因素的影响和变异所致。正确全面地了解Ⅱ类错殆的病因对早期防治、制订矫治计划和评估预后十分重要。

一、遗传及先天因素

牙的大小、数目、位置均受遗传因素的影响。有学者研究表明，Ⅱ类错殆上下颌前牙比、后牙比、全牙比均小于Ⅰ类和Ⅲ类，这反映出Ⅱ类错殆畸形患者上颌牙齿相对于下颌牙齿偏大且不成比例。此外，上前牙区多生牙、下切牙区先天性缺牙也可致前牙深覆盖。这些因牙齿大小、数目异常所造成的Ⅱ类错殆畸形受遗传因素控制。严重的Ⅱ类骨性错殆畸形，如下颌发育过小、上颌发育过大也受遗传因素的影响。此外，在胚胎发育中先天因素的影响，如母体营养、感染、压迫等也是形成Ⅱ类错殆的重要病因。

二、环境因素

(一)局部因素

局部因素包括口腔不良习惯和替牙障碍。

1.口腔不良习惯

某些口腔不良习惯如长期吮拇指、咬下唇及舔上前牙都可给上前牙长期施以唇向压力，导致上前牙唇向倾斜；同时使下前牙舌向倾斜、拥挤，从而造成前牙深覆盖(图 10-1)。

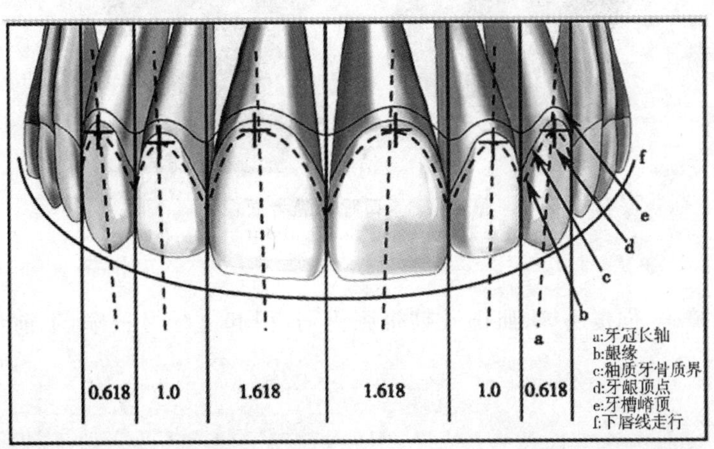

图 10-1　吮指习惯导致上前牙唇向倾斜、下前牙舌向倾斜、前牙深覆盖

2.下颌乳磨牙早失

可使下牙弓前段变小，导致前牙覆盖增大。

3.萌出顺序异常

如上颌第一恒磨牙早于下颌第一恒磨牙萌出，或上颌第二恒磨牙早于下颌第二恒磨牙萌出，或上颌第二恒磨牙早于上颌尖牙萌出，均可能造成远中𬌗，使前牙呈深覆盖。

(二)全身因素

1.鼻咽部疾患

例如慢性鼻炎、腺样体肥大等造成上气道狭窄而形成口呼吸习惯。口呼吸时，头部前伸，下颌连同舌下垂、后退，易形成下颌后缩畸形；由于上前牙唇侧和上后牙腭侧失去正常压力，而且两侧颊肌被拉长压迫上牙弓，可形成上牙弓狭窄、前突、腭盖高拱。最终表现出前牙深覆盖、磨牙关系远中(图 10-2A)。对于某些口呼吸患者(图 10-2B)甚至存在明显的家系遗传特征。

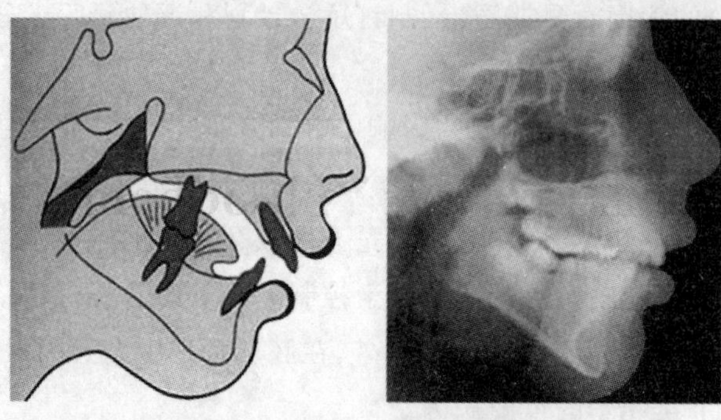

图 10-2A　口呼吸习惯所致畸形示意

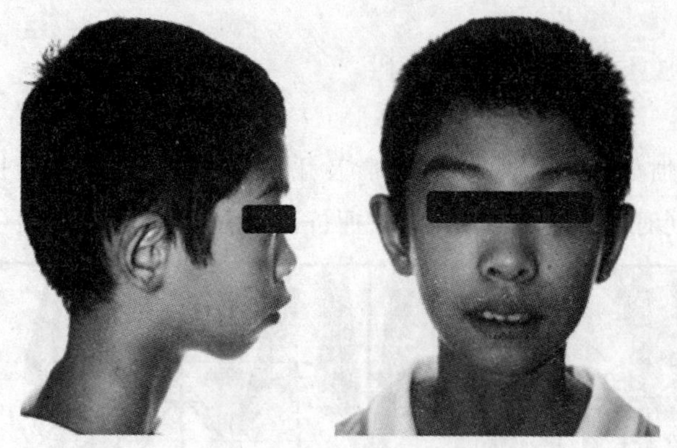

图 10-2B　口呼吸患者面像

2.全身疾病

如钙磷代谢障碍、佝偻病等，肌肉及韧带张力弱，引起上牙弓狭窄，上前牙前突和远中𬌗关系。

第二节　Ⅱ类错𬌗畸形的分类

一、Angle 分类法

Ⅱ类错𬌗的概念和定义系源于 Angle 的分类。

Angle 分类法是沿用至今的一种简单实用的牙𬌗畸形分类方法。Angle 认为，上颌骨一般不会发生错位移动，上颌第一恒磨牙位于上颌骨上，其位置相对恒定，而下颌骨是可动的。近、远中错𬌗都是下磨牙或下牙弓错位移动造成的。因此，Angle 以上颌第一恒磨牙为基准，依据下颌第一恒磨牙与上颌第一恒磨牙咬合时的位置关系，将下颌第一恒磨牙及下牙弓相对于上颌第一恒磨牙及上牙弓远中位置的错𬌗定义为Ⅱ类错𬌗。并且，将下颌后移 1/4 个磨牙或半个前磨牙距离，即上、下颌第一恒磨牙的近中颊尖相对时，称为轻度远中错𬌗；若下颌第一恒磨牙再后移，即上颌第一恒磨牙的近中颊尖咬在下颌第二前磨牙与第一恒磨牙之间，则称为完全远中错𬌗。

（一）AngleⅡ类的分类

1.Ⅱ类 1 分类

表现为磨牙远中错𬌗关系，伴有上颌切牙的唇向倾斜。覆盖增大，多为凸面型，同时可伴有吮下唇、口呼吸等（图 10-3）。

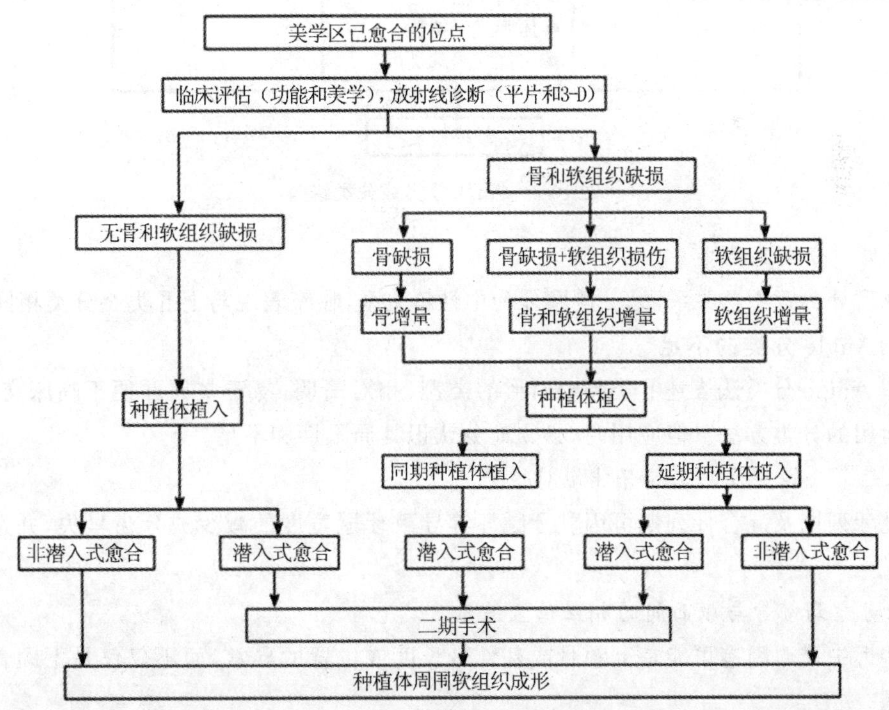

图 10-3　AngleⅡ类 1 分类错𬌗

2.Ⅱ类 1 分类亚类

一侧磨牙为远中𬌗关系，另一侧磨牙为中性𬌗关系，临床表现多与Ⅱ类 1 分类相同。

3.Ⅱ类2分类

表现为磨牙远中错𬌗关系，伴有上颌切牙的舌向倾斜，且覆𬌗加深，牙弓呈方形等(图10-4)。

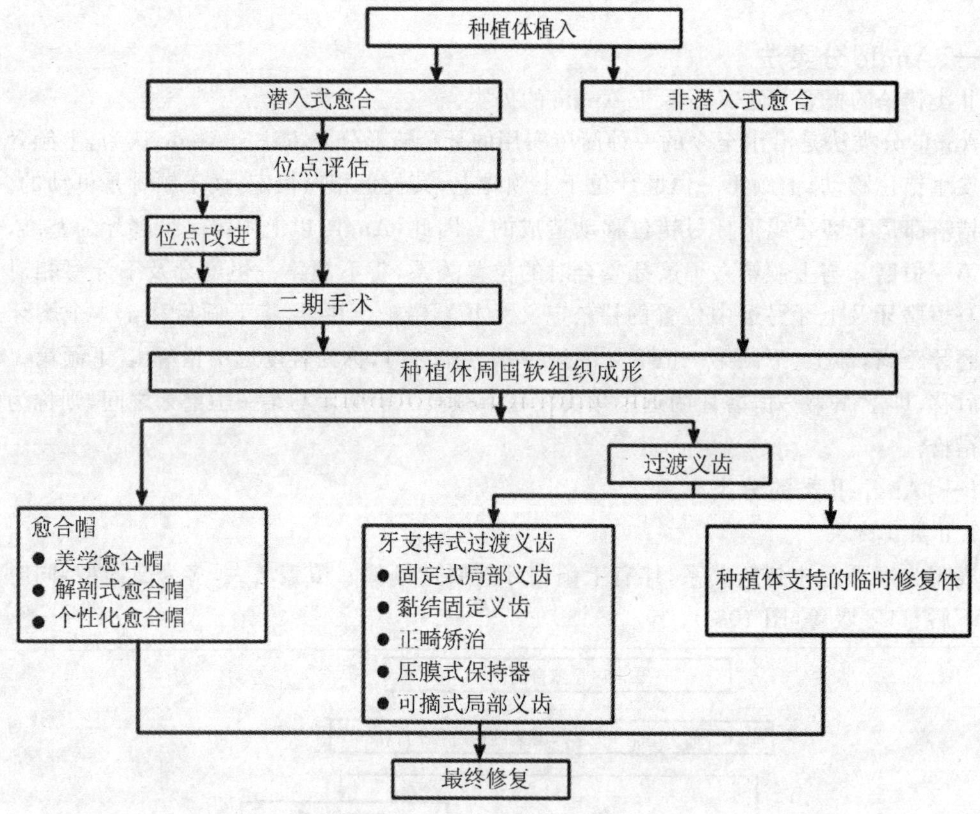

图10-4　AngleⅡ类2分类错𬌗

4.Ⅱ类2分类亚类

一侧磨牙为远中𬌗关系，另一侧磨牙为中性𬌗关系，临床表现与上Ⅱ类2分类相同。

(二)Angle分类的不足

采用Angle分类法表述Ⅱ类错𬌗畸形的类型，相对简明，易于掌握并便于临床交流，是临床最常运用的分类方法。但应用时，必须充分认识其局限性和不足。

1.上颌第一恒磨牙的位置并非绝对恒定

在乳牙列期及混合牙列期可因乳牙龋坏等导致牙冠宽度的减少或牙齿早失，并造成其位置移位。

2.未考虑到颌骨与颅面间的相互位置关系

某些远中错原因有可能是上颌骨或基骨弓长度或位置的异常，而不仅仅是下颌骨或下牙弓的问题。

3.仅针对第一恒磨牙矢状向关系进行分类

仅针对第一恒磨牙矢状向关系进行分类，而高度及宽度不调则没有提及。Simon指出，Angle分类忽略了牙与颅面的关系，未考虑到从横向、矢状向及垂直向等三维立体地来描述，因而不能全面明确反映Ⅱ类错殆形成的机制。

4.忽略牙量和骨量不调

Ⅱ类错殆的重要形成机制不能忽略牙量和骨量之间的不调，而 Angle 分类法中却没有涉及。

因此，Angle 的Ⅱ类错殆分类仅仅是一个较粗的简略的诊断交流表述，还需要结合临床分类、病因机制等进一步分类以利于诊断的准确，以及治疗计划的拟定。

随着对错殆畸形认识的发展，如今，Ⅱ类畸形的概念已从对磨牙及牙弓间关系的认识扩大至对颅颌骨关系的认识，从单纯的静态牙殆关系扩大到动态咬合运动关系，以及颜面型生长变化关系，从单纯的矢状向关系分类扩大至三维机制的变化。因此，对 Angle 畸形分类的描述在很多文献中多不再冠以“安氏”前缀，而多直接以“Ⅱ类 1 分类、Ⅱ类 2 分类”(class Ⅱ division 1，Ⅱ1；class Ⅱ division 2，Ⅱ2)描述，即在传统的分类基础上赋予了新的概念和内容。

二、Moyers 分类法

Moyers 分类法认为，对Ⅱ类错殆畸形患者不仅要考虑牙齿、牙弓的分类问题，还应考虑面型的协调与补偿。因此，正畸医师不能够忽视骨骼、肌肉功能的问题。

Moyers 认为，牙殆畸形患者由于病因不同，治疗目的及预期效果不同，所选择的矫治器也不同。因此，为了更全面地了解错殆涉及的组织，以制订出正确的治疗方案，有必要对错殆进行病理学分类。

(一)骨性

颌骨是上下牙弓的基础，对它所处的矢状向关系位置进行分类，利于诊断和制订治疗计划。颅面复合体中，任何骨骼的形状、大小、比例和生长异常均为骨性畸形。例如，Ⅱ类磨牙关系可由下颌骨发育不足、下颌位置后移、上颌发育过度、上颌位置前移等所致，并表现出典型的骨面型特征。目前，临床上往往采用侧貌观察及定位 X 线头侧位片测量来评估牙殆畸形患者的面型特征，根据上下颌骨发育情况及前后向相对位置关系，以 ANB 角的大小，将侧面分为三种骨面类型：

Ⅰ类骨性：上下颌骨的相对位置关系正常，为直面型，ANB 角在 2°～4°之间。

Ⅱ类骨性：上颌前突或下颌后缩，或两者兼有，为凸面型，ANB 角大于 4°。

Ⅲ类骨性：下颌前突或上颌后缩，或两者兼有，为凹面型，ANB 角小于 1°。

其中，就Ⅱ类骨面型的病理机制，又可分为三类。

1.上颌异常

上颌前突，可以表现为基骨(SNA 角增大)、牙槽骨(SNPr 角增大)或牙齿(1-SN 角增大，切牙唇倾)的异常。

2.下颌异常

下颌后缩，可以表现为下颌(体、支)形态较小或形态正常而位置靠后。如果形态正常，蝶鞍角较大或较平，关节窝位置相对靠后，其治疗方法的选择取决于生长余量和生长方向。水平生长型或平均生长型的病例，常规肌激动器疗法可以获得成功；而垂直生长型患者，前移下颌很难长久维持，同时需考虑前导下颌后将加重垂直向不调。

3.联合异常

上颌前突伴下颌后缩，以及颌骨向后下旋转生长等。

(二)肌性

长期持续的口面肌功能异常，可引起牙齿位置及颌骨发育异常。单纯的Ⅱ类肌性错𬌗常由吮下唇、口呼吸及人工喂养姿势不正确等不良习惯所致。此外，下颌闭合道异常以及存在𬌗干扰而引起下颌功能性后缩或偏斜颌位等，在乳牙列期儿童中多见。肌性Ⅱ类错𬌗畸形诊断必须进行相应的功能分析，包括头影测量、肌电测量、模型和牙列的测量，尤其是口颌系统动态的功能分析，如息止𬌗位和牙尖交错位的检查、颞下颌关节的检查、颅面功能紊乱的检查等。由于不良的肌肉神经功能因素所导致的Ⅱ类错𬌗畸形，诸如上切牙内倾而限制下颌骨的前伸，应尽早去除不良的神经肌肉因素，并进行功能性矫治。

(三)牙性

牙齿的数目、形态、大小及位置异常所致的Ⅱ类错𬌗，如因乳磨牙早失或滞留导致的磨牙远中关系的错𬌗畸形，只表现为牙齿的Ⅱ类关系，而没有明显骨性不调因素，即 ANB 角可以是正常的。

一般而言，临床上单纯的牙性、肌性或骨性Ⅱ类错𬌗畸形不多，这几型错𬌗常常同时存在，相互影响。除此之外，Moyers 依据Ⅱ类畸形的发生机制，结合牙及颌骨的前后异常划分为 A～F 六型(图 10-5)，有助于有的放矢地设计矫治方案。

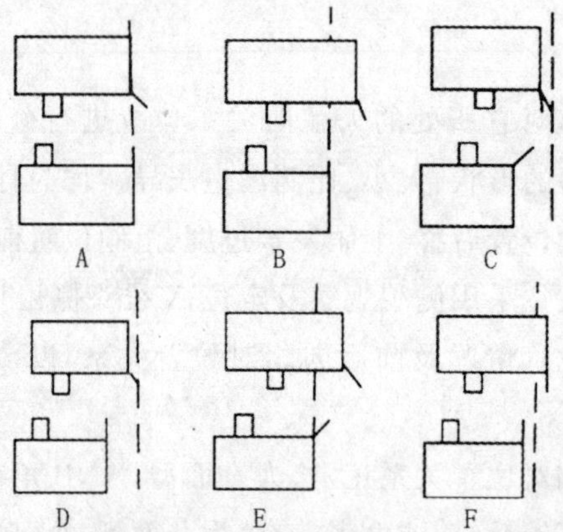

A.上前牙前突(侧貌正常)；B.上颌及上前牙前突(面中部前突)、下颌正常；C.上下切牙唇倾，上、下颌骨发育不良(面下部后缩)；D.上颌牙-牙弓前突、下颌不足、下切牙无代偿前突；E.上颌前突、下牙前倾；F.轻度上颌前突、下颌后缩(中度骨骼Ⅱ类侧貌)。

图 10-5　MoyersⅡ类畸形分类

1.矢状向 A 型

上下颌骨关系及侧貌正常，上牙弓前突。其特征为有正常骨侧貌，主要畸形表现为上前牙及牙槽弓前突。

2.矢状向 B 型

上颌及上牙弓前突，下颌正常。其特征为上颌及上牙弓前突(面中份前突)，但下颌正常。

3.矢状向 C 型

上下牙弓前突，下颌发育不足、后缩。其特征表现为下颌发育不足、下颌后缩(面下份后缩),上下切牙唇倾,前突。

4.矢状向D型

上牙弓前突,下颌后缩。其特征为下颌发育不足,但下切牙不代偿性前突,主要变现为上颌牙-牙槽弓前突。

5.矢状向E型

上颌及上牙弓前突,下颌发育不足,下切牙唇向倾斜。其特征为上颌前突伴双颌牙-牙槽弓前突。

6.矢状向F型

上颌微前突,下颌稍后缩。其特征为Ⅱ类磨牙关系,中度骨骼Ⅱ类侧貌(上颌微前突,下颌微后缩)。

三、牙颌矢状向机制分类法

(一)Bell颌面六关系分类

Bell等医师认为,影响牙颌面形态的基本因素有5个,即颅部、上颌复合体、上颌牙列、下颌牙列和下颌骨。此5个因素间有6个重要关系,决定着牙颌面矢状向的形态特征,即上颌骨与颅部的关系、下颌骨与颅部的关系、上下颌骨间关系、上颌牙列与上颌骨的位置关系、下颌牙列与下颌骨的位置关系、上下牙列间的相对位置关系,并以此将Ⅱ类颌面型分成以下5种类型(图10-6)。

1.上牙列-牙槽骨前突型(图10-6A)

上牙列前突,下牙列正常。若上牙列前突不严重,可考虑不拔牙矫治,通过推磨牙向远中及颌间牵引来建立磨牙中性关系。若上牙列前突严重,则应拔除上颌第一前磨牙,内收上前牙,最后达到完全远中的磨牙关系,以及正常的前牙覆殆、覆盖关系。

2.下牙列-牙槽骨后缩型(图10-6B)

上牙列基本正常、下牙列后缩。若下牙列后缩不严重,或患者仍有一定生长潜力时,应导引下颌或下牙列前移,建立磨牙中性关系。若下牙列后缩较严重且无生长潜力,应在导引下牙列前移的同时,推上磨牙向远中,或上颌拔牙以内收前牙,从而建立协调的上下牙列间关系。

3.上颌骨前突型(图10-6C)

Ⅱ类错殆是由上颌骨前突所致,但下牙列及下颌骨位置基本正常。此时的综合性治疗属掩饰矫治,即通过上下牙列间牙齿的相对移动来掩饰骨性上颌前突。当上颌骨前突不严重时,可不拔牙矫治,即推上磨牙向远中,导引下牙列向近中。若上颌骨前突较严重,则应拔牙矫治,即上颌拔除第一前磨牙,内收前牙,建立正常的覆殆、覆盖关系,磨牙关系则维持完全远中关系。

4.下颌后缩型(图10-6D)

上颌骨基本正常,仅下颌后缩。若下颌后缩不严重,可导引下牙列前移,掩饰下颌发育不足。当下颌后缩较严重时,则需推上磨牙后移,必要时上颌减数,内收前牙,以掩饰下颌后缩畸形。

5.混合型(图10-6E)

在临床工作中,像上述典型的4种Ⅱ类错殆类型仅占少数,多数Ⅱ类错殆是4种类型的混合型。在我国儿童中，最常见的Ⅱ类错殆类型是上颌骨前突、下颌骨后缩、上牙列前突且下牙列轻度前突。因此，矫治原则是推上磨牙向远中，拔上下颌第一前磨牙(某些完全远中Ⅱ类错殆，可拔除下第二前磨牙)，通过上下牙齿的移动来矫治Ⅱ类关系，掩饰上下颌骨间的不协调。

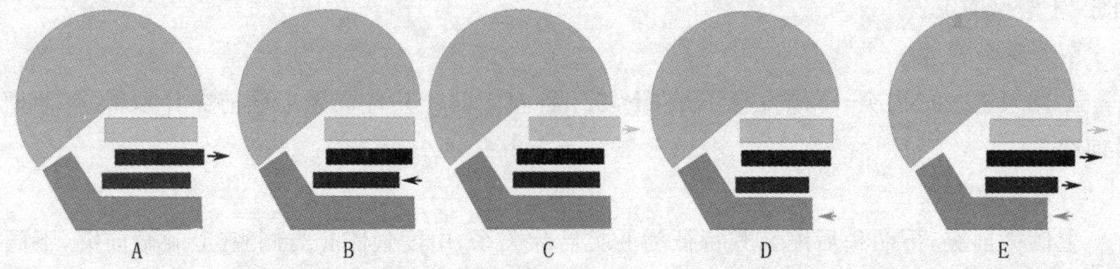

A.上牙列-牙槽骨前突型；B.下牙列-牙槽骨后缩型；C.上颌骨前突型；D.下颌后缩型；E.混合型。

图 10-6 BellⅡ类错殆畸形的颌面六关系分类

(二)Rakosi 分类

同样，Rakosi 根据牙-颌骨的矢状向关系，按Ⅱ类错殆的机制将Ⅱ类错殆分为 5 型：①牙性；②功能性；③上颌前突异常；④上颌前突异常伴后上旋转；⑤下颌异常，以及上述各型的混合性(图 10-7)。

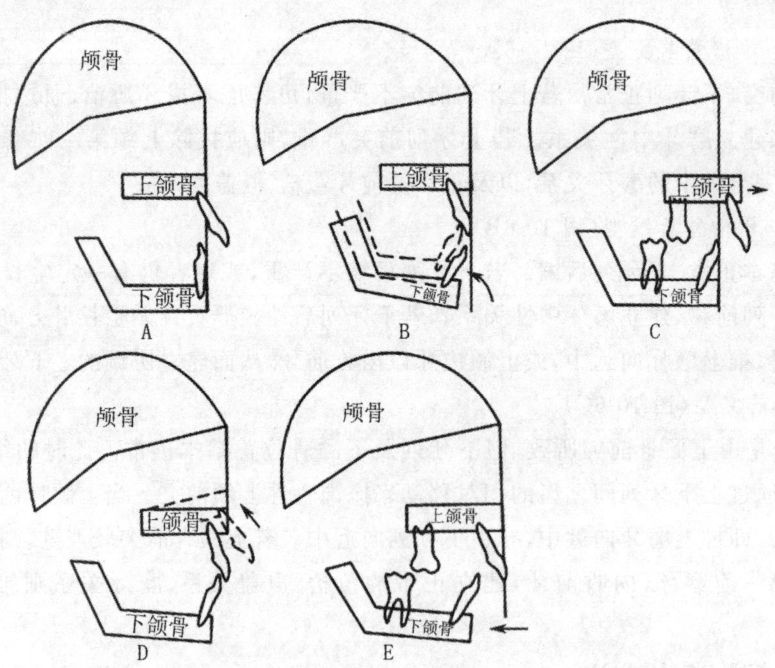

A.牙性；B.功能性；C.上颌前突；D.上颌前突、上旋；E.下颌异常。

图 10-7 RakosiⅡ类错殆畸形分类

(三)山内分类

此外，山内和夫对Ⅱ类错殆的牙-牙槽弓-颌骨矢状向关系进行了更详细的分类，将其分为 6 类Ⅱ型(图 10-8)，以进一步指导Ⅱ类错殆的临床治疗。

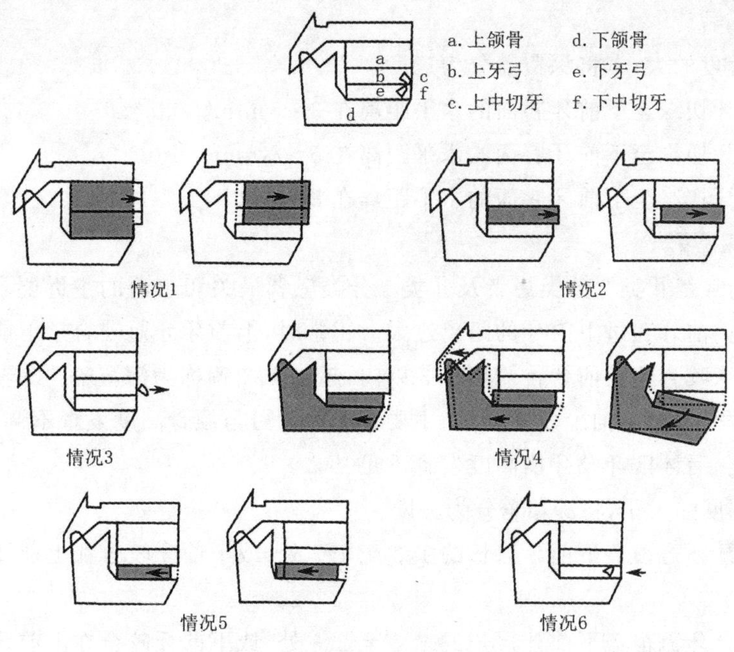

图 10-8　山内和夫对Ⅱ类错𬌗畸形分类

第三节　Ⅱ类错𬌗畸形的诊断

一、深覆𬌗和深覆盖

前牙深覆𬌗和深覆盖是Ⅱ类错𬌗畸形最典型的临床表现之一，按照 Angle 的分类方法，Ⅱ类 1 分类患者常可见上前牙唇倾，开唇露齿，前牙深覆盖、深覆𬌗等临床表现。而Ⅱ类 2 分类患者则可见上切牙舌倾或者上中切牙舌倾而侧切牙唇倾，前牙深覆𬌗。因此，国内毛燮均将Ⅱ类 1 分归于长度不调，将Ⅱ类 2 分类归于长度不调加高度不调；詹淑仪等川医（现四川大学）则将Ⅱ类 1 分类及Ⅱ类 2 分类错𬌗按临床分类表述为前突型深覆𬌗、内倾型深覆𬌗两类（表 15-1）。

表 15-1　Ⅱ类错𬌗的常用临床分类

Angle 分类	毛氏分类	川医分类
Ⅱ1	Ⅱ2、Ⅱ4	前突型深覆
Ⅱ2	Ⅱ2＋Ⅳ1	内倾型深覆

（一）前牙深覆盖

前牙深覆盖常是Ⅱ类 1 分类患者主诉要求解决的主要问题。深覆盖又称大超𬌗，是指在水平方向上，上前牙切缘至下前牙唇面的距离过大。正常时，上前牙切缘至下前牙唇面的水平距离不超过 3 mm，超过 3 mm 者为深覆盖。深覆盖的机制可以是上下牙弓及上下颌骨矢状方向上发育异常，主要表现为上牙弓或上颌骨长度发育过度或位置靠前，下牙弓或下颌骨长度发育不足或位置靠后。

根据覆盖程度的大小，将深覆盖分为三度：

Ⅰ度：上前牙切缘至下前牙唇面的水平距离在3～5 mm。

Ⅱ度：上前牙切缘至下前牙唇面的水平距离在5～8 mm。

Ⅲ度：上前牙切缘至下前牙唇面的水平距离在8 mm以上。

(二)前牙深覆𬌗

前牙深覆𬌗常是Ⅱ类2分类患者及Ⅱ类1分类患者最关切求治的主诉要求。深覆𬌗是指在垂直方向上，上前牙盖过下前牙的距离过大。正常时，上前牙牙冠咬合于下前牙冠切1/3以内，或下前牙切缘咬合于上前牙舌侧切1/3以内，超过1/3者称为深覆𬌗。深覆𬌗的机制可以是上下牙弓及颌骨垂直方向上发育异常，主要表现为牙弓与颌骨高度发育不调，前牙区牙及牙槽高度发育过度，后牙区牙及牙槽高度发育不足。

根据覆𬌗程度的大小，将深覆𬌗分为三度。

Ⅰ度：上前牙牙冠覆盖下前牙冠长的1/3至1/2处，或下前牙咬合在上前牙舌侧切1/3到1/2处。

Ⅱ度：上前牙牙冠覆盖下前牙冠长的1/2至2/3处，或下前牙咬合在上前牙舌侧切1/2到2/3处(或舌隆突处)。

Ⅲ度：上前牙牙冠覆盖下前牙冠长的2/3以上，甚至咬在下前牙唇侧龈组织处，或下前牙咬合在上前牙腭侧龈组织或硬腭黏膜上。

二、定位X线头影测量分析

Ⅱ类错𬌗畸形的形成与遗传因素、生长发育等因素关系密切，而定位X线头影测量是判断颅颌面软硬组织形态及其生长发育趋势，诊断畸形发生部位及机制，预测Ⅱ类错𬌗畸形疗效的重要方法之一，主要包括颅面硬组织与软组织测量两方面。

(一)颅面骨骼硬组织分析

对颅面骨骼的检查，定位X线头影测量主要包括侧位片、正位片、颏顶位片及全景片等方法。侧位片的分析主要包括Downs分析法、Wylie分析法、Tweed分析法、Steiner分析法、Sassauni分析法、Ricketts分析法、Mc Namara分析法、神山功能分析法、Di Paolo四边形分析法，以及各种头影图迹重叠比较法；正位片及颏顶位片的分析方法包括正位片分析法(Sassauni分析法)、颅底(颏顶位)片的分析法(Ritucci-Burstone分析法)等。

(二)颅面软组织的形态测量

Ⅱ类错𬌗畸形软组织形态与正畸治疗目标密切相关。因此，在正确制订正畸治疗计划前，定量分析判断软组织的形态及变化，进行软组织的头影测量分析，是重要的临床辅助诊断手段。软组织的测量分析法主要包括Burstone法、Holdaway分析法，以及一些常用于软组织分析评估参考的线、角等，如Steiner的S线、Ricketts的E线、Merrifield的Z角等。

(三)Ⅱ类错𬌗的X线头影测量应用及意义

理论上，只有正确分析Ⅱ类错𬌗畸形颅面软硬组织各部分结构之间的相互关系和形成机制，方可确定颌位及牙齿矫治的理想位置，从而制订出正确可行的矫治方案。同时，如何评估Ⅱ类错畸形的机制、主要性质及部位，如何选择Ⅱ类错𬌗的适宜的矫治手段和时机，如何评估不同矫治手段和矫治时机的具体疗效，哪些分析指标更能有助于疗效评价，这些问题的解决均离不开头影测量这一简单、方便的定量化分析手段，如关于口外弓等对Ⅱ类错𬌗畸形的矫治效果经X线头影测量后才得以明确和澄清。此外，接受正畸—正颌联合治疗的严重Ⅱ类骨性畸形需应用X线头影图迹进行剪裁、模拟拼对手术后牙颌位置，得出术后牙颌、颅面关系的面型图，以确定手术的部位、方法及所需移动或切除颌骨的数量，为手术提供参考依据。进一步而言，X线头影测量还可以用来进行Ⅱ类畸形矫治前后的下颌运动、息止𬌗间隙，以及下颌由息止位至最大牙尖交错位时髁突、颌位等位置运动轨迹等方面的功能分析。一般而言，X线头影测量在Ⅱ类错𬌗主要应用如下。

1.牙性与骨性Ⅱ类错𬌗的鉴别

牙性Ⅱ类错𬌗往往表现为软、硬组织侧貌畸形不明显，上下颌基骨与颅基底部尽管可存在矢状向关系不调，但上下颌基骨间差异小。上颌切牙唇向倾斜导致覆盖增加，而下颌切牙因口颌系统肌肉的补偿可表现为舌向或拥挤。头影测量表现为前后向及垂直向骨性关系正常，∠ANB、∠SNA及∠SNB正常，A、B点在𬌗平面上投照点间的距离，在水平向A、B相对于N点的距离正常，上颌及下颌的线性测量正常，下切牙相对于NB线、下颌平面及FH平面的相对位置正常，只是上切牙相对于NA线、SN及FH平面前突。

而上颌发育过度的骨性Ⅱ类错𬌗其上颌侧面轮廓较突，A点前移[∠SNA增大、∠SNPr（上颌牙-牙槽骨）增加]。上切牙可前倾（∠U1-SN增加）或直立拥挤（Ⅱ类2分类），下颌发育不足的Ⅱ类错𬌗，其下颌可能大小正常而位置后缩或后旋，相对于颅面骨骼处于后位（∠SNB减少），下颌髁突处在关节窝的后位，蝶鞍角增加而趋于平坦。

较严重的Ⅱ类错𬌗可能存在手术与非手术的选择，明确骨性畸形性质和程度极为关键。有学者将骨性Ⅱ类错𬌗的生长因素归为八类：①下颌骨前后向生长发育；②下颌骨的垂直向生长发育和下颌角角度；③上颌骨的倾斜；④上颌骨的前后向生长发育；⑤上颌骨垂直向生长发育；⑥后部牙槽突的生长发育；⑦前颅底的长度；⑧颅底角角度。这八个因素在骨性Ⅱ类畸形的形成过程中各有其作用。因此，凡是可以测定以上颅颌面结构的X线头影计测指标均可以辅助判断Ⅱ类错𬌗的性质。诸如∠ANB、A-B平面角、AF-BF、AXB平面角、A/B间距（Wits值）等。

2.骨性与功能性Ⅱ类错𬌗鉴别

当Ⅱ类错𬌗的下颌息止𬌗位正常而闭合途径不正常时，在习惯位存在着强迫性后缩，常伴有覆盖增加和后牙的低位，即功能性Ⅱ类错𬌗。此时，后牙在习惯位时∠SNB减少，但息止𬌗位时明显改善。下颌基底骨正常，不存在生长不足，早期可以选择功能性的阻断性治疗。一般通过软组织面型分析及姿势位与咬合位X线片比较，可以初步判断Ⅱ类错𬌗的骨性或功能性。

2009年，刘亚非以接受功能性矫治的Ⅱ类错𬌗患者及放弃治疗的Ⅱ类错𬌗患者为观察对象，从常用的软硬组织测量项目中排除自然生长的影响因素，应用数学方法分5个步骤从58个头影测量项目中逐步筛查出影响Ⅱ类错𬌗功能性矫治效果的主要指标，58个项目中包括33项硬组织测量项目和25项软组织测量项目，发现影响Ⅱ类错𬌗功能性矫治效果的主要指标为U1-NA(mm)、∠U1-NA、APDI、Ls-EP，可客观、精确地评价Ⅱ类错𬌗功能性矫治的效果。下颌发育不足可能是由于下颌、下颌体过小而导致下颌后下旋转，常引起后面高减小、下颌平面角变陡、ANB角和颌突角增加，覆盖增大。A/B间距的加大暗示着Wits分析正值的增加，同时A点相对于N点正常而B点相对于N点后移。

3.垂直向和矢状向差异

有研究发现在Ⅱ类1分类错殆畸形的矢状向诊断中，上下颌突度与∠SNA、∠SNB、APDI(面平面与FH平面夹角+FH与腭平面夹角+面平面与A-B平面夹角之和)、FA(面平面与眼耳平面同FH相交之后下角)是高度相关且有同等意义的，而线距比角度的测量更直观且容易理解。

上颌垂直发育过度可表现出前面高增加，下颌平面角增大。与下颌发育不足一样，上颌垂直发育过度通常也是∠ANB增大，∠SNA正常，∠SNB减小，颌突角增大，覆盖增加。尽管通常可见A、B点投射于殆平面的距离(Wits值)增大，但这种变化可因为殆平面的变陡而弱化。当此次两点投射于一真正的水平参照线时，这种前后向的骨性不调就显得非常明显，就像下颌发育不足的患者一样，此类患者也具有相对于N点，A点的前后位置正常而B点靠后的特点。这种前后向的不调常引起牙齿的代偿，就像下颌发育不足的情况一样，出现下切牙的唇倾。对于上颌垂直发育过度的病例，具有鉴别意义的垂直向头影测量特征包括：前下面高的增加，较陡的下颌平面角，相对于腭平面位置更靠下的上颌磨牙。如果垂直发育过度，上颌前部、上颌切牙也会位于相对于腭平面更靠下的位置。上颌前后向发育过度与其他所有骨性Ⅱ类关系一样，其头影测量特征表现为∠ANB增大，Wits值增加，面突度增加；通常∠SNA增大，但∠SNB可能是正常的。同其他类型的骨性Ⅱ类关系一样，也存在着矢状向的牙齿代偿，表现为下切牙的唇倾。在观测头影测量指标时，前颅底平面过陡或是N点的前移，都会对所测量角度的大小造成影响。

4.生长型与后续生长的判别

考虑到Ⅱ类错殆畸形的生长型及后续生长的影响，还可以采用X线头影测量重叠图明确Ⅱ类畸形的生长型和相应的生长状态。传统的头影测量分析方法常使用S点和FH平面，或SN平面作为重叠参照系统以分析颅颌面的生长变化。此外，将种植钉植入Ⅱ类畸形的颅颌面骨中，以种植体为参照点重叠系列拍摄的定期系列X线片也可以揭示生长型和生长的变化，但限于伦理学的要求已极少应用。

总之，在临床上应用X线头影测量评价Ⅱ类错殆时，要充分考虑颅面复合体中所存在的复杂的补偿和比例关系，多种测量方法的结合有助于明确诊断。

第四节　Ⅱ类1分类错殆畸形

Ⅱ类1分类错殆畸形表现是上下牙/牙槽弓、颌骨矢状向关系不调，相对而言上牙/牙槽弓、颌骨过大或位置靠前，而下颌骨(牙弓)过小或位置靠后。上前牙唇倾、前突、覆盖大是其特点。该Ⅱ类错殆多伴有牙列拥挤、牙弓狭窄等，且根据颌骨生长及旋转方向不同，可伴有深覆殆或开殆症状等。

一、分类及机制

口颌系统包括牙齿、骨骼和神经肌肉三大系统，其中任何一部分或几部分出现异常均可产生错𬌗，Ⅱ类1分类错𬌗畸形的分类，按其病因机制可分为以下几型。

(一)牙性错𬌗

牙性错𬌗牙性前牙深覆盖主要是由于上下前牙的位置或数目异常造成，磨牙关系有可能呈中性。常见于混合牙列及恒牙列，上下颌骨之间以及颅面关系一般较为正常。

(二)功能性错𬌗

功能性错𬌗由于神经肌肉反射异常引起的下颌功能性后缩。异常的神经肌肉反射可以因口腔不良习惯引起，也可为𬌗因素所致。例如，当上牙弓尖牙和后牙间宽度不足时，下颌在尖窝交错时被迫处于后缩位置，形成磨牙远中关系、前牙深覆盖，而姿势位时的关系正常。由于深覆盖和后牙的后退咬合，闭合道可能是异常的或强迫性后退的。在习惯性咬合时SNB角较小，但在姿势位时SNB角增大。通常下颌基骨大小正常，不存在发育不足。功能性下颌后缩，上颌一般发育正常，磨牙为远中𬌗关系，若使下颌前伸至中性磨牙关系时，上下牙弓矢状向关系基本协调，面型明显改善。

(三)骨性错𬌗

骨性错𬌗主要是颌骨发育异常，包括大小、形态、相对位置关系的异常等产生的错𬌗，导致下颌骨相对于上颌骨处于远中错𬌗关系。

(四)混合性错𬌗

混合性错𬌗是由于同时存在上述两种或三种因素而产生的错𬌗畸形，在替牙期若不及时阻断异常的神经肌肉活动则会影响颌骨发育，到恒牙期形成骨性Ⅱ类错𬌗。因此，临床上牙齿、骨骼和肌肉三种因素可同时存在，在诊断时要区分哪种因素是原发和主要的。

功能性和骨性前牙深覆盖，远比单纯牙性者多见。应根据家族史、个人史及患者的健康状况，分析错𬌗的病因机制，再根据对牙、𬌗、颌面的检查及头影测量分析得出的错𬌗的类型，将两者结合起来综合分析，以做出正确的诊断。

二、临床表现与诊断

(一)颜貌特征

1.凸面型

由于上颌或上牙及上唇前突或相对前突，Ⅱ类1分类患者多为凸面型。∠ANB增大，上下中切牙角减小，软组织面突角多小于160°，临床上常将典型的骨性问题患者的面型又称为Ⅱ类面型。

2.面下1/3短

除单纯牙性畸形外，多数Ⅱ类患者均表现为下颌后缩、后旋。无论是垂直生长型或水平生长型，无论是Ⅱ1、Ⅱ2，两种Ⅱ类错𬌗均表现为面下1/3不足，口裂位置多居于面下1/2处(不是正常的上中1/3交界处)。而前伸下颌后，侧面型大多有所改善。

3.唇张力不足

上唇前突，下唇卷缩外翻，上下唇在自然状态下往往不能自主闭合，常使上切牙缺乏控制并随之唇倾，严重者伴有露龈笑。部分深覆盖过大者尽管上下唇可闭合，但下唇往往位于上切牙舌侧,由于吮下唇习惯,吞咽时出现舌与下唇接触而产生的口腔前部封闭。如果上切牙内收后,下唇能覆盖上切牙牙冠切 1/3,上下唇能闭合而达到前部封闭,治疗的稳定性就好。反之,如果下唇不能控制已矫治后的上切牙位置,在口腔前部,舌与下唇接触的前部闭合仍然存在,那么治疗的稳定性较差。

轻度Ⅱ类 1 分类错𬌗的病例且唇能闭合者,吞咽类型基本正常。较严重的病例,舌与下唇接触使口腔前部封闭,患者的吞咽类型必然发生相应的改变。极少数患者,有原发性异常吞咽。异常吞咽是引起切牙关系异常的一种病因,即使覆盖减少也不能达到稳定。前牙深覆盖常伴有前牙深覆。畸形程度较轻的患者表现为上牙弓前突,上下唇闭合较困难;畸形程度较重的患者表现上唇翻卷、短缩并出现开唇露齿。

4.颏后缩

由于下颌不足、位置靠后,Ⅱ类错𬌗患者的颏位置多后缩,可有两种表现:Ⅱ1 患者多表现为无颏突,颏突不明显;Ⅱ2 患者颏发育较好,多表现为颏唇沟深(图 10-9)。

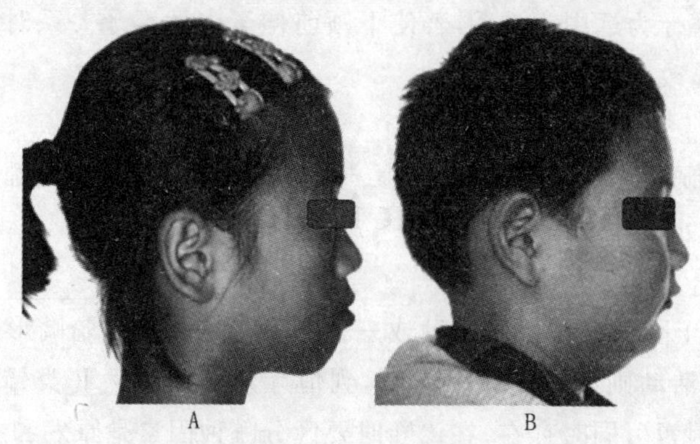

A.颏部不足;B.颏唇沟深。

图 10-9 下颌后缩

(二)颌骨形态位置

Ⅱ类错𬌗通常包括矢状向、垂直向和横向骨骼和牙弓关系的不协调。有研究发现,Ⅱ类 1 分类错𬌗畸形前牙深覆盖由Ⅰ度到Ⅲ度,其颅颌面结构变化趋势为:上颌相对下颌突度、上下颌骨基底相对面平面前突度、上牙弓前移及上唇向前突度明显增大;上面高、下中切牙相对𬌗平面的唇向倾斜度增大及软组织颏部厚度减小。

Ⅱ类 1 分类错𬌗畸形前牙深覆盖者与正常𬌗者相比,颅颌面结构特征为:上颌前突,下颌后缩;下中切牙相对𬌗平面的唇向倾斜度增大,上牙弓前移,上面高增大。

1.矢状向关系

通常情况下Ⅱ类骨性最为常见,Ⅱ类骨性是形成Ⅱ类牙弓关系的原发病因之一。牙弓关系的异常程度常与基骨关系不调程度相关,基骨关系异常愈严重,错𬌗畸形也愈严重,其预后也愈不好。有时由于软组织形态及下切牙前倾在某种程度上抵偿了上下颌骨的不调,可能使颌骨不调表现得相对较轻。如下切牙代偿性的前倾使前牙覆盖可能比预期要小。在Ⅱ类骨性的患者中,最常见的表现为下颌后缩,占Ⅱ类错𬌗的 50%~60%,上颌前突所占的比例最小,约为 10%。

部分病例可能为Ⅰ类骨性(或者少数为轻度Ⅲ类骨性)。在这些病例中,仅仅是牙齿在基骨上的位置错位,或者是由于牙齿发育上的错位,或受软组织影响而倾斜错位,从而出现Ⅱ类错𬌗。

2.垂直向关系

前下面高多减小,但在部分病例中也可能为正常或增高。表现为深覆𬌗,机制为前牙/牙槽过长,后牙/牙槽不足,上下颌骨相对旋转生长等。眶耳-下颌平面角通常正常或者增大。如果下颌平面角较大,将会影响面貌美观,这是因为上下唇可能不能正常闭合,同时造成下切牙内倾使覆盖加大。

3.横向关系

多表现为上牙弓狭窄,腭盖高拱,又称哥特式牙弓。一般而言,基于口呼吸、口鼻疾患等原因,Ⅱ类1分类错𬌗畸形上尖牙间宽度较窄,从而限制了下颌前移,在早期的功能性矫治中,往往需要扩弓治疗。

(三)咬合表现

1.前牙关系

上颌切牙常常唇倾,下前牙可能表现为拥挤,或者可能有间隙,下切牙的位置也可以表现为唇倾或舌倾,从而导致软组织的形态出现相应改变,如下唇习惯陷入上切牙舌侧等。

覆𬌗通常增大,甚至出现重度深覆𬌗,表现为下切牙过长,咬合曲线变陡,尖牙与前磨牙呈明显过渡阶梯,此时,切缘位于上切牙舌面隆突之后,咬在腭部软组织上。且覆盖增加,甚至可能出现Ⅲ度深覆盖。如果舌处于前伸位而与下唇接触,常为轻度不完全性深覆𬌗(图 10-10),受吮拇习惯或原发性异常吞咽的影响,也可表现为明显的不完全性深覆𬌗。

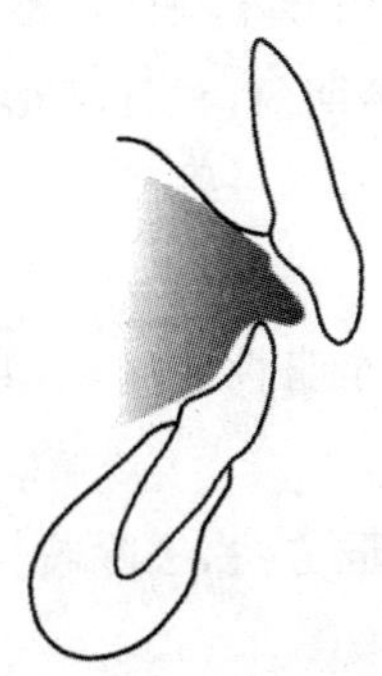

图 10-10　舌处于前伸位而与下唇接触导致不完全覆𬌗

2.后牙关系

磨牙通常为远中关系。严重时上颌第一磨牙的近中颊尖咬合在下颌第二前磨牙与第一磨牙间,即完全远中关系。磨牙既可能表现为双侧远中关系,也可能为单侧(一侧)的远中关系。但如果下牙有先天缺失、下前牙拥挤而致下后牙前移,磨牙也可为中性关系等。

(四)牙的异常

在Ⅱ类1分类上切牙过度唇倾的患者中,上切牙前突导致外伤折断的发病率较高。特别是开唇露齿的Ⅱ类1分类患者,由于牙龈暴露而干燥,因而在上切牙周围也常有增生性龈炎。尽管这类患者通常并没有口呼吸习惯,但有时也习惯地称为口呼吸性龈炎。此外,这类患者中也有某些患者即使覆𬌗很深，下切牙直接咬于腭黏膜上，腭黏膜创伤也可不明显。这也许和姿势位牙无接触，以及咬合时下颌前伸代偿有关。上中切牙的唇倾常易造成上切牙外伤缺损等。

三、矫治原则

Ⅱ类1分类错𬌗畸形与遗传因素、生长发育、牙𬌗畸形等关系密切，尤其是早期去除导致下颌后缩的因素对改善畸形极为有利。因此，应尽早去除病因，根据畸形性质、程度和形成机制，在不同的时期进行针对性的矫治。

（一）口鼻呼吸疾患的早期治疗

对于有明显口鼻呼吸疾患的Ⅱ类错𬌗畸形替牙期患者，在明确有解剖结构阻塞（鼻甲、腺样体肥大等）或口鼻慢性炎症性疾患的情况下，可以优先治疗相应的口鼻呼吸疾患，特殊情况下可以考虑手术治疗以建立畅通的经鼻呼吸方式。因此，强化各学科之间的联系，共同关注口鼻呼吸疾患的早期解决方案将是努力的方向之一。

（二）口颌肌肉的功能训练

对于开唇露齿的Ⅱ类1分类错𬌗畸形患者，多合并有吮下唇、吮颊等不良习惯。常是上唇短、上唇张力不足，以致闭合不全，可以通过反复的强化训练口颌肌肉功能状态，以改善唇肌闭合不全。例如，在混合牙列期纠正不良吐舌习惯的同时，辅以肌肉功能训练（muscle functional training，MFT），如前伸下颌、引导上唇向下闭合、上下唇张力训练等，以改善唇态。

（三）替牙期的早期功能性矫治

在替牙期对于Ⅱ类畸形提倡早期正畸治疗，其意义在于在Ⅱ类畸形发生之前尽早采取预防措施，消除错𬌗病因，促使口颌系统正常生长发育，减少Ⅱ类畸形的发生；对已发生的畸形进行早期矫治，阻断畸形发展，纠正畸形，引导牙颌面正常生长。

Ⅱ类1分类患者早期矫治应在青春期前，根据畸形机制，视儿童具体情况进行早期设计，其原则如下。

1.尽早去除病因

破除各种口腔不良习惯，及时治疗全身性疾病，诸如佝偻病、口鼻呼吸道疾病等。

2.尽早处置前牙畸形

主要根据畸形的临床表现，采用不同方法，去除咬合干扰，阻断不利的唇颊习惯，创建有利于下颌运动及生长的环境。

(1)上前牙区多生牙导致前牙深覆盖者：应拔除多生牙，用片段弓或附有双曲唇弓的可摘矫治器关闭间隙，以减少前牙突度，改善深覆盖。

(2)上前牙唇向错位有间隙者：可采用局部片段弓关闭或戴用附有双曲唇弓的可摘矫治器内收前牙，关闭间隙。

(3)下前牙舌向错位所致的深覆盖：上颌牙弓正常，下前牙舌向错位合并拥挤的患者，先去除不良的诱因，再采用片段弓矫治或戴用附双曲舌簧的可摘矫治器唇向开展间隙，排齐下牙弓前段，与上前牙建立正常的覆盖关系。

(4)对上尖牙间牙弓宽度不足的患者：可采用附有分裂簧或螺旋扩弓簧的𬌗垫式矫治器扩大上牙弓以利于下颌前导（图10-11）。

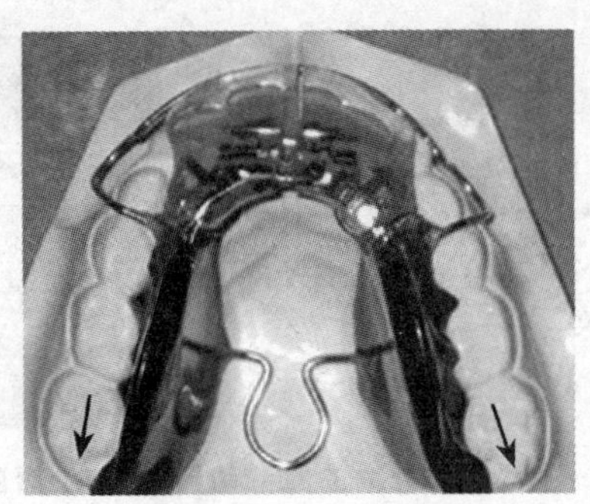

图 10-11　螺旋扩弓簧联合分裂簧扩大牙弓

(5)对个别上切牙舌侧错位的患者:若错位牙有足够的间隙,可采用固定或活动矫治器将错位牙唇向排齐;若错位牙排齐间隙不足,亦可先局部开展间隙,再矫治舌侧错位的牙齿。

3.及时引导颌骨正常生长

对于功能性Ⅱ类错𬌗以及轻中度骨性Ⅱ类错𬌗,早期采用功能性矫治器进行矫形治疗可以改变口颌系统软硬组织的异常生长,引导颌骨的正常生长。

(1)促进下颌向前生长:因下颌后缩导致的Ⅱ类错𬌗病例,其矫治的关键是解决下颌发育不足的问题。对这类病例而言,促进下颌骨向前生长是矫治前牙深覆盖的有效方法。下颌骨是人体所有骨骼中生长持续时间最长的骨骼,男性一般持续到 23 岁,女性可持续到 20 岁。从替牙列期到恒牙列早期,下颌骨要经历一个生长快速期,此时下颌骨总长度及下颌相对于颅底的突度均有较明显的增加。在此阶段进行早期功能性矫治可以达到事半功倍的效果。临床上主要采用功能性矫治器(如 Activator、FR-Ⅱ 等,图 10-12),刺激下颌向前生长,从而矫治前牙深覆盖,恢复正常的咬合关系,增进面部外形的协调。亦可针对不同的Ⅱ类错𬌗机制采用简单的功能性矫治器,诸如上颌斜面导板矫治器、前庭盾、唇挡等进行早期矫治。

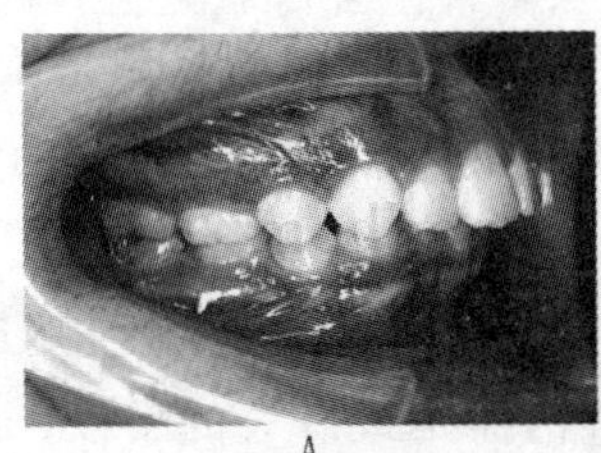

A

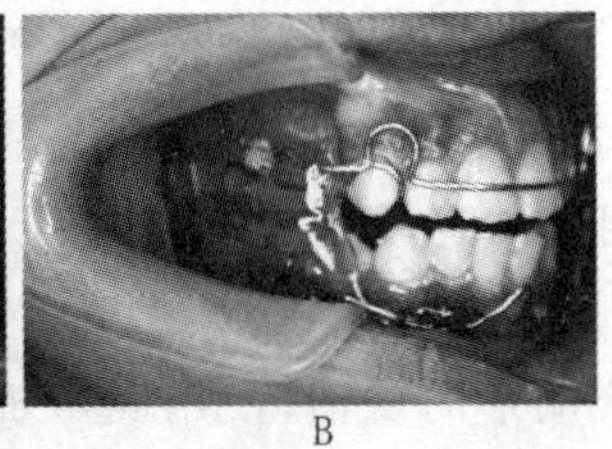

B

A.戴入前;B.戴入后,下颌被前导。

图 10-12　FR-Ⅱ型矫治器

(2)抑制上颌向前生长:对于上颌前突或有上颌前突倾向并伴有下颌后缩的Ⅱ类错𬌗病例,在生长发育的早期进行矫治,其矫治原则为限制上颌骨向前生长,促进下颌骨向前生长,最终建立上下颌正常的覆𬌗、覆盖关系,例如使用口外弓可以抑制上颌向前生长。但一些研究显示,口外弓不能向远中移动上颌骨,上下颌矢状关系不调的纠正,最终来自矫治进程中下颌的向前发育;而附口外力的肌激动器不仅限制上颌骨的发育,还可以前导下颌(图 10-13)。

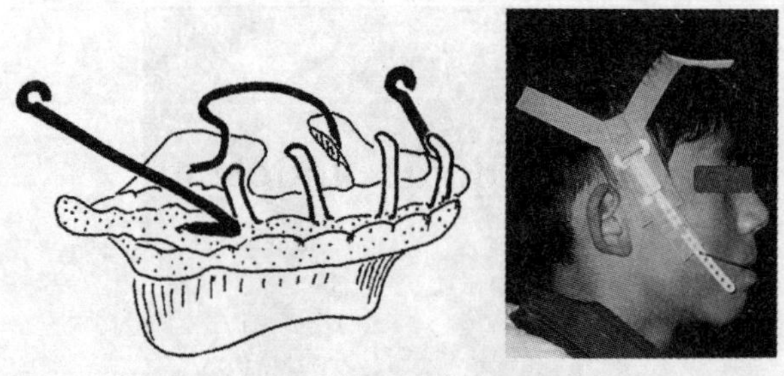

图 10-13　上颌附口外力的肌激动器,抑制上颌向前生长

(3)控制后部牙槽的高度:Ⅱ类错𬌗除颌骨矢状关系不调外,常伴有颌骨垂直关系不调。采用口外唇弓通过改变牵引力的方向,对后部牙及牙槽高度的控制能起到较好的作用。高角病例应使用高位牵引,低角病例应使用颈牵引,面高协调者使用水平牵引。对于功能性矫治器,如肌激动器,在使用过程中能增加后部牙槽高度,常出现下颌平面角增大的情况,因此对以下颌后缩为主、下颌平面角较大的Ⅱ类高角病例,临床常将面弓高位牵引与肌激动器联合使用。

4.替牙期上切牙唇倾度与前牙覆𬌗覆盖的矫治

在替牙期早期进行功能性矫治,如有效的扩弓、早期前导下颌骨等,强调获得正常的上切牙唇倾度,以及正常的前牙覆𬌗、覆盖。因此,矫治方法的选择取决于切牙轴倾度和上颌前突的类型。

简单的直立切牙可以使用活动矫治器,而转矩和整体移动则需要使用固定矫治器。抑制上颌基骨前突需要使用矫形力。此时上颌骨的大小可以是正常的,但位置前移或长度增加。在评价上颌基骨时,临床医师还应考虑其旋转。上颌骨向上向前的旋转可以加重上颌前突(Schwarz 称其为"假性前突"),而上颌骨向下向后旋转(腭平面向前向下旋转)可以掩饰上颌前突。对于这类错𬌗,尤其是伴有深覆𬌗或开𬌗时,对垂直向的控制是矫治成功与否的关键,尤其需要使用多种矫治器的联合治疗(如口外装置和肌激动器)来抑制上颌骨的向前生长。

(四)恒牙列早期的固定矫治

大多数Ⅱ类 1 分类伴有前牙深覆盖的病例,往往还需要在恒牙早期进行第二期综合性治疗。目前认为,对Ⅱ类畸形的矫治,使用固定矫治器是最有效的手段,无论采用 Begg 技术、edgewise 技术还是直丝弓矫治技术,相对而言均比较成熟,并在其治疗步骤的讲解中,均选择Ⅱ类 1 分类拔牙矫治患者的矫治作为典型技术程序。正畸医师可以依据Ⅱ类畸形性质、自身习惯和掌握程度自行参考选用。

1.常规矫治技术

(1)Begg 技术:以拔牙病例为例,其一般治疗步骤可分为四期。

第一期治疗:打开咬合,排齐前牙,改正个别牙错位及后牙反𬌗等。

第二期治疗:关闭拔牙间隙,改善上切牙前突及磨牙的Ⅱ类关系。

第三期前期治疗:继续改善𬌗曲线,改正个别牙旋转,使尖牙和前磨牙达咬合接触,尖牙达中性𬌗关系。

第三期后期治疗:竖直牙根,调整切牙唇舌向转矩。

第四期治疗：用带状弓丝或定位器完成标准牙弓。

保持：用 Begg 型保持器。

Begg 技术采用轻力和差动力的原理，使用细圆丝技术，以及弓丝与托槽结构间呈点接触关系，有益于牙的倾斜移动，对Ⅱ类 1 分类拔牙患者的治疗是一种适宜有效的矫治方法。

（2）edgewise 技术：edgewise 技术系包括一大类采用方丝托槽及方丝的矫治方法，治疗中为防止磨牙前移占用拔牙间隙，可加强支抗设计（必要时用），如口外弓、口内腭托、腭杠等，一直用至间隙关闭完全，或推迟拔除上颌前磨牙。不同学者在弓丝设计及步骤方法上各有差异，但对Ⅱ类 1 分类错𬌗（中度支抗拔牙病例，二步法矫治）的治疗程序，大体可归纳为以下五个步骤（图 10-14）。

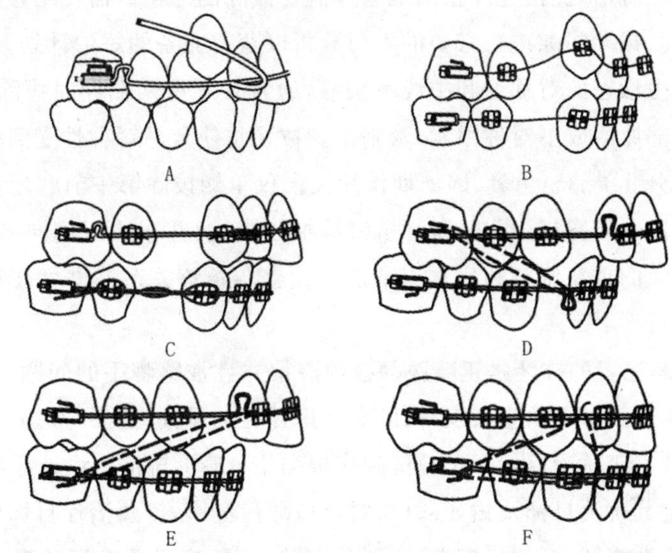

A.加强支抗（必要时用），口外弓推磨牙向远中；B.排齐整平上下牙弓；C.使用推簧或牵引皮圈拉上下尖牙向远中；D.加强支抗，使用Ⅲ类牵引关闭下牙间隙；E.使用Ⅱ类牵引关闭上牙间隙；F.使用箱形牵引或三角形牵引矫正牙轴，达到理想牙弓。

图 10-14　edgewise 技术矫治Ⅱ类 1 分类错𬌗畸形示意

第一期治疗：排齐牙齿及整平 Spee 曲线。可用从细至粗的镍钛圆丝，最后用硬不锈钢圆丝。

第二期治疗：可用开大螺旋簧、橡皮圈牵引等推上、下尖牙向远中，同时矫治中线，调整磨牙关系。

第三期治疗：尖牙到位后，以全部后牙为支抗单位，整体切牙向舌侧内收，关闭间隙，改正上牙前突，进一步调整磨牙关系及中线。先内收下切牙，关闭下颌间隙（使用滑动法牵引或关闭曲），可在加强支抗中使用Ⅲ类牵引；然后内收上切牙，关闭上牙间隙，可加用Ⅱ类牵引。

第四期治疗：可用正轴簧、旋转簧、颌间箱形牵引、三角形牵引等矫治牙轴，达到理想的咬合关系。治疗完成。

第五期治疗：保持，用 Hawley 式保持器或固定保持。

edgewise 技术由于托槽及弓丝的特点，可基本达到牙的整体移动，也能获得较理想的治疗结果,但在力的控制上必须十分小心。在弓丝弯制中,也有各种考虑,此点应特别注意。

2.拔牙矫治原则

Case、Tweed 等学者提出对单纯扩弓不能矫治的患者需要拔牙,认为对牙齿严重拥挤等错𬌗畸形采用拔牙矫治,可维持牙弓、颌骨和肌肉之间的生理平衡,达到稳定的治疗效果。临床上,对部分骨性、牙性Ⅱ类错𬌗畸形需要采用拔牙矫治,拔牙部位取决于Ⅱ类错𬌗的类型、面型和牙弓拥挤程度,当然患者的年龄与生长发育状态也是考虑因素之一。此外,还应结合患者生活、工作的安排、心理预期和亲属的意见,诊治医师临床经验、设计倾向及矫治技术、诊疗条件等综合考虑,切不可千篇一律,引入所谓“固有的拔牙模式”,但也不会毫无章法可循。

当确定需要拔牙矫治之后,还应正确地选择需要拔除的牙位。需要结合患者面型、牙弓拥挤度、牙体牙周情况、拔牙间隙进行必要的术前分析以获得完备的矫治计划。

应强调保持牙弓形态的对称性和中线不偏移,通常在牙弓两侧同时拔除同名牙。临床上除非存在明显的局部原因或不对称因素,否则单侧拔牙将使牙弓对称性受到破坏,使中线偏斜难以矫治。对于部分Ⅱ类错𬌗患者,因前期诊疗失误仅单侧拔除第一前磨牙,为重新获得中线居中、两侧对称,可以采用腭杠、腭托、微种植钉等加强支抗,并拔除对侧同名牙以补偿平衡对称。目的是为牙中线的重新调整和建立正常前牙覆盖与覆𬌗关系提供可被利用的牙弓间隙,使牙齿移动更易进行。

Ⅱ类 1 分类错𬌗患者的拔牙是正畸医师必须决策并且常感棘手的问题。既要考虑到错𬌗本身的情况,还要考虑到患者的生长发育;既要考虑牙齿的排列,还要考虑面型;具体到每一名患者,还必须考虑其临床矫治目标。正畸医师应根据错𬌗畸形矫治的设计原则,结合患者的要求及治疗条件,确定其矫治目标及拔牙部位,对全口牙齿健康,以及治疗目标要求高、年龄较小的患者,应选择常规性拔牙;对成年患者,个别牙齿状况差、疗程要求短的患者,则可适当采用非常规性拔牙法。

3.可供考虑的拔牙模式

(1)对称拔除上、下颌共 4 颗第一前磨牙:在伴有下前牙拥挤的Ⅱ类 1 分类患者临床上最常用的拔牙模式,为解除前牙拥挤、内收前牙提供最大限度的可利用间隙。

(2)对称拔除双侧上颌第一前磨牙及下颌双侧第二前磨牙:适用于上颌前突、下颌正常的Ⅱ类 1 分类患者,有利于前牙深覆盖与远中磨牙关系的矫治。

(3)仅拔除双侧上颌第一前磨牙:Ⅱ类 1 分类年龄较大患者,拔除双侧上颌第一前磨牙以矫治前牙深覆盖,改善牙弓突度,磨牙关系保留完全远中。2006 年,杨彤彤采用 PAR 指数评价上颌单颌拔牙和双颌拔牙矫治Ⅱ类 1 分类错𬌗畸形的效果,发现双颌拔牙组患者的错𬌗较单颌拔牙组复杂,主要表现在牙齿拥挤方面;只要设计合理,适应证选择得当,两者均能获得良好的矫治效果。2004 年,庞光明探讨上颌单颌拔牙矫治成人Ⅱ类 1 分类错𬌗的适应证,发现上颌牙性前突、下颌拥挤≤4 mm、前牙覆盖≤9 mm 及磨牙关系为远中尖对尖的Ⅱ类 1 分类成人错𬌗病例,应用单颌拔牙矫治可以取得满意效果。吕婴等的研究也认为,上颌单颌拔牙模式适用于下切牙唇倾度和下唇突度较小的牙性Ⅱ类 1 分类错𬌗患者。

(4)拔除双侧上颌第一前磨牙及1颗下颌切牙：Ⅱ类1分类年龄较大患者伴下前牙拥挤且牙周情况不佳，拔除双侧上颌第一前磨牙矫治前牙深覆盖、改善牙弓突度，同时也是改善下前牙拥挤和牙周健康的一种折中方法，视Bolton指数大小获得磨牙远中关系。

有研究通过分析Ⅱ类1分类错𬌗畸形病例拔除4颗第一前磨牙矫治前后颅面硬组织结构的变化，发现矫治前后颅面硬组织结构的变化主要表现在上下切牙唇倾度的减小及𬌗平面倾斜度的明显增大。该研究认为，Ⅱ类1分类错𬌗畸形矫治前后颅面硬组织结构的变化主要体现在牙齿位置的改变上，而对颌骨的结构无明显影响。软组织的变化表现为鼻唇角及上下唇角的增大，上唇厚度的增加；切牙唇倾度的减小与唇部软组织的变化之间存在相关关系。Ⅱ类1分类错𬌗病例的矫治应充分利用拔牙间隙，减小前牙唇倾度，以达到面部软组织外形的协调。有研究探讨Ⅱ类1分类错𬌗成人与青少年拔牙矫治后软硬组织变化之间的相关性，发现成人组软组织唇形指标变化量与上切牙的内收量呈明显的相关性（$P<0.01$），无骨性相关；而青少年组不仅与牙性指标有一定的相关性，而且与下颌骨的前移有明显的相关性（$P<0.05$）；同时两组软组织指标间亦有明显相关性。因此，矫治后两组软硬组织变化及软组织变化均表现出明显的相关性，但两组间相关性的大小有统计学差异，说明软组织间的改变不仅与牙颌变化明显相关，而且受其自身形态、功能、内部结构及生长发育的影响。

4.拔牙矫治步骤

较严重的Ⅱ类1分类，前牙覆盖较大的病例往往需采用拔牙治疗。临床上较典型的常采用的是拔除4颗第一前磨牙，依据支抗设计的要求和矫治器设计的不同，其矫治步骤大致可分为两种。

(1)二步法。

牵尖牙向远中：上颌牙弓排齐、整平后，在这一阶段推荐使用0.457 mm(0.018英寸)的圆丝，诸如澳丝或者其他高弹性的不锈钢丝，拉尖牙向远中移入拔牙间隙并与第二前磨牙接触，为上下切牙的进一步内收提供间隙。一般而言，这一阶段并不解决上下牙弓的Ⅱ类矢状向不调关系，不过不同支抗设计导致的上下后牙前移距离的不同，磨牙的远中关系可能会得到改善。拉尖牙向远中时，一般多用矫治弓丝外的附加牵引力，诸如磨牙带环拉钩与尖牙托槽之间置螺旋拉簧、链状橡皮圈或弹性橡皮圈。

特别需要注意的是：①应始终关注支抗磨牙前移的情况，避免上颌磨牙的前移至关重要；下颌磨牙的适度前移利于调整磨牙的远中关系，因此将下颌磨牙的前移则视矢状关系不调的程度要适当掌握。②对伴有下颌后缩的骨性畸形患者，往往需要导下颌向前来矫治上下牙弓和颌骨位置的不调。③对于尖牙向后的倾斜移动应特别予以关注，不同的矫治体系尖牙倾斜程度不一，方丝弓和直丝弓矫治技术不希望尖牙移动过程中发生倾斜，希望尖牙与第二前磨牙靠拢后两牙的长轴呈平行的关系；而Begg矫治体系则可接受一定程度的尖牙倾斜移动。使用螺旋拉簧、链状橡皮圈或弹性橡皮圈对尖牙牵引时，可在0.457 mm(0.018英寸)的圆丝上，位于尖牙远中部位弯制人字曲，对尖牙施以一定的前倾正轴力，可对抗尖牙的远中倾斜。

牵尖牙向远中移动，常采用在磨牙带环拉钩与尖牙托槽之间置螺旋拉簧、链状橡皮圈或弹性橡皮圈。此外，可将左右尖牙作为交互支抗，即在弓丝的前牙段套进一段张开的螺旋推簧，推簧长度应大于左右两尖牙之间牙弓长度，将弓丝插入圆管，并结扎于左右第二前磨牙和尖牙的托槽槽沟内，张开的螺旋推簧就被压缩在左右尖牙托槽之间的弓丝上，这样的螺旋推簧沿着弓丝对左右尖牙产生向远中推压的矫治力，降低了磨牙的支抗消耗。尤其对伴下颌前牙拥挤的病例，在尖牙远中移动的同时，可解除下切牙的拥挤，再利用高性能的弹性弓丝或者多个垂直开大曲解除拥挤、排齐错位的牙齿，为下一步的内收做准备。

内收切牙矫治深覆盖：当尖牙远中移动至与第二前磨牙形成正常牙间接触，切牙基本整齐后，应更换矫治弓丝。在这一阶段可以使用方丝，也可以仍然用 0.406 mm(0.016 英寸)或 0.457 mm(0.018 英寸)直径的圆形弓丝。如用方丝，则可在侧切牙与尖牙间部位弯制匙形关闭曲。如用圆丝则可弯制垂直带圈关闭曲来内收切牙。为达到切牙的控根移动，取得正确牙齿长轴关系，在方丝的切牙段必须施以一定的根舌向转矩力。这个力量与关闭曲所产生的拉切牙向后的力构成了一个复合力，使得切牙能够整体内收。

在内收切牙的同时，可作Ⅱ类颌间牵引，也可在这一阶段继续整平牙弓。可弯制摇椅弓，其作用是把同颌的后牙和前牙作为交互支抗，同时达到压低前牙且升高后牙的作用，进一步减小前牙覆𬌗，为内收上切牙矫治深覆盖创造条件。

牙位及咬合接触关系的进一步调整：当牙齿排列整齐，拔牙间隙关闭完成，磨牙关系基本达到中性后，下一矫治步骤是对个别牙的牙位及牙轴做进一步调整。这一矫治阶段应采用方丝弯制成理想弓形，对个别牙做最后调整。在此矫治阶段，如仍存在颌间关系的不调，可继续作Ⅱ类颌间牵引，如个别后牙咬合接触关系不甚理想时，可换用 0.406 mm(0.016 英寸)的不锈钢圆丝，进行后牙 M 形或 W 形垂直牵引，进一步达到后牙广泛的咬合接触关系。

保持：当矫治完成，并经过 3～4 周的颌内连续结扎，牙齿位置基本稳定，就可换用上下 Hawley 式保持器进行保持。

(2)一步法：这一矫治方法与前一种方法的主要不同在前两个矫治阶段，而牙位的进一步调整和矫治完成后的保持则相同。

排齐牙列和打开咬合：在这一阶段不解决牙弓间的错位关系，而主要是使上下牙弓内错位的牙齿排列整齐，以圆丝为矫治弓丝。如果牙齿只是轻度错位，可以用具有良好弹性的弓丝，如镍钛丝、麻花丝进行矫治。当牙齿错位程度严重时，矫治弓丝若不弯制各种曲，则很难同时压入所有牙的托槽中。因而在排齐牙列的矫治阶段，一般多采用圆形弓丝弯制的各种曲来进行矫治。第一次矫治弓丝通常用 0.036 mm(0.014 英寸)或 0.406 mm(0.016 英寸)的圆丝来弯制，以后随着牙齿的排齐，逐步更换直径为 0.457 mm(0.018 英寸)或 0.051 mm(0.020 英寸)的圆丝。当牙齿排列整齐后，托槽的位置在较为一致的水平上，而为方形弓丝的使用创造了条件。在矫治过程中，打开咬合费时较多，一般可以采用摇椅弓和平面导板来协助打开咬合。

内收前牙关闭间隙、矫治后牙关系：这是整个矫治过程中比较关键和困难的一步。不但要矫治前牙的前突，还要尽可能矫治磨牙的远中错𬌗关系。由于多数Ⅱ类病例伴有下颌后缩，所以在矫治磨牙远中关系时，可以是移下后牙往前，也可以是导下颌向前生长。不过，矫治器主要是改变牙齿、牙弓的位置，对生长潜力较弱的患者较难用矫治器来改变颌骨的位置。

5.Ⅱ类畸形矫治的支抗设计

由于Ⅱ类畸形不但前牙拥挤、前突的程度不同，而且后牙远中错骀的程度也有重有轻，很难把每一种相应的牵引、支抗装置一一列出。

现依据 Stoner 提出的允许后牙前移的量为依据分类简介如下。

(1)最大支抗设计(图 10-15、图 10-16)：在上颌应用最大支抗设计(诸如微植体支抗、口外弓、头帽 J 钩等)手段牵引上颌尖牙、上切牙分步或一步法整体后移，尽可能让上下后牙不前移并使切牙压低和内收。在矫治过程中应长期应用最强支抗设计。上颌(牙弓)前突明显的Ⅱ类 1 分类病例往往选用上颌强支抗与下颌中度支抗设计，使上颌拔牙隙尽可能地为前牙利用，下颌拔牙隙由前后牙共同利用。

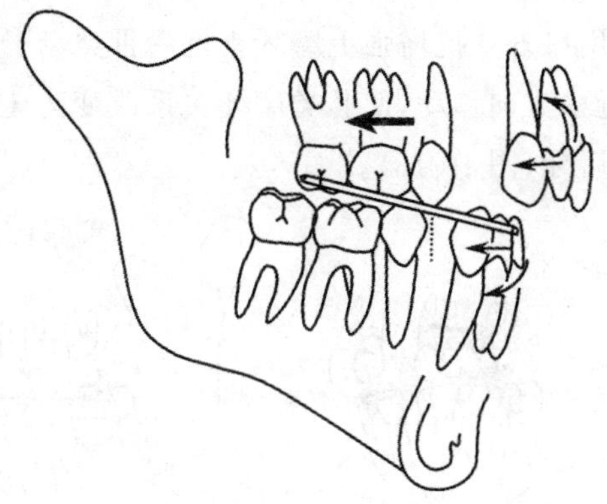

上颌口外力(粗箭头)＋Ⅲ类颌间牵引力(细双线)＋上下颌牙转距力(细箭头)。

图 10-15　Ⅱ类最大支抗设计

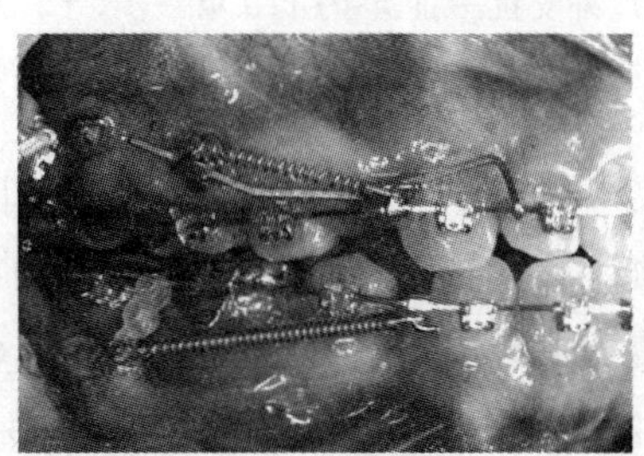

图 10-16　微植体支抗增强后牙支抗

(2)中度支抗设计(图 10-17)：允许后牙前移量为拔牙间隙的 1/4～1/2，可适当设计口内支抗(如 Nance 腭托等)或非长期应用口外支抗(微植体支抗、口外弓、头帽 J 钩等)来引导上下磨牙不过度前移，以便上下前牙利用拔牙间隙排齐并协调Ⅱ类关系。为保障上前牙内收移动有足够的间隙，防止后牙前移，也可在上下颌内牵引的同时，加上颌口外牵引或口内应用微种植体支抗(图 10-16)，减小上后牙的近中移动距离，以使上前牙能充分内收占据拔牙间隙。

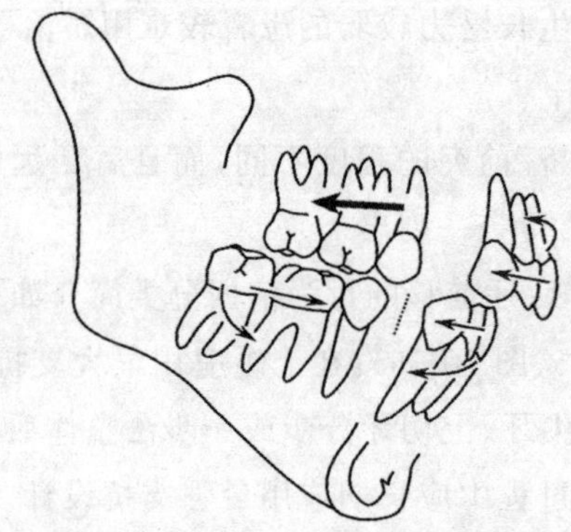

上颌口外力＋上下颌牙转矩力。

图 10-17　Ⅱ类中度支抗设计

在特殊情况下，可以利用口外支抗增强上磨牙支抗后Ⅲ类牵引以保护下磨牙支抗，再进行Ⅱ类牵引调整第一磨牙向近中方向移动，使Ⅱ类磨牙关系改变为Ⅰ类关系并改正过陡的 Spee 曲线，压低上下切牙并升高后牙(图 10-18)。

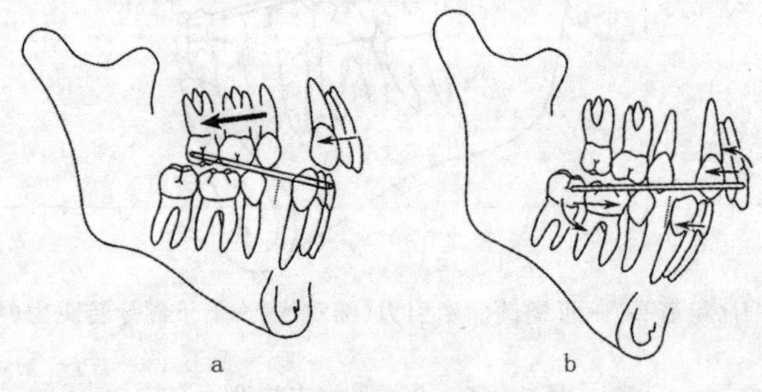

a.第一步，上颌口外支抗＋Ⅲ类牵引；b.第二步，牙转矩＋Ⅱ类牵引。

图 10-18　Ⅱ类中度支抗的变法牵引

此外，恒牙早期Ⅱ类 1 分类采用拔除 4 颗第一前磨牙矫治时大多数选择上颌中度支抗与下颌弱支抗，上牙弓拔牙隙以前牙后移为主以减小覆盖、改善前牙突度，下牙弓拔牙隙一半或一半以上由后牙前移占据，以使远中磨牙关系矫治为中性。这种病例有时候采用拔除上颌第一前磨牙和下颌第二前磨牙的拔牙方式，就是考虑到上、下牙弓中牙齿移动的差别和支抗要求的不同。

(3)最小支抗设计(图 10-19)：支抗设计允许后牙前移量超过拔牙间隙量的 1/2，可用于前牙需要间隙少的病例。该设计较少应用口外支抗，口内支抗设计则视后牙前移和牙列拥挤度而定。诸如对于下磨牙需较大范围前移的Ⅱ类患者，可仅做上前牙与下后牙之间的Ⅱ类颌间牵引和下颌颌内牵引，引导下后牙近中移动，在矫治前牙拥挤、前突的同时，也矫治上下磨牙的远中关系。

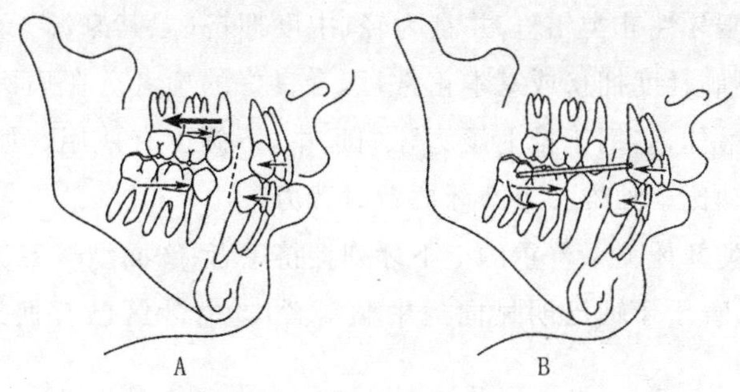

A.使用口外力时;B.非使用口外力时。

图 10-19　Ⅱ类病例:最小支抗

6.不拔牙病例的矫治

近年来,非拔牙矫治理论得到重新认识和评价。对于轻度或者中度前牙拥挤患者,介于拔牙和不拔牙矫治的边缘病例,更倾向于不拔牙治疗。通过推磨牙向远中的方法,既可以避免拔牙的痛苦,也可以达到满意的临床效果。不拔牙矫治主要对象为牙性畸形而非严重的骨性畸形,其侧貌可以接受,上唇及切牙不显过度唇倾,牙量骨量差不大,牙弓狭窄可扩大,下颌稍后缩,而非上颌基骨前突。有研究报道,对于Ⅱ类错𬌗畸形,采用非拔牙矫治主要有以下五种获得间隙的方式:①邻面去釉(3.0～6.0 mm);②扩大牙弓(5.0～7.0 mm);③推磨牙远移(3.0～6.0 mm);④旋转磨牙(每侧 1.5 mm);⑤唇倾前牙(每 1 mm 获2 mm间隙)。以下仅讨论介绍几种常用推磨牙向远移的方法。

(1)目的:远中移动磨牙,开拓必需间隙,改善磨牙关系。

(2)效果:一般磨牙远中移动 1～1.5 个牙尖是完全可能的,但支抗的设计与理念至关重要。推磨牙向远中过程中,通常所获得总间隙,71%来自磨牙的远移,29%来源于支抗牙前移,磨牙向远中每移动1.0 mm则有 2°的远中倾斜,支抗前磨牙平均近中移动 1.3 mm 并伴有 3°的近中倾斜。

有研究认为,第二磨牙萌出与否与推磨牙的疗效无明显差别;也有研究认为,第二磨牙萌出与磨牙远移及支抗牙前移量有关。第二磨牙萌出前,磨牙后移量∶支抗牙前移量=2∶1,第二磨牙萌出后反之,为 1∶2。

第一磨牙远中移动后,有些患者第二磨牙萌出时会有颊/舌向错位的情况,但是否所有推磨牙向后都会造成第二磨牙萌出时错位,仍有待于进一步的探讨。不过临床上可见一些未经正畸治疗的Ⅱ类错𬌗患者,其第二磨牙萌出时颊/舌向错位也非少见,而且磨牙颊向萌出的矫治并不困难,因此推磨牙向远中的矫治是可行的。

在磨牙远移过程中,有研究显示没有明显的垂直向变化,有学者认为可升高磨牙有利于纠正深覆𬌗。磨牙区间隙分析是推磨牙的前提,拔除第三磨牙或第二磨牙是常选择的手段(应属于拔牙矫治)。

远移磨牙有增加牙弓宽度的作用,平均增加 2.9 mm。远移磨牙的力值方向若通过牙齿的阻抗中心,有减小磨牙倾斜的作用。

(3)适应证：适用于牙性Ⅱ类错𬌗，并且为轻、中度拥挤（尤其来源于后牙的前移），拔牙或非拔牙的边缘病例，下颌轻度拥挤或基本正常，配合良好的患者。在病例的选择上，以混合牙列期或者恒牙列早期最佳，多用于推上颌磨牙向远中，下颌少有使用。如果第二磨牙已萌出，两个磨牙同时远中移动比单独推一个磨牙要费时费力。

(4)禁忌证：①Ⅱ类磨牙关系严重的上下牙列拥挤患者；②面型较突的Ⅱ类患者；③高角病例和有开𬌗倾向者；④磨牙牙轴已明显向远中倾斜者；⑤磨牙区已有拥挤但拒绝拔除任何牙齿者。

(5)推磨牙向远移方法。

口外弓推磨牙：一般而言，口外弓远中推力 350 g 左右，适应后可适当增加，每天戴用 12 小时，平均疗程为 1 年，第一磨牙远中移动距离在 3 mm 以上。口外弓与唇挡联合疗效更好，口外弓夜间戴用，白天用唇挡维持。特别是口外弓推磨牙向远中治疗上颌 4～6 mm 拥挤的低角病例是早期治疗的有效方法之一，同时还可抑制上颌 A 点的向前生长，减小∠SNA，主动或被动地顺应下颌的生长趋势，使∠SNB 增大。

Ni-Ti 螺旋推簧辅以其他支抗设计：口内 Nance 腭托增强支抗结合 Ni-Ti 螺旋推簧 24 小时推磨牙向远中（图 10-20）。在固定矫治可辅以口外 J 钩强化支抗，甚至直接应用螺旋推簧＋口外 J 钩（图 10-21），白天还可配合Ⅱ类颌间牵引，常用每侧 350 g 力值，矫枉过正是明智选择，各阶段的衔接至关重要。

钟摆式（Pendulum）矫治器：20 世纪 90 年代初，美国正畸医师 Hilgers 发明的 Pendulum 矫治器，国内译为“钟摆式矫治器”是一种能有效地推磨牙向远中的装置，不使用口外力是其特点，靠腭托作为支抗。钟摆式矫治器以上颌前部牙槽骨及上切牙为支抗后推磨牙，由于仅在第一前磨牙上有带环，第二前磨牙上没有支点，在磨牙远中移动时，第二前磨牙会自动向远中漂移。往往在磨牙远中移动到位后，第二前磨牙亦接近移动到位。在去除钟摆式矫治器后即可开始远中移动第一前磨牙和前牙，避免了支抗消耗，缩短疗程并提高疗效。一般针对无明显骨骼发育异常（ANB 值处于正常范围内），无明显生长型异常，均角和低角；上前牙唇倾或拥挤，拥挤度在Ⅱ度以内；下前牙无拥挤或Ⅰ度拥挤，Spee 曲线较平；磨牙为远中关系；根尖片显示被移动磨牙的牙根无异常；处于替牙列晚期或恒牙列早期，上颌第二磨牙未萌出或萌出但未建𬌗者。但是，钟摆式矫治器远中移动磨牙时，产生较大的反向近中移动前牙的力量，从而导致较为明显的前牙唇倾，Jones 研究发现前牙出现 1.8 mm 唇向移动及 6°的唇倾，Bondemark 的研究结果是前牙移动 1.5～2.2 mm，唇倾 4.4°。因此，对于前牙区拥挤过于严重，牙齿错位明显，可以引起上颌磨牙伸长，下面高增大，对于高角患者应慎重。对于尖牙唇向错位，前牙拥挤的患者，在应用时更应注意，可以采用轻力，在打开加力弹簧圈时，调整加力臂曲度，减少力量，以较为轻柔的力量推磨牙向远中，从而产生较小的反作用力，减少唇向移动前牙的不良反应。钟摆式矫治器与口外弓结合远中移动上颌磨牙结果显著而快捷，加强了矫治力作用时间，同时克服了口外弓单独使用造成佩戴时间不足的缺点。

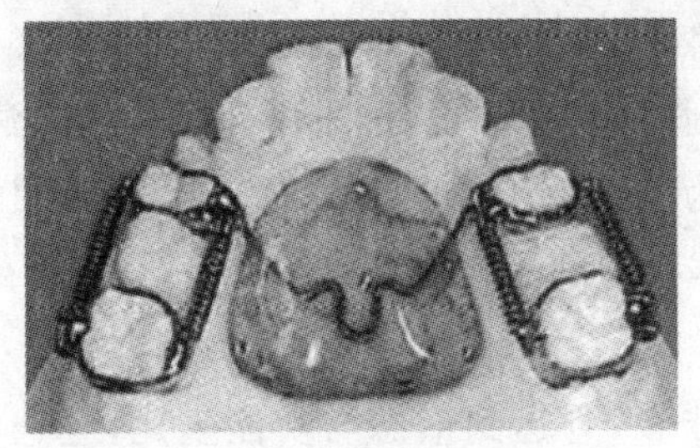

图 10-20　Nance 腭托＋螺旋推簧

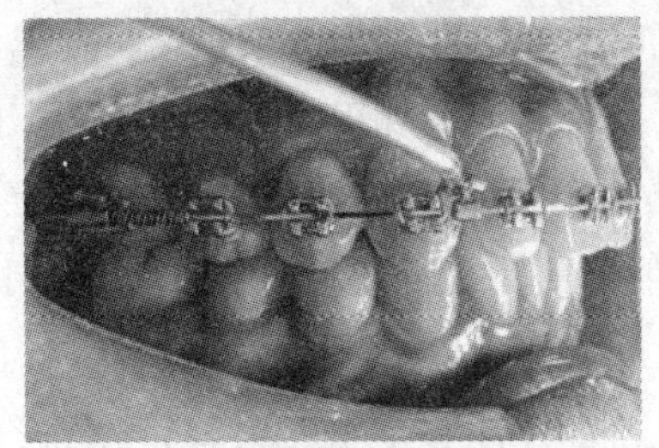

图 10-21　螺旋推簧＋口外 J 钩

口外弓＋滑动杆(slide jig)：白天、晚上连续加力，上牙列向远中移动，下牙列向近中移动，磨牙关系调整快捷，后期咬合调整更适合。

微种植钉支抗(图 10-22)：微种植体支抗的出现为磨牙远中移动提供了较理想的支抗形式。一是将种植体支抗植入颊侧，Ni-Ti 螺簧推磨牙远中而微种植体支抗作“绝对支抗”抵抗唇向的不利移动，协助推上颌磨牙向远中；二是将种植体置入腭部正中时，有 4 种方法来实现磨牙的远移，用舌弓上边套入 Ni-Ti 推簧来推磨牙远移，也可以设计改良的横腭杆，借助种植体用链状皮圈牵引两侧磨牙向远中移动。这样，不仅保证了磨牙顺利远移，而且前牙的位置基本不变。推磨牙的力值一般设定为 150～200 g，如果同时推两个磨牙，力值还可再适当加大。微种植体支抗协助推磨牙远移的适应证：①牙性Ⅱ类错𬌗患者；②第一、第二磨牙同时向远中移动，需支抗强大者(第三磨牙应提前拔除)；③成人患者；④轻度上颌前突，依靠推磨牙向远中来改善侧貌外形者；⑤能承受种植体手术者。

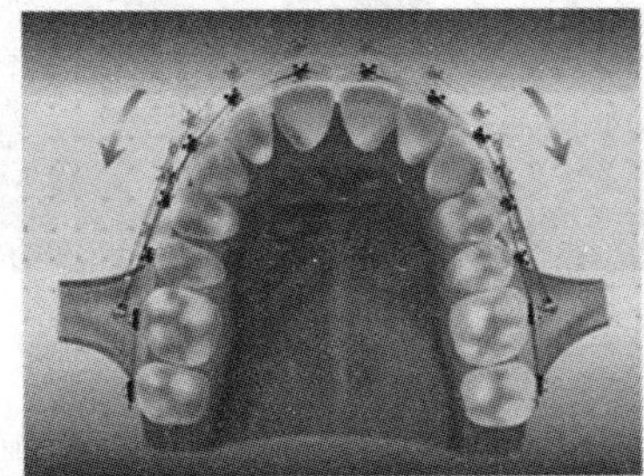

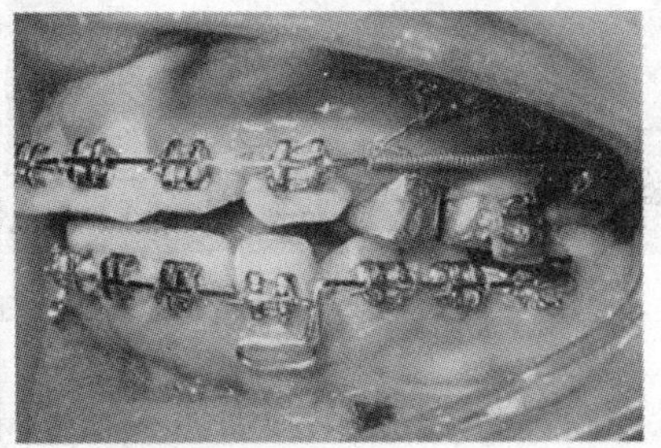

图 10-22　微种植钉支抗推磨牙的方法

(6)推磨牙向远移注意事项：①拔除第三磨牙有利于推磨牙远移。②拔除第二磨牙有利于第一磨牙向远中，让第三磨牙自行调整至理想位置，但此方法应慎重选用，如第三磨牙萌出后位置不正，则需要再次矫治。③推磨牙向远中应矫枉过正，并需要患者密切配合。④温和而持久的力值是成功推磨牙的关键。⑤推磨牙的临床矫治方法不是万能的，也不是完美无缺的，各种不良反应的产生不容忽视。诸如单纯使用头帽口外弓或活动矫治器，常常因患者佩戴时间不足而影响治疗效果。口内装置中除Ⅱ类牵引外几乎不需要患者配合。单独使用螺旋弹簧或钟摆式矫治器，常常会因为后推磨牙的反作用力而造成前牙支抗丢失导致前牙唇倾。

(五)成人期的矫治

1.正畸矫治

在现代口腔正畸治疗中，成年人已经成为矫治的一大群体。在生长期和恒牙列早期尚未进行正畸治疗的Ⅱ类1分类错𬌗畸形患者，成人期仍然可以寻求进一步的正畸治疗，Ⅱ类1分类患者成年期的常规正畸矫治，仅适用于牙性及中度骨性畸形的患者，采用牙代偿的方法，对年龄较大、牙周条件差的患者，应以恢复及保障功能为主。由于成人合作程度高，治疗目标明确，受生长发育等不确定因素影响小，同样可以取得非常好的治疗效果。

2.正畸—正颌联合治疗

对严重骨性Ⅱ类成人患者，严重影响容貌及功能者，为达到形态与功能重建，应选择正畸—正颌联合治疗。骨性Ⅱ类错𬌗行外科手术的目的是解决上下颌骨矢状向、垂直向及水平向关系不调的问题。术式的选择与错𬌗的骨性特征有关。临床常见Ⅱ类骨性畸形分为三类：第一类是上颌问题，如骨性上颌前突，下颌基本正常，可选上颌前部骨切开术、LeFortⅠ型骨切开术或两者联合手术。若畸形主要在上颌前部，则首选上颌前部骨切开术，单纯行此手术，可行骨内坚固内固定，大大缩短愈合观察期，利于患者早日恢复进食。第二类是下颌问题，如骨性下颌后缩(小下颌)，上颌正常，常选下颌升支矢状劈开前徙术。第三类是上下颌均为畸形，如骨性上颌前突伴骨性下颌后缩，常需选择双颌手术。上述三类畸形如伴有颏后缩，需辅助进行颏成形术(图10-23)。

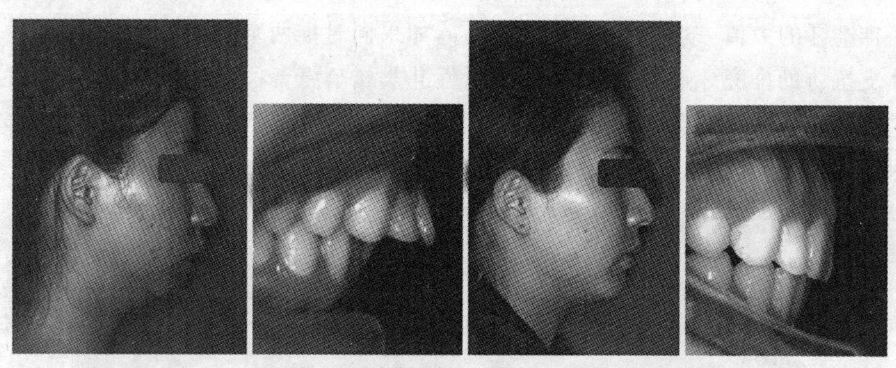

图10-23　骨性Ⅱ类患者的正畸—正颌联合治疗前后(加颏成形术)

骨性Ⅱ类错𬌗要恢复良好的形态和功能，在采用手术方法移动骨段来改善颌骨关系时，不可忽视手术前后正畸治疗的重要作用。尽管错𬌗的机制可能不同，但治疗原则是一致的。手术前后正畸治疗的重点是：①去代偿治疗，包括去除牙齿的代偿性错位或倾斜，去除牙弓的代偿性狭窄，去除𬌗曲线的代偿性增大。②协调牙弓，包括手术切口前后段牙弓的协调及上下牙弓的协调。③咬合调整，包括去除咬合干扰，前牙覆𬌗、覆盖及后牙𬌗关系的调整。此外，行下颌升支矢状骨劈开术的病例，因需进行适当的颌间固定，术后应加强颞下颌关节的功能训练，嘱患者进行主动性张闭口训练，改善开口度，减少继发性颞下颌关节症状。

第五节　Ⅱ类 2 分类错𬌗畸形

Ⅱ类 2 分类错𬌗是指临床中磨牙表现为Ⅱ类关系，上切牙舌倾，下切牙代偿性伸长，覆盖小、覆𬌗深，上颌𬌗曲线多为反补偿曲线的一类病例。在临床上Ⅱ类 2 分类错𬌗畸形较Ⅱ类 1 分类错𬌗畸形相对少见，占Ⅱ类畸形的 5%～8%，也有学者报道为 10%～18%。

一、分类及机制

根据内倾性深覆𬌗形成的机制不同，临床上也可将Ⅱ类 2 分类错𬌗区分为牙性和骨性两类。

（一）牙性（图 10-24）

上、下颌前牙及前牙槽发育过度，后牙及后牙槽高度发育不足；上前牙长轴垂直或内倾，下前牙有先天性缺牙或下牙弓前段牙拥挤所致的下颌前段牙弓变短；磨牙关系可为中性𬌗、轻度远中𬌗或远中𬌗关系；面下 1/3 高度减小，头侧位片显示主要为牙长轴及牙槽的问题；颌骨的形态、大小基本正常，面部畸形多不明显。

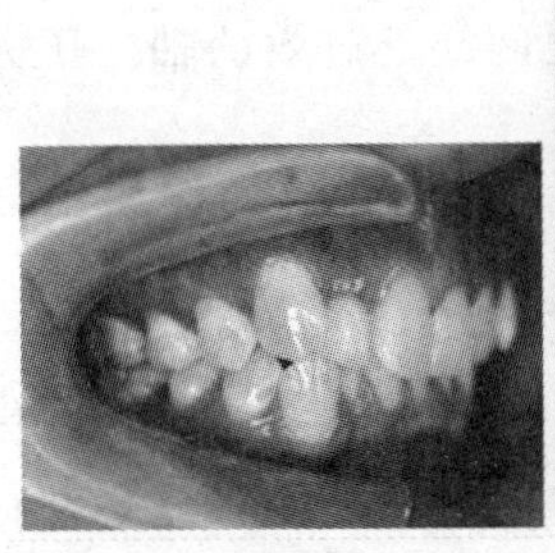
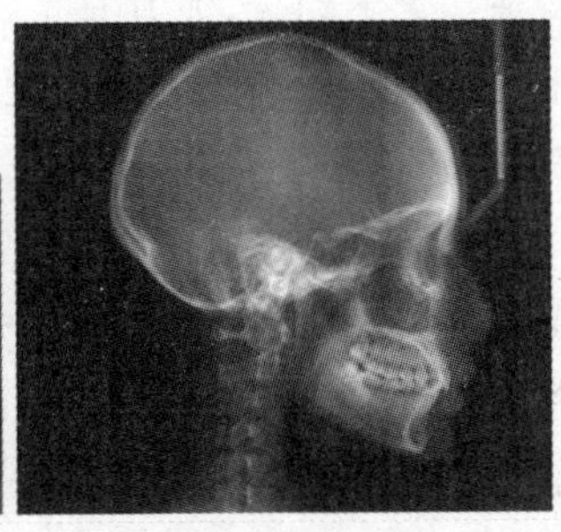

图 10-24　Ⅱ类 2 分类牙性病例

（二）骨性（图 10-25）

不仅有上、下前牙内倾，前牙及前牙槽发育过度，后牙及后牙槽高度发育不足的问题，同时伴有颌骨与面部的畸形。头影测量显示 ANB 角增大，后、前面高比超过 65%，下颌平面角减小，下颌升支过长，下颌呈逆时针旋转生长型。切牙内倾的深覆𬌗患者常伴有上、下颌牙列拥挤。

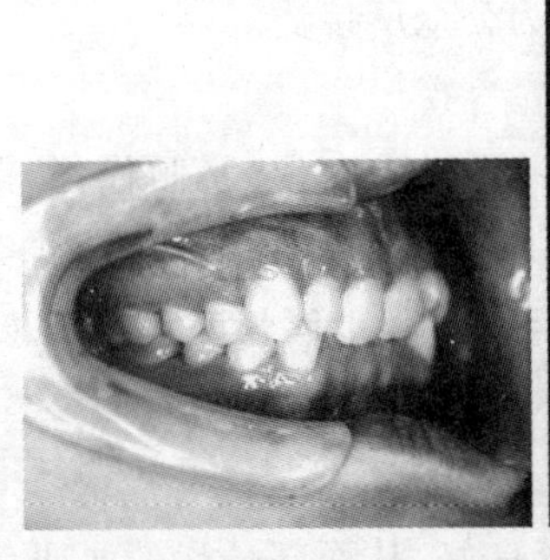
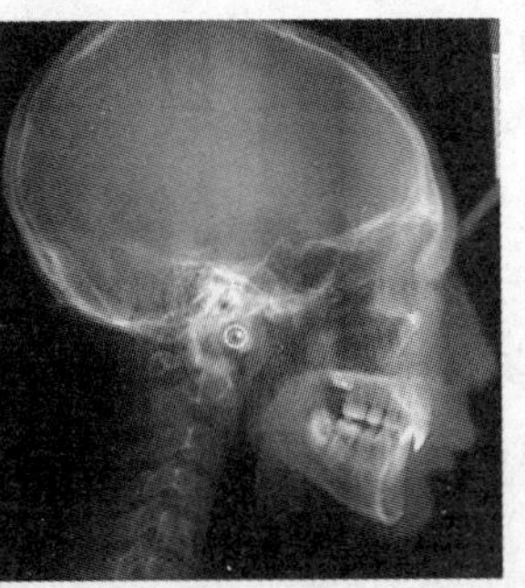

图 10-25　Ⅱ类 2 分类骨性病例

二、临床表现与诊断

Ⅱ类2分类错骀畸形主要表现为：下颌牙列Spee曲线曲度过大，下切牙伸长，牙列常出现拥挤。几乎不存在上牙弓狭窄，常常是左右尖牙间宽度稍大，牙弓呈方形。由于切牙覆骀特别深，很可能造成牙周支持组织的损害。口腔周围的肌肉功能同Ⅰ类错骀一样，是比较正常的，但也有许多病例口唇肌异常紧张，息止骀间隙大，常常出现闭合轨迹异常。

X线头影测量分析显示：Ⅱ类2分类的患者其下颌相对于颅面而言处于远中位置，下颌的长度均比正常略短一些，而颅底和上颌体的长度一般来说是正常的。有研究认为，Ⅱ类2分类错骀畸形，除了上切牙舌倾外，其骨性类似于Ⅱ类1分类错骀，∠SNA正常，∠SNB减小，∠ANB较大。还有研究发现，40%的Ⅱ类2分类下颌为后缩位，下颌平面角倾斜度明显地减小，升支高度明显加大，前下面高度明显变小。下颌骨在水平方向和垂直方向上均有发育异常。可见下颌后缩也是Ⅱ类2分类错骀的明显特征。经软组织X线头影测量研究发现，Ⅱ类2分类错骀唇线过高是普遍存在的软组织特征。

Ⅱ类2分类形态特征的形成与生长发育异常有关。Bjōrk关于生长发育的纵向研究发现Ⅱ类2分类错骀其下颌有向前、向上旋转生长的倾向，此逆时针方向生长发育的结果，可导致前牙深覆骀和颌骨垂直关系的异常。学者们又把下颌逆时针旋转生长的异常作为Ⅱ类2分类错骀畸形的生长发育特征。上下切牙，尤其是上颌切牙的舌倾，致使上下中切牙夹角过大，也是Ⅱ类2分类错骀的重要特征。由于上下切牙之间缺乏有效的轴向压力，上切牙过度垂直向萌出，加重了前牙的深覆骀。

(一)颜貌特征

1.较好的侧面曲线

Ⅱ类2分类错骀畸形患者，颌骨一般发育良好，鼻翼往外升高，颏突发育较明显，下颌角小，下颌角区丰满，咬肌较发达，一般呈短方面型。由于鼻、颏发育较好，鼻—唇—颏各呈S形弧曲，上下唇多在Ricketts审美线后方，故大多数患者具有较好的软组织侧貌。该类患者要求矫治的原因往往是前牙不整齐，因而在竖直上牙轴中应予特别小心，不要轻易改变患者的口唇形貌。

2.面下1/3微缩

由于深覆骀使得面下1/3高度变短，除单纯牙性畸形外，多数Ⅱ类2分类患者均表现为下颌后缩，面下1/3不足，口裂位置多居于面下1/2处(不是正常的上中1/3交界处)。由于面中下份比例近似孩童的“娃娃脸”比例，故面型能为公众所接受。

3.上牙拥挤，上唇张力不足

典型表现为上切牙内倾，以及后继牙(侧切牙区或尖牙)唇倾代偿，前牙覆盖浅、覆骀深。上唇肌张力常不足，闭口时下唇常覆盖上切牙牙冠切1/3，一般而言，Ⅱ类2分类患者的上颌较少前突，故上下唇多能自然闭合，鼻唇角多≥90°。但上唇长度不足的患者可表现为弧形唇，上唇向下闭合较困难，并出现开唇露齿。

4.颏突发育好

Ⅱ类2分类患者的骨颏及软组织颏多发育良好，从而部分代偿了下颌不足及位置靠后对美观的影响。但由于下颌前上旋，下面高不足，下唇直立受限，下唇常卷缩外翻，可致颏唇沟加深。且下颌骨性畸形表现越重，颏唇沟越深，因此适当恢复下面高度，有利于颏唇沟形态的改善。

(二)颌骨形态位置

上下颌骨一般发育较好，颏发育好。全口牙位曲面体层X线片可见下颌角锐厚，下颌体下缘较平。侧位片示下颌平面角小，多为水平生长型。上下中切牙角增大，因前牙呈闭锁𬌗，下颌常处于功能性远中位，下颌前伸及侧方运动受限。

(三)咬合表现

1.切牙关系

上中切牙垂直或内倾而侧切牙唇向倾斜，也可表现为上切牙内倾而尖牙唇向，或所有上前牙内倾，前牙覆盖小于3 mm，有时可为0～1 mm。此外，有部分患者上下前牙拥挤、内倾，呈严重闭锁𬌗，甚至咬伤上前牙舌侧或下前牙唇侧龈组织，引起创伤性牙龈炎、急性或慢性牙周炎，严重时可造成牙槽骨吸收及牙松动。

2.磨牙关系

由于下颌发育受限，使下颌被迫处于远中位，磨牙常呈远中关系；如仅为牙弓前段不调的患者，磨牙关系亦可呈中性关系，上下牙弓长度均减小。

3.咬合曲线

由于上牙弓补偿曲线和下牙弓Spee曲线呈相反的弧形，下颌前伸及侧方运动受阻。

4.咬合运动

下颌仅能做开闭式的铰链运动，临床上有时可观察到部分患者下颌可做侧方运动，这是由于上颌尖牙的远中侧已磨耗成沟槽。𬌗学的观点认为，其闭锁型咬合形式为病理性𬌗，常伴发不同程度的颞下颌关节功能紊乱病。在功能性下颌后缩时，唇肌及咀嚼肌张力正常或过大，有的ICP紧咬时各肌电位均增大。患者的咀嚼、发育、下颌运动甚至发音功能有可能发生障碍及影响。

(四)牙的异常

上切牙长轴垂直或内倾。多见为上颌中切牙内倾，上颌侧切牙唇倾，上前牙拥挤，下切牙内倾或伴有拥挤。

由于切牙的内倾造成牙弓长度变短，上下牙弓呈方形；下颌牙弓Spee曲线曲度增大，上牙弓因切牙内倾，补偿曲线常表现为反向(图10-26)。

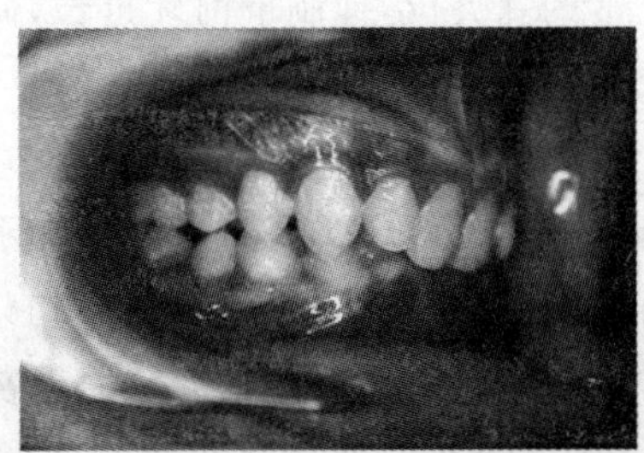

图10-26　下颌Spee曲线曲度增大，上颌补偿曲线为反向曲线

总之，Ⅱ类2分类错𬌗畸形患者表现多样，口内一般有三大特征，即磨牙远中𬌗、上切牙内

倾、前牙呈闭锁性的深覆𬌗,系矢状关系不调合并垂直关系的异常所致。有些表现为后部牙槽骨垂直向发育不足前部牙槽骨过度增生,有些仅仅表现为前部牙槽骨过度增生,也有一些患者只表现为牙性的改变。这些特征决定了其严重程度和矫治难易程度。临床上深覆𬌗的原因主要是磨牙萌出不足,下切牙过度萌出;上下中切牙间夹角过大(上下切牙都有一定程度的舌向倾斜)也是造成深覆𬌗的重要原因之一,下切牙的舌倾是由磨牙萌出不足造成的。此外,其颅面形态表现多样,大多数患者都有一定程度的下颌后缩,青少年患者尤为多见。随着生长发育的进行,患者的颅面形态得到了一定的改善,主要是由于颏部的代偿,从而维持面部侧貌的协调。同时,颅面复合体垂直向发育不足,导致下颌闭合过度,使得颏部更加突出;下颌平面角较低表现为前面高减小。

三、矫治原则

鉴于Ⅱ类2分类错𬌗(内倾性深覆𬌗)常造成前牙不齐及功能影响,诸如TMD或牙周病理性损伤等,尤其是Ⅲ度内倾性深覆𬌗后果更为严重,应结合年龄、病因、机制及所伴发的畸形进行全面治疗。其矫治目标通常为:在解除牙列拥挤时,尽可能解除前牙深覆𬌗,恢复前牙的正常倾斜度;矫治后牙远中关系时恢复下颌正常的位置和适宜的面高比例。

Ⅱ类2分类错𬌗存在异常生长发育的趋势,即下颌骨的生长表现为逆时针旋转,加之存在着下颌后缩的特征,因此改变Ⅱ类2分类错𬌗异常的生长发育的方向和改变下颌颌位,即由Ⅱ类颌骨关系变为Ⅰ类颌骨关系是矫治成功的关键。基于上述考虑,对正处在生长发育阶段的Ⅱ类2分类错𬌗进行早期矫治是必要的。研究显示在生长发育阶段,改变下颌的生长发育的方向和量,改变下颌的位置是可行的,也是至关重要的。尤其是对一些伴有牙弓长度明显不足或者有明显的下颌后缩畸形者,应尽早施行矫治。另外,在混合牙列期,牙齿垂直方向的控制也较易成功,如利用后倾曲在混合牙列期纠正前牙的深覆𬌗效果也比较理想。在可能的条件下,Ⅱ类错𬌗应在混合牙列期进行矫治,以期获得最好的效果。在恒牙列早期矫治效果尚可获得满意效果,而成年人疗效往往不佳。

(一)早期矫治

1.不良习惯的破除

口腔不良习惯是造成牙、颌、面畸形的病因之一,如吮指、吮颊、不良吞咽、咬下唇等不良习惯。应做早期阻断性矫治。

2.咬合平面导板的运用

去除咬合运动干扰,恢复正常的髁突位,抑制下前牙过长,促进后牙继续生长,有利于上下牙弓长度协调,纠正上下颌骨及牙弓关系。

3.早期深覆𬌗的治疗

(1)牙性深覆𬌗:治疗原则是纠正上切牙长轴,抑制上下切牙的生长,促进后牙及后牙槽的生长。常用上颌平面导板式可摘矫治器(图10-27)维持上下切牙正常的覆𬌗、覆盖关系。对于上前牙牙长轴内倾的患者,可在内倾的上前牙舌侧设计双曲舌簧,舌簧上附平面导板。在矫治上切牙内倾的同时,去除闭锁𬌗,让下颌及下切牙向唇侧行调整,待上切牙长轴内倾及深覆𬌗改正后,再根据下颌的情况采取可摘或固定矫治器的治疗,以排齐下前牙,改正下切牙内倾和曲度过大的Spee曲线。

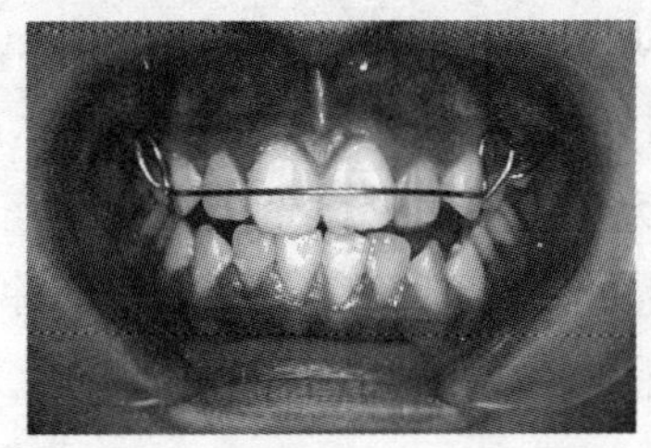

图 10-27　附平面导板抑制下切牙过度伸长及促进后牙萌出

(2)骨性深覆𬌗:治疗原则和常用的矫治方法为首先应矫治内倾的上前牙,解除闭锁𬌗,刺激后牙及后牙槽的生长,抑制前牙及前牙槽的生长,使颌面部正常发育。可利用前牙平面导板及舌簧的可摘矫治器或固定矫治器进行矫治。如利用固定矫治器应先粘上颌托槽以矫治内倾的上切牙长轴,解除闭锁𬌗。如覆𬌗较深,可同时在上切牙舌侧做一小平面导板,使后牙伸长,下颌自行向前调整。待上切牙的长轴矫治后,再粘下颌托槽,以排齐下前牙并矫治曲度过大的Spee 曲线。如磨牙为远中关系时,可进行Ⅱ类颌间牵引。如后牙萌出高度不足,临床常用上颌平面导板可摘矫治器,在正中咬合时,平面导板只与下前牙接触,后牙分离无接触(上下后牙离开约 5～6 mm),可使后牙继续萌出,必要时,可在双侧后牙做垂直方向牵引以刺激后牙及牙槽的生长。

(二)恒牙列初期的矫治

对于生长发育后期或已成年的患者,其发育已基本结束,治疗时只能矫治牙及牙槽的异常,且使用的矫治力应更轻、更柔和,以利于牙周组织的改建。

1.*深覆的改正*

(1)牙性深覆𬌗:首先矫治上颌,可利用固定矫治器竖直并压低舌倾的上颌切牙,解除闭锁𬌗,同时上颌可戴用平面导板。平面导板应以后牙打开咬合 2～3 mm 为宜,待上前牙的内倾纠正后,再做下颌矫治,使上下前牙建立正常的覆𬌗、覆盖关系。对下切牙先天缺失患者,可考虑对称拔除上颌前磨牙或下颌开拓间隙修复,从而达协调的上下对应关系的目的,具体的处置应根据患者的临床表现而定。

(2)骨性深覆𬌗:同样,先矫治上颌内倾的切牙长轴,并附上颌舌侧平面导板,使后牙伸长改正𬌗曲线,对于上前牙过度萌出、后牙萌出不足的病例,必要时可采用J 钩高位牵引以压低上切牙,后牙亦可垂直牵引以刺激后牙牙槽的生长。对于成年人骨性深覆𬌗的矫治,特别是后、前面高比例过大、下颌支过长、下颌平面角小的患者,治疗十分困难。中度骨性Ⅱ类 2 分类伴上牙列拥挤患者,预计排齐上牙列后下颌仍不能前移者,也可考虑对称拔除上颌两个前磨牙,做代偿性治疗。一般而言,骨性Ⅱ类 2 分类畸形患者,由于对颜面美观影响较小,除非伴有严重偏颌畸形,一般很少进行正畸—正颌联合治疗。

2.*非拔牙矫治*

恒牙列早期Ⅱ类 2 分类错𬌗畸形的治疗,无论是采用 edgewise、Begg、直丝弓,还是 Tip-edge 矫治技术,因切牙区深覆𬌗,均应先矫治上颌牙列,将上前牙唇倾并压入以打开咬合。此时上下颌牙列往往从Ⅱ类 2 分类变成Ⅱ类 1 分类状态,再依据前述Ⅱ类 1 分类的常规矫治程序进行治疗。

应当特别强调:对Ⅱ类2分类儿童病例的拔牙要特别谨慎(一般倾向于不拔牙治疗)。因为大多数此类患者,面型一般可接受或较好,唇部并不显前突,唇颏的S形曲线明显,无须通过拔牙改变唇位。同时,此类病例大多系下颌平面角小的低角病例,由于恒牙列早期下颌骨,特别是后牙牙槽骨有一定的生长潜力,一旦牙的闭锁咬合被解除,采用Ⅱ类牵引前移下颌,除能压低切牙及伸长磨牙外,下颌前移有利于前牙覆䶮的减小。此外,也利于磨牙关系及面下高不足很快得到改善,故很少拔牙。

(1)唇向移动上颌切牙。临床上多采用下列方法来实现:一是初期使用成品的钛镍(Ni-Ti)丝,一般使用0.356 mm(0.014英寸)较为适宜,还可使用多股的麻花丝。随着复诊次数的增加,可不断更换较粗的弓丝,临床上采取循序渐进、由细渐粗的原则。二是使用多曲弓丝。磨牙颊侧管之前设计欧米茄曲(omega loop)或停止曲(stop loop),前牙设计连续5个开大垂直曲(open vertical loop),使前牙唇倾。弓丝选用0.408 mm不锈钢丝或0.408 mm(0.016英寸)澳丝为好。

(2)Ⅱ类颌间牵引:通常是上颌弓丝设计T形曲或水平曲,应用6.35 mm(0.25英寸)的橡皮圈钩挂在下颌磨牙的拉钩上即可。注意每天更换新的皮圈。必要时让患者配合翼外肌训练,可增强其牵引效果。

3.拔牙矫治

是否伴有上前牙拥挤、下切牙先天缺失以及年龄因素直接关系到矫治拔牙与否的选择。在生长发育高峰期之前或之中进行矫治,非拔牙矫治是首选的方案。借助生长发育,下颌颌位较容易改变,同时牙齿在垂直方向上的问题也易于矫治。并且在这个时期,有利于针对逆时针旋转的生长发育趋势来进行有效的防止和纠正,使下颌骨朝正常的方向生长。一旦生长发育停止,特别是年龄较大的成年人,合并上下前牙严重拥挤,或下切牙先天缺失,以及下颌位置及咬合因长期磨耗面代偿稳定者,应考虑采取拔牙矫治的方法。根据不同情况采取以下拔牙术式:

(1)保持后牙的远中关系(需达到完全的远中关系):上颌采取拔除4|4。利用拔牙间隙,解除前牙的拥挤。尽可能不实施Ⅱ类颌间牵引,下颌不拔牙,仅上颌拔除第一前磨牙。也有人主张,为了更好地改善侧貌外形和避免前牙根的吸收,用拔除5|5来替代拔除4|4。

(2)下颌合并有严重的拥挤,一般应采用以下拔牙术式:①拔除4颗第一前磨牙。②拔除上颌2颗第一前磨牙和下颌2颗第二前磨牙。③拔除上颌2颗第一前磨牙和下颌一颗切牙。以上三种术式可任意选择。采用上述拔牙式者应注意在矫治过程中,舌倾的上下切牙常需要进行控根(转矩)。待拔牙间隙关闭之后,Ⅱ类颌间牵引往往是必要的。不过,如果在拔牙之后,利用拔牙间隙,使磨牙关系得到了调整,在此种情况下,Ⅱ类颌间牵引可以免除。

(3)下颌先天性缺牙:可表现为缺失两颗切牙,有的缺失一颗切牙。矫治中首选在上颌代偿性拔除双侧第一前磨牙(适用于下颌缺少两颗切牙的情况),之后关闭间隙,不需后期修复。待上下前牙排齐之后,再行Ⅱ类颌间牵引。但对下颌后缩明显、发育欠佳的患者,可在唇倾上下切牙后,开展出下颌缺牙的空隙,行后期修复缺失牙。此种方案虽需要行修复治疗,但侧貌改观明显,也是一种合理的矫治设计。

4.非典型矫治

(1)Ⅱ类2分类亚类：临床上也不少见，表现为一侧磨牙为Ⅱ类关系，一侧磨牙为中性关系。一般在唇倾上下前牙并纠正前牙深覆𬌗时，尽可能改正异常的磨牙关系；可采用单侧性口外弓、滑动杆技术单侧颌间牵引等推上颌磨牙向远中，同时牵下颌磨牙向近中移动，借此可将Ⅱ类磨牙关系改正为Ⅰ类磨牙关系。此类型的患者，在第二磨牙未萌出时进行矫治，有利于第一磨牙远中移动。用口外弓时，应强调患者的配合。此类患者常有上下牙弓中线不齐的情况，单侧磨牙向远中移动，既改正了后牙的尖窝关系，同时也纠正了中线不齐的问题。

(2)磨牙关系为Ⅰ类：在临床上也有相当一部分患者，除磨牙关系为中性外，其余均表现为Ⅱ类2分类错𬌗的特征。此类患者矫治原则应与上述有所不同。矫治中先唇倾上下前牙，纠正前牙深覆𬌗，不施行Ⅱ类颌间牵引。一些患者唇倾上下前牙后，恰好纠正了前牙区的拥挤，可按一般拥挤的情况处理。但还有一些患者，待前牙唇倾之后，余留较多的空隙。这时可以通过将后牙向前移动或修复来解决。上述两种处理的方式都是可行的，可依患者的意愿来施行。

(三)成人期的矫治

一般而言，成人Ⅱ类2分类患者求治者较为少见，通常多因上切牙舌倾、严重拥挤、严重磨耗、牙周创伤及关节病等前来就诊。因此，首先应关注其牙周状况及进行系统的牙周检查治疗，并需要结合进行颞下颌关节病变的诊治。正畸常规治疗同恒牙列初期的方法，首先进行上颌治疗，可以考虑镍钛丝初步排齐牙齿后，后直接采用0.014英寸多曲唇弓唇向开展内倾的上前牙。之后再次使用高弹性弓丝排齐上前牙后，选择性采用Uitility唇弓、J钩或上颌前庭沟种植体压低上颌前牙，打开咬合后，再黏结下颌矫治器辅以上前牙平面导板，必要时可在后牙区直接挂颌间牵引以伸长后牙。由于成年人下颌生长潜力已不大，对下颌过小、下牙弓及颌骨矢状向差异较大者，常应考虑上颌拔牙的代偿性矫治。对非拔牙矫治患者的Ⅱ类牵引则应十分谨慎，以防止造成不稳定的双重咬合，从而影响𬌗稳定和对关节造成损伤(图10-28)。

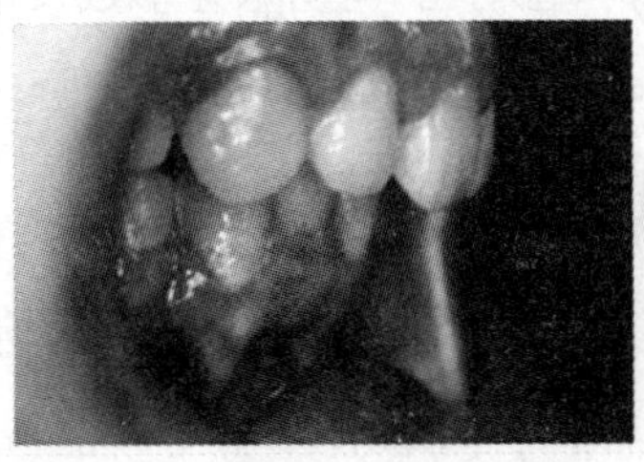
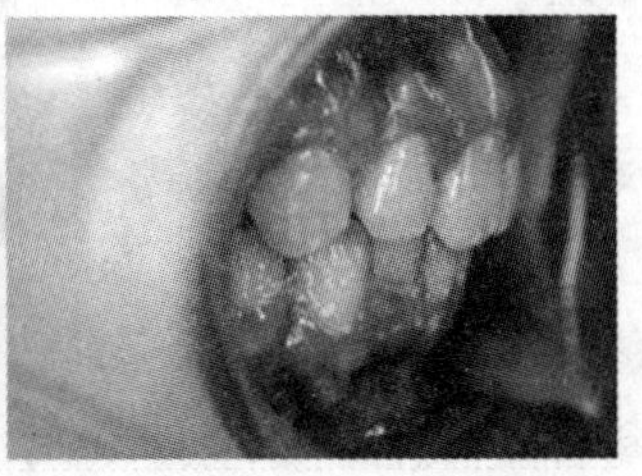

图10-28　双重咬合

特别严重的骨性深覆𬌗患者打开咬合、改正深覆𬌗的难度很大，必要时应采用正颌—正畸联合治疗，即先用正畸治疗的方法改正上下切牙的长轴，排齐上下牙列，再根据情况采用外科手术行前牙区截段骨切开术，压入前段牙及牙槽，以矫治过长的上下前牙及牙槽，恢复正常的覆𬌗、覆盖关系。对一些年龄较大、后牙磨耗过多、垂直高度不足的患者，上下牙排齐后如覆𬌗仍较深，无法用正畸方法矫治，可采用修复的方法，在后牙区做金属𬌗垫以升高后牙，使上下切牙获得正常的覆𬌗、覆盖关系，并恢复面下1/3的高度。

第十一章　Ⅲ类错𬌗畸形的矫治

第一节　Ⅲ类错𬌗畸形的病因

一、遗传及先天因素

遗传及先天因素包括先天性疾病和遗传因素。先天性疾病多为妊娠期中疾病所致，如唇腭裂患者常常表现出前牙或全牙弓的反𬌗，这是由于上颌的裂隙存在，影响上颌的生长致发育不足。遗传因素也是一个重要的病因，骨性反𬌗患者具有明显的家族史，颜面畸形严重。

二、环境因素

（一）替牙障碍

1.上颌前牙先天缺失或外伤早失

上颌侧切牙先天缺失时，上颌牙弓长度缩短，前牙反𬌗。

2.乳牙早脱

乳牙早脱可以导致牙槽骨因缺乏功能性刺激而发育不良。另外，多数乳磨牙早脱，后牙区失去咀嚼功能，为获得比较良好舒适的功能性咬合作用，患儿常常前伸下颌用切牙咀嚼，逐渐形成功能性下颌前突，前牙反𬌗畸形。

3.乳牙迟脱

乳牙滞留时，后继恒牙不能正常萌出，常常错位萌出，与对𬌗牙形成反𬌗。例如，乳前牙的迟脱可以导致恒牙从腭侧萌出，前牙反𬌗。

（二）各种原因导致的下颌前伸

1.不良哺乳姿势

卧位哺乳或者奶瓶位置不佳，婴儿需前伸下颌才能吮吸，长期则使翼外肌功能增强，使下颌处于前伸位，导致前牙反𬌗。乳牙期反𬌗的原因多为此类。

2.乳尖牙磨耗不足

因为食物柔软及乳尖牙位置的原因，有的乳尖牙不如其他牙磨耗多，高出牙弓𬌗平面。当咬合时，因为尖牙早接触而引起创伤性疼痛，下颌为避开𬌗干扰而发生下颌前伸。

3.吮上唇咬上唇吮示指

不良习惯可使唇肌位于上下前牙间，对上前牙有舌向力而下前牙则有唇向力，导致反𬌗。有的孩子在吮示指的同时拉下颌向前，时间长了也会引起下颌前伸。

4.伸舌习惯

伸舌时常常导致下颌同时前伸，引起下颌前突，前牙反𬌗。舔下前牙时可以导致下前牙前突，出现间隙，形成前牙反𬌗。

5.伸下颌习惯

长期前伸下颌骨，则翼外肌的张力增强，使下颌处于前伸的位置上，形成前牙反𬌗以及下颌前突。前牙反𬌗形成以后，上下前牙的锁结关系又使下颌不能后退，导致上下颌的生长发育形成恶性循环，使畸形越来越严重。

6.扁桃体肥大

由于炎症的慢性刺激，下颌需前伸，通气道才较通畅，久而久之，也可导致前牙反𬌗合并下颌前突。

图 11-1 显示的是 1 例扁桃体肥大术前牙𬌗状态：扁桃体肥大导致舌低位，表现为下颌前突，前牙反𬌗。但是当手术摘除肥大的扁桃体后，舌的位置恢复正常，前牙的反𬌗也许就会减轻成切𬌗或者恢复正常。

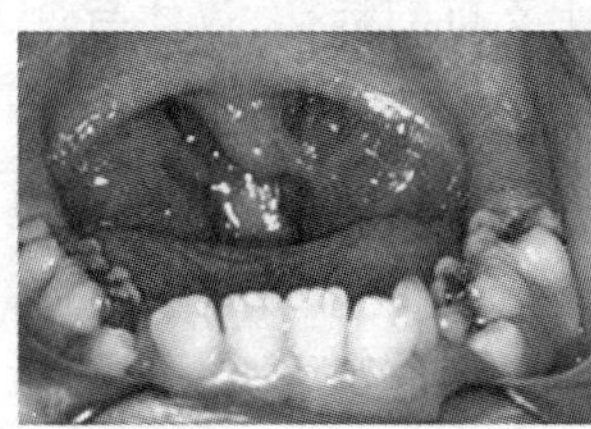
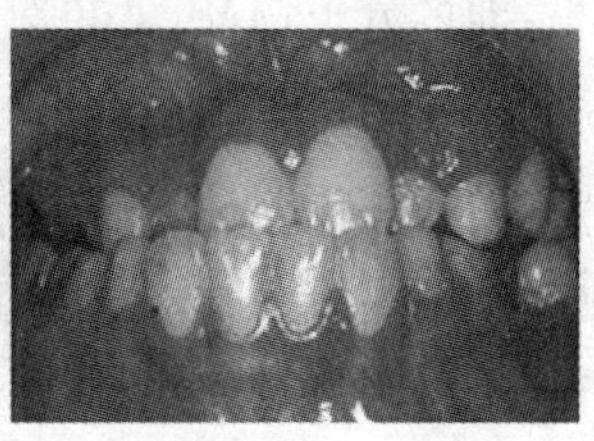

图 11-1　咽扁桃体肥大致下颌前伸，前牙反𬌗

(三)内分泌疾病

1.肢端肥大症

因垂体功能亢进致下颌发育过度，常常在患者成年后发病。

2.佝偻病

由于钙磷代谢障碍，全身缺钙，骨质疏松，由于肌肉的牵拉使颌骨发生形态改变，导致下颌前突、前牙开𬌗等畸形。

第二节　Ⅲ类错𬌗畸形的诊断

Ⅲ类错𬌗的诊断至为重要，目的是查明病因，了解畸形的形成机制，为确定治疗计划提供良好的基础。正确的诊断关系到治疗方法、治疗时机的选择和治疗效果预后的判断。Ⅲ类错𬌗在临床上表现为前牙反覆𬌗反覆盖，磨牙多为Ⅲ类关系，可伴有上下前牙牙轴的变化，有些患者还存在后牙反𬌗或全牙列反𬌗。对于错𬌗畸形的诊断需要综合各方面的信息。通过临床全面检查，包括面部、牙、下颌功能运动检查，充分的头影测量分析和模型分析，了解上下颌骨的大小、位置相对关系，才能得出诊断结果。

一、诊断要点

完整的诊断应该包括颜貌特征、颌骨的位置和形态有无异常，咬合有无异常，牙的异常是什么，并需要包括错𬌗的分类。

(一)颜貌特征

1.侧貌

通过侧貌观察,可全面评估患者水平及垂直高度方面的平衡及不足,初步判断其畸形部位及确定治疗目标。例如通过鼻唇角锐、面中份扁平、犬齿窝凹陷等可确定上颌不足问题;通过颏部前突、下颌下缘长及生长方向可判断下颌过长问题;通过下面高度、上唇长短、颏唇沟深浅等可判断其软组织代偿及预后。由此可以初步确定是选择正畸还是正颌治疗。

2.侧面生长型(结合 X 线头侧位片进行)

在诊断Ⅲ类错𬌗时,判断其生长型对制订计划、评估预后十分重要。可通过仔细观察患者的侧貌,判断患者的面型属于水平生长型、平均生长型还是垂直生长型。判断生长型可以通过下颌平面角、前后面高比率以及前下面高/全面高比例三项指标进行判断。

下颌平面角的大小,即区分下颌高、低角对于支抗的选择、拔牙与否、矫治力使用以及颌间牵引力的使用等均有重要的指导意义。Ⅲ类高角患者的治疗相对更为困难,支抗要求高,慎用Ⅲ类颌间牵引,防止因牵引导致下颌后下旋转,面下 1/3 增加使畸形加重。而水平生长型预后相对较好,宜采用扩弓矫治。侧貌软组织鼻唇角是一个十分重要的指标。如果鼻唇角是锐角,则上颌前牙可以内收;如果鼻唇角是钝角,则需要早期前牵引上颌尽力改善患者的容貌外观。

(二)牙列(结合模型进行)

仔细检查牙列中有没有牙的异常,包括形态、位置和数目的异常。考虑有没有牙的畸形,如锥形牙、小牙;有没有牙的错位、异位,有没有多生牙、缺失牙等。

同时应仔细检查牙槽嵴形态是否正常,切牙有没有代偿等。一般来说,丰满的牙槽嵴一般预后良好,而凹陷的牙槽嵴则不容易内收前牙,预后不佳。有缺失牙和牙代偿的病例一般预后不良。

(三)咬合(主要通过口腔检查、模型并结合 X 线片均值进行)

1.前牙的轴向关系

前牙的倾斜等有无异常,指标有∠U1-SN、∠IPA(MP-L1)、∠FMA(FH-L1)。

2.前牙的咬合关系

覆𬌗,覆盖,中线,∠U1-L1。

3.磨牙的咬合关系

安氏 classⅢ(也可为 classⅠ,Ⅱ)。

4.颌骨的运动

功能性、骨性(classⅠ,Ⅱ,Ⅲ)。

5.牙弓的形态

是尖圆形牙弓还是方圆形牙弓,有没有牙弓的局部狭窄等。

6.上下牙弓的协调

上下牙弓是否协调一致,有没有上牙弓小,而下牙弓大的情况。

(四)颌骨形态位置(参考侧貌及以下 X 线头侧位片的均值进行比较)

1.上下颌骨的矢状关系

颌突角,∠ANB,A-B 平面角可以作为诊断指标。

2.上颌骨的长度

Ptm-A。

3.上颌骨的位置

∠SNA，Ptm-S。

4.下颌骨的形态

下颌角，Ar-Go，Ar-Pog，Go-Pog。

5.下颌骨的位置

∠SNB，下颌平面角，面角，Y 轴角。

诊断应包括：安氏分类、骨性分类、侧貌以及可能的病因。所以，一个完整的诊断应该包括以下四个方面，即诊断为安氏分类（Ⅲ类）、骨性分类（Ⅲ类）、侧貌分类（Ⅲ类）及病因机制（上颌发育不足、下颌发育过度、上前牙唇倾下前牙舌倾、水平生长型、前牙反𬌗、上颌侧切牙先天缺失等内容）。

二、鉴别诊断

主要是区别骨性和非骨性畸形，明确畸形的分类，需要注意姿势位及正中颌位时的面型，下颌开闭口运动时下颌运动轨迹，头影测量分析等。

（一）有无家族史

骨性错𬌗一般都有家族史，但并不是所有的骨性错𬌗都有家族史。

（二）下颌功能性移位对比观察

1.功能性错𬌗常常有下颌的功能性移位

牙尖交错位时前牙为反𬌗关系，而在息止𬌗位时下颌可以后退至前牙切对切。功能性下颌移位越大，治疗相对也就越容易，预后也就越好。骨性Ⅲ类错𬌗往往没有下颌的功能性移位，下颌不能后退至切对切的关系。不过，也有一些骨性患者下颌可以有少许的后退。

2.面型对比

功能性错𬌗在牙尖交错位时为凹面型，而在息止𬌗位时面型明显改善，变为Ⅰ类面型，也就是直面型；骨性错𬌗的面型则没有变化。

（三）咬合关系比较

1.前牙覆𬌗覆盖关系

非骨性错𬌗前牙为反𬌗，反覆盖比较小，一般不会超过 2～3 mm，反覆𬌗可能会比较深；而骨性错𬌗的反覆盖较大，多超过 3 mm，反覆𬌗一般较小，甚至为开𬌗或开𬌗趋势。

2.磨牙关系

骨性畸形磨牙关系为近中关系；而功能性错𬌗在息止𬌗位时为中性或近中性关系，在牙尖交错位时磨牙为近中关系；牙性反𬌗有时候磨牙关系可为中性关系。

3.尖牙关系

与磨牙关系一样的变化，骨性畸形为近中，而非骨性畸形则不一定为近中关系。

4.上下切牙的代偿

骨性Ⅲ类错𬌗有前牙的代偿存在，上前牙唇向倾斜，下前牙舌向倾斜，以代偿上下颌骨本身的畸形；而非骨性错𬌗的前牙则一般没有代偿。

(四)颌骨关系差异比较

1.下颌平面角

功能性错䜣的下颌平面角一般较为平坦,正常或稍低。骨性则下颌平面角较为陡峭,常常为高角病例。

2. ANB角

0°～2°为轻度;－4°～－2°为中度;超过－4°表明畸形为重度。

3. Wits值

Wits值是上下颌牙槽点A和B点与䜣平面垂线的垂足间的距离,中国人的正常值为(1±1.5) mm。与ANB角一样,是判断上下颌骨前后向位置关系的一个重要指标。对于功能性下颌前伸的患者,需要参考息止䜣位时的Wits值。Wits值小于－1或更小时,往往表现为Ⅲ类面型,值越负则Ⅲ类面型越明显。

Rabie将非骨性Ⅲ类畸形称为假性Ⅲ类,认为假性Ⅲ类错䜣的诊断特征是:①大部分无遗传史,主要由局部环境造成;②尖牙磨牙在息止䜣位为Ⅰ类关系,在正中关系位为Ⅲ类关系或终末平面平齐;③面中份长度减小;④下颌位置前移,但下颌体长度正常;⑤上切牙舌倾,下切牙正常。

总结以上鉴别诊断的内容,综合如表11-1。

表11-1 牙性、功能性、骨性Ⅲ类错䜣的鉴别诊断

鉴别诊断	牙性	功能性	骨性
遗传史	无	无	一般有
息止颌位侧貌	基本正常	息止䜣位正常侧貌	凹面型
牙尖交错位侧貌	基本正常	牙尖交错位凹面型	凹面型
下颌闭合道	正常	闭合道不规则,由姿势位至牙尖交错位下颌前伸	规则的圆滑弧形
下颌能否后退	不能	能	不能
磨牙关系	中性	牙尖交错位为近中关系,息止䜣位可能为中性甚至远中关系	近中
尖牙关系	中性	同上	近中
覆䜣覆盖	反	牙尖交错位为反䜣,息止䜣位可能为切对切	反䜣
下颌平面角	一般正常	小/正常	大/正常
头影测量分析			
SNA	正常	正常	小/正常
SNB	正常	大	大/正常
ANB	正常	小/负角	小/负角
U1	舌倾	舌倾/正常	唇倾/正常
L1	唇倾	唇倾/正常	舌倾/直立
上颌长 Ptm-A	正常	正常	小/正常

续表

鉴别诊断	牙性	功能性	骨性
下颌长 Go-Gn	正常	正常	大/正常
下颌平面角	正常	正常	大/正常

第三节　Ⅲ类错殆畸形的治疗

一、矫治原则

（一）早除病因

Ⅲ类错殆的治疗原则是尽早去除病因，早期矫治，阻断矫治错位的牙齿、牙弓和颌骨关系的异常，抑制下颌的生长，促进上颌的生长。但是，需要明确的是，并非所有的Ⅲ类错殆经过早期治疗都能获得良好的治疗效果，有些遗传因素导致的严重的错殆畸形需要通过手术才能有所改善。

（二）尊重主诉

对于Ⅲ类的矫治，注重患者的主诉是非常重要的。明确患者的主诉是要求改正拥挤，纠正反殆，还是要改善面型。

（三）综合判断

对于患者的畸形表现，我们需要做综合判断，是骨性、牙性、功能性还是混合性的。需要确定患者的骨骼畸形的严重程度、有无牙槽代偿以及拥挤的程度，覆殆的大小及患者是否可以退到切对切，确定生长发育的量，从而制订相应的治疗措施。

严重骨性Ⅲ类错殆往往具有较长的下颌骨，关节窝的位置相对更为靠前，导致髁突位置也处于前方位置，使下颌前突；而上颌长度往往不足，且位置靠后导致上颌后缩。牙弓形态方面：上颌牙弓一般较窄，有时候还有拥挤；而下颌牙弓宽大，排列整齐或有间隙。上前牙代偿性唇倾，下前牙代偿性舌倾。覆殆也是一个重要的考虑因素。覆殆深的患者往往预后良好，而覆殆浅则预后不良。

此外，还要考虑是否需要拔牙以及拔牙部位。需要注意的是，Ⅲ类上颌拔牙要慎重；不同的病例拔牙的选择不同，上颌第二前磨牙和下颌第一前磨牙是常见的拔牙选择。

（四）时机选择

患者的年龄、牙龄、骨龄也很重要，可以帮助我们判断患者是否处于生长发育高峰期以及颌骨还有多少生长潜力。

牙性和功能性的畸形应该在乳牙期或替牙期进行矫治，因为多数早期的反殆是一种假性的功能性Ⅲ类关系，此期矫治比较容易。如果拖延不治，常导致上颌发育受限及下颌发育过度。

中度的骨性畸形在恒牙早期应该积极进行治疗，但是需要注意估计生长的潜力以及正畸治疗通过牙代偿以掩盖骨性不调的程度。只要抓紧时机、设计合理，一般都能取得满意的疗效。特别是女性患者,由于恒牙列早期的全身状态更接近成人,生长的改变较小,矫治效果更为稳定。

对于严重的骨性畸形,应该待成人以后做正颌外科手术治疗。

二、乳牙列期矫治

早期进行预防性矫治,包括纠正不良的哺乳习惯,防止发生下颌前伸;尽早破除不良口腔习惯;治疗扁桃体肥大,保持口鼻腔呼吸道通畅;有替牙障碍者要早期对症治疗。乳牙期反㕧,以功能性反㕧为主,主要做阻断矫治,矫治下颌位置功能性前移。矫治方法包括以下三个方面。

(一)调磨乳尖牙

如果前牙反㕧是乳尖牙磨耗不足导致的个别牙的㕧干扰所致,或是一侧下颌偏斜,或反覆㕧较深导致的㕧创伤,就需要调磨乳尖牙。

(二)咬撬法

咬撬法适用于个别牙反㕧,且正在萌出,尚未建立锁结或锁结小;反㕧牙长轴直立,反覆㕧、反超㕧均小的病例。使用时将压舌板置于反㕧牙的舌侧,上下牙咬合,以反㕧牙牙龈发白为度。每日 3 次,每次 20 下即可。

(三)下颌连冠式斜面导板

下颌连冠式斜面导板适用于前牙反㕧,反覆㕧深,反超㕧小,反㕧牙不拥挤,上前牙较直立,下前牙有足够支抗,患儿年龄较小且能配合治疗者。矫治器的斜面与上切牙成45°接触,斜面角度要适当,太平会压低下前牙,太陡又起不了上前牙的诱导作用。使用时注意:①使用时间不能过长。应用斜面导板时,后牙没有㕧接触,可使后牙逐渐伸长,有利于反深覆㕧的改正,但是使用时间过长会因后牙过度萌出导致前牙的开㕧;若使用2～3 周效果不佳应换用其他的矫治器。②要求戴上矫治器进食,饮食应为软食或流质。③每次复诊时注意调改斜面。保证反㕧的上前牙与斜面接触受到唇向的推力,从而改正反㕧。

(四)上颌㕧垫式矫治器

这是最为常用的改正反㕧的矫治器,适用于反覆㕧中度,上前牙舌向错位,后牙支抗足够者。矫治器部件包括双曲舌簧、㕧垫和固位装置。使用㕧垫解除锁结,高度以前牙离开 1.5～2 mm 为宜;双曲舌簧的弹簧平面置于反㕧牙舌隆突上,与牙的长轴垂直,施以唇向的力量。注意事项:当前牙出现浅覆㕧时,应逐渐降低㕧垫高度;当前牙有正常的覆㕧覆盖时,可要求患者进食时戴用㕧垫,其余时间不戴有利于上下后牙及牙槽高度的生长,一般 1～2 个月即可建立㕧接触关系。患者如有前伸下颌的习惯可以配合使用颏兜。

三、替牙列期矫治

替牙列期是治疗Ⅲ类错㕧最为重要的时期。这个时期的治疗选择主要有以下三个方面。

(一)阻断性矫治

目的是矫治错位牙和下颌位置前移。功能性Ⅲ类错㕧在替牙期治疗后,由于消除了咬合干扰,下颌功能正常行使,利于牙齿和颌骨及颞下颌关节的健康,使后继牙齿能在正常的位置萌出,避免畸形的加重,对恒牙期畸形的治疗也有帮助。至于矫治器的选择,可以选用上述的活动矫治器,或者功能性矫治器以及简单的固定矫治器。

(二)生长导引

生长导引也就是矫形治疗,通过刺激上颌骨周围骨缝生长,抑制下颌向前下生长矫治Ⅲ类错殆。对于骨性畸形,可以早期通过生长改型治疗,利用患者的生长潜力,促使发育不足的上颌向前发育,治疗轻度的颌骨畸形,并减轻颌骨的畸形程度。前牙反殆伴拥挤的替牙列早期患者可以采用 2×4 矫治。矫治器也可以选用前牵引矫治器、颏兜矫治器等。

(三)暂不矫治

对于一些诊断明确,极为严重的骨性Ⅲ类错殆患者∠ANB＜－4°,且上颌前牙明显唇倾,下切牙舌向倾斜,前牙反覆盖大的患者),则应该观察其生长发育的状况,暂时不做正畸治疗。

四、恒牙列期及成人期矫治

恒牙列期Ⅲ类错殆主要以牙性、骨性错殆为主,宜采用生长矫治加掩饰治疗的方法进行矫治。恒牙列早期可采用生长矫治刺激上颌骨的发育和(或)抑制下颌骨的发育。对于轻中度骨性畸形,采用固定矫治器进行掩饰治疗,以牙代偿骨骼的不调。对于严重骨性畸形,成人可做正畸—正颌联合治疗。

五、Ⅲ类错殆机制的治疗

病因和机制是两个不同的概念,其关注点不一样。前者了解畸形的发生发展的原因,而不是畸形本身;多种不同的病因可以导致相同机制的畸形。而机制关注的是畸形本身的情况,即畸形的部位、性质。临床上对于病因和机制的了解都十分重要,两者相辅相成,对于诊断以及治疗计划的确定都有重要的指导意义。

Ⅲ类错殆的形成机制一般可以分为四类:①上颌的发育不良,或者位置靠远中;②下颌的发育过度或位置靠近中;③上前牙的舌侧倾斜;④下前牙的唇侧倾斜。临床上,Ⅲ类错殆的形成是以上一种或多种机制共同作用的结果。因此,针对不同的畸形的形成机制,应该制订不同的治疗目标和方案。

对于下颌发育过度者,早期可使用头帽颏兜装置抑制下颌的生长,还可以使用 FR-Ⅲ型或 bionatorⅢ型矫治器、Ⅲ型肌激动器等矫治装置。对于上颌发育不足者,应该促进上颌的生长,可使用上颌前牵引装置。对于上前牙舌侧倾斜者,可以用固定矫治器或活动矫治器或舌侧弓使上前牙唇侧移动。对于下前牙唇侧倾斜的病例,用固定矫治器或活动矫治器使下前牙舌侧移动即可。

图 11-2 表示的是错殆畸形的不同形成机制。下颌前突可能是由上颌发育不足造成的,这就需要促进上颌的生长;如果是下颌发育正常,但是位置靠前了,就需要后退下颌;而如果是下颌发育过度,治疗时就需要抑制下颌的生长。只有针对错殆形成的不同机制制订相应的治疗方案,才能取得良好的治疗效果。

(一)抑制下颌生长

1.头帽颏兜

颏兜使用已经有 100 多年的历史,颏兜常用于骨性下颌前突矫形治疗和垂直骨面型的控制。一般认为,7～9 岁为最佳矫治年龄。年幼儿童错殆尚未发展得十分严重,骨组织可塑性较大,骨缝尚未发生骨性联合,颌骨还在生长发育,受矫治力作用后容易发生改建。对于大多数真性、轻中度的青春期及青春前期Ⅲ类错殆的儿童,颏兜矫治均有疗效。

(1)装置:头帽、颏兜、橡皮圈。矫治力来源于橡皮圈;反覆𬌗较深时,可以加用𬌗板打开咬合。图 11-3 为 Hickham 头帽-颏兜示意图。

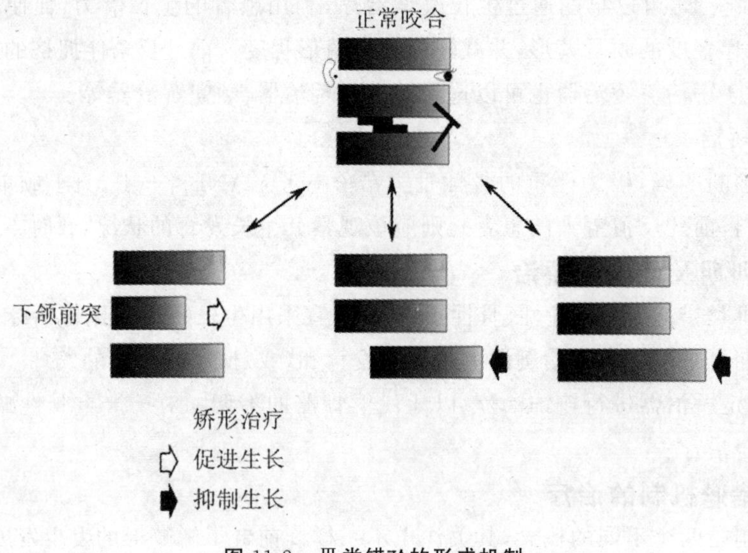

图 11-2 Ⅲ类错𬌗的形成机制

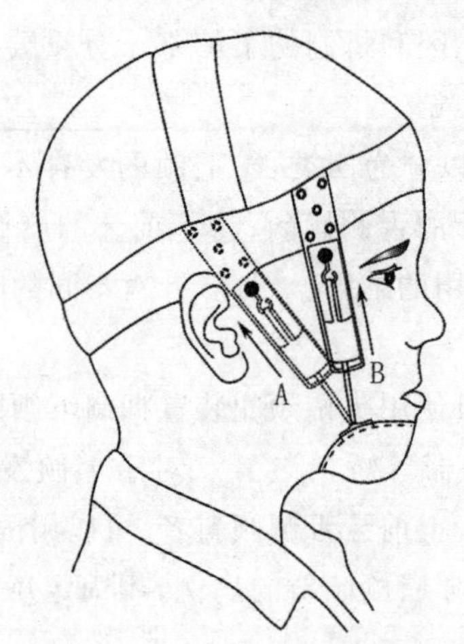

图 11-3 Hickham 头帽—颏兜及牵引

A.沿髁突的方向,后上方牵引,用于抑制下颌的生长;B.垂直牵引,合并有前牙开𬌗时使用。

(2)颏兜的作用机制。①对颅底的作用:有学者认为颏兜引起颅底角(N-S-Ba)的减小,抑制后颅底点的向后生长和鞍点的前向生长。但是另一些学者则认为,戴用颏兜的实验组与对照组在 TMJ 的结构上治疗前后无明显差异,不会导致关节窝向后移位。②对上颌的作用:早期矫治前牙反𬌗有利于上颌的发育;颏兜治疗使上颌向下生长受抑,引起上颌顺时针旋转;颏兜可通过后上的力抑制上颌垂直向发育。但有学者认为颏兜治疗本身对上颌没有作用。③对下颌的作用:改变下颌骨生长方向;下颌向后重定位;阻止下颌的生长发育;下颌形态的改建;下颌角减小;下切牙舌倾;覆盖增加;覆𬌗减少;髁突垂直向生长受抑制而纠正反𬌗。有研究表明颏兜治疗使下颌有效长度减小;颏兜短期治疗的效应在于下颌的后旋,长期治疗效应可抑制下颌支的高度和下颌体的生长，下颌角的明显减小，不仅改善 ANB 和 Wits 值，Ⅲ类畸形的整个形态得以改善。颏兜治疗后，下颌升支后移，下颌颈细长，改变髁突生长方向使髁头前弯，髁突向前上方向生长，关节窝变深变宽，关节间隙减小使下颌形态发生了变化，因而有效地补偿了下颌的过度生长。这种观点得到了 MRI 研究的证实：颏兜效应在于改变 TMJ 的形态和改建下颌骨；颏兜改变髁突的生长型，髁头前表面骨质沉积，髁颈部骨质吸收使髁头前弯，从而引起颅底结构的适应性变化。具体表现为：翼外肌紧张，上颌矢状向生长激活，髁突向前弯曲，髁突生长型发生改变，启动下颌的代偿机制，升支高度增加，下颌角减小，维持正常覆殆覆盖，下颌矢状向得到一定的控制，同时关节发生适应性生长改建。当整个下颌下旋时的后移效应被下颌角减小时的前移效应抵消，反映在 B 点、Gn 点的横向和垂直向位置不变，则 SNB 无明显变化。所以如果患者的下颌角较大，使用颏兜矫治效果可能不理想。但是，Graber 认为颏兜不能抑制下颌体长度；颏兜配合殆垫加Ⅲ类牵引治疗也没有发现明显的下颌后旋。

因此，一般认为颏兜的治疗效果包括以下几个方面：下颌骨基底部的后退，∠SNB 减小，∠ANB 增大；颏部的后退，∠SNP 减小；下颌骨向后下方旋转，下颌平面角增大(所以需要注意，高角患者应用时要谨慎)，下颌角变小；上颌前牙唇侧倾斜，下颌前牙舌侧倾斜；上颌向前生长，∠SNA 变大。

因此，总的来说，颏兜的治疗效果主要是在下颌，抑制了下颌的生长，少数患者表现出上颌有一些向前的变化。图 11-4 是颏兜治疗后的效果示意图，粗箭头表示的是大多数患者戴颏兜以后的变化情况，细箭头表示的是少数患者表现出的变化。

颏兜治疗反殆不仅有颌骨矢状向的改变，也与前牙的移动及颌骨的旋转相关。图 11-5 为上前牙唇侧倾斜改正反殆，∠U1-SN 变化最大；图 11-6 是由于下颌骨向后下方旋转，∠SNB 变化最大，从而改正了反殆；图 11-7 是由上颌前牙唇侧倾斜，下颌前牙舌侧倾斜，同时下颌后下方旋转的共同结果改善了反殆；图 11-8 则是因为许多因素的共同作用改善了反殆。

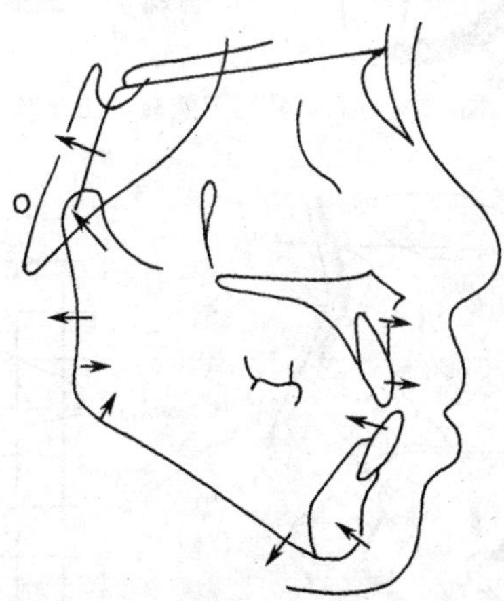

图 11-4　颏兜牵引力的作用效果

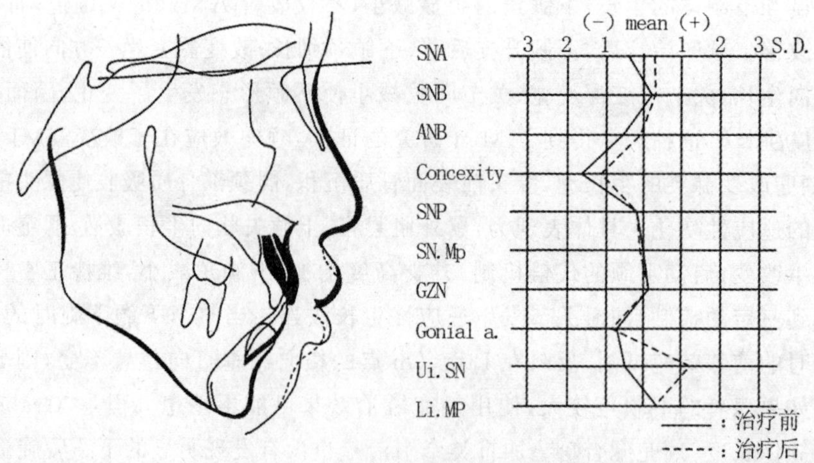

图 11-5　上前牙唇侧倾斜改正反殆

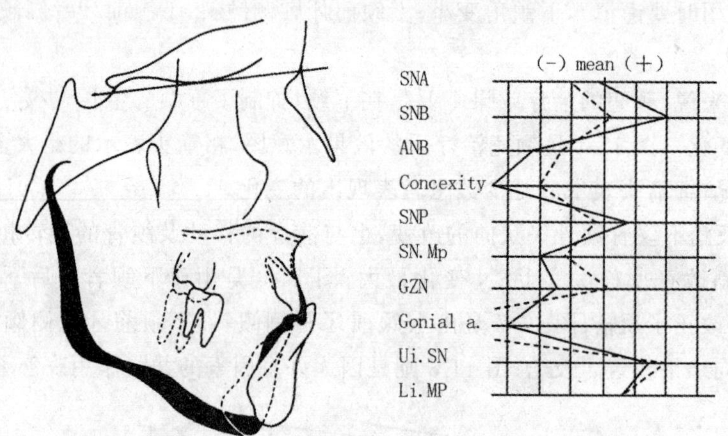

图 11-6　下颌骨后下旋转改正反殆

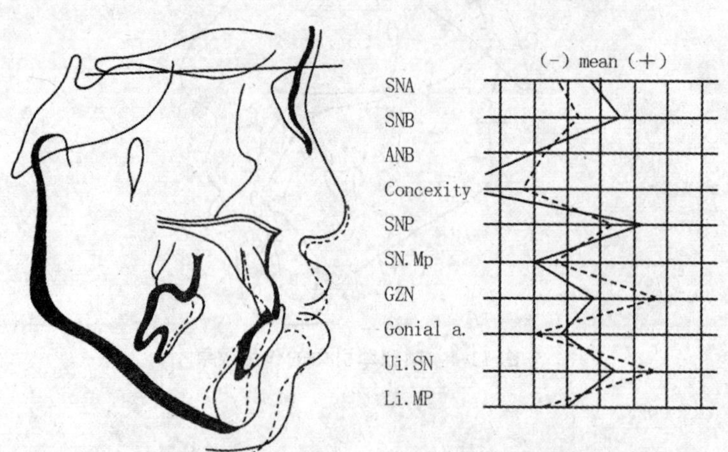

图 11-7　上前牙唇倾，下前牙舌倾，下颌后下旋改正反殆

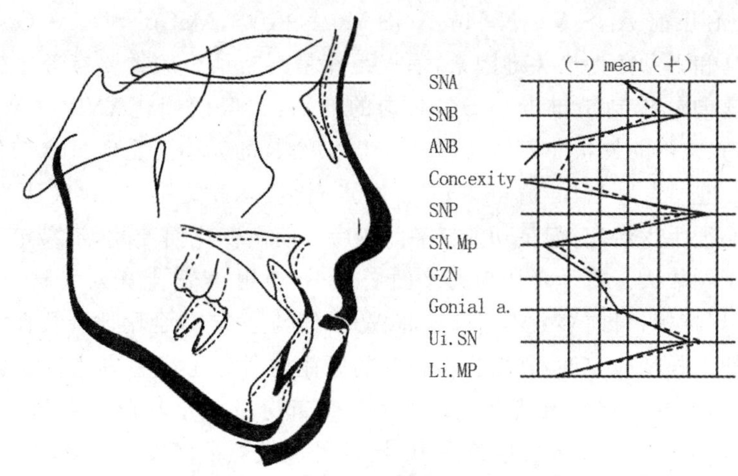

图 11-8　多因素的共同作用改正反𬌗

(3)影响颏兜作用的因素。①内因：遗传因素、覆𬌗情况。②力的作用时间：12～14 h/d。Bjōrk 发现，下颌有向前漂移的趋势，颏兜治疗一直要持续到下颌骨生长完成。③力的方向：牵引方向通常为下颌髁头或稍上方一点的方向。前牙覆盖较浅的话，方向可以再稍稍上方一点；当牵引力线通过髁突下方，使上下牙列轻轻离开时，则可促进磨牙伸长，使下颌向后旋转，增加前面高，使下颌前突的Ⅲ类关系得到改善；牵引力线通过髁突中心，颏兜作用于颏点，方向以颏点和髁突连线为中心，是髁突矫治力的最佳方向。牵引力来源于橡皮圈。使用橡皮圈时作用于颏兜的力量应该上下左右一致最好，如果上部力量过大，会刺激下颌前牙的牙龈；如果下部的力量过大，则颏兜的力量过大，容易脱落，稳定性不好。④力的大小：每侧300～500 g，幼儿每侧 200～300 g，力量不要过大，以免引起下颌前牙的松动，牙周组织的损伤，下颌角前切迹变形加深。临床上的判断标准是，患者早上起床以后，觉得下颌前牙以及关节略有些压迫感，随着时间的推移逐渐消失，这样的力量就较为合适。

(4)临床注意事项及患者的管理。①颏兜形态：注意颏兜大小、形状应该刚好与患者的颏部适应，左右不应太大，否则橡皮圈挂的时候不稳定。上下的尺寸也不应该过大，否则会压迫下颌前牙的牙龈组织，造成损伤。②患者的管理：应详细交代说明颏兜的使用方法；应确保每天戴用时间不少于 14 小时，低于10 小时则没有治疗效果；初始时单侧施力应不超过 200 g，不要自行增加力量，且注意左右对称正确使用橡皮圈；头帽不要洗，以免缩水变形。洗头以后不要直接戴用，要让头发吹干以后再用。③诊断性治疗：乳牙期的矫治 4～5 岁开始时最好，替牙期患儿来院治疗时往往已经换了前牙，对因前牙反𬌗而希望治疗的下颌前突者可立刻开始治疗。一般而言，治疗期间为 3 个月左右，可以改善者，多为功能性因素较强，而没有什么效果则说明患者的病因主要是骨性原因。如果 3 个月后效果不太好，应该考虑合用口内活动矫治器、𬌗垫舌簧等装置。对于骨性Ⅲ类错𬌗儿童，颏兜的使用应注意与牙和骨的生长发育高峰期一致，即替牙列晚期和恒牙列早期为好，太早治疗，疗效不持久，太迟则错过时机而疗效不佳。此外，根据患者骨面型正确选择正畸治疗或矫形治疗，或成年后正颌外科手术治疗是治疗决策中的一个难点问题。

(5)关于颏兜治疗的相关头影测量研究。①垂直向的评估：过大的下颌平面角及下颌角不适合颏兜治疗。治疗前 ANS-Me、N-Me、ANS-Me/N-ANS、MeGo′-SN、Ar-Go′Me 越大越容易失败，以下面高和下颌角为最关键因素，垂直距离是判断预后的重要参考。在长面型患者，后旋不利，对垂直向的控制是难点。②矢状向的评估：一般使用∠ANB 或 Wits 值（个体化 ANB 角）作为颏兜应用的矢状向评估指标。由于∠ANB 的大小会受到 N 点变化的影响，有学者推荐使用 Wits 值，认为 Wits 值可以消除 N 点对∠ANB 的影响；一般认为 Wits 值若在 −5 mm以上则必须手术治疗；但是功能𬌗平面随后牙萌出变化而变化，不易定位，𬌗平面倾斜程度对 Wits 值影响较大。有学者认为腭平面变化小，使用 A/B 点相对于腭平面的变化是评价颌骨关系的良好指标；目前多数学者建议将 Wits 值与∠ANB 合用评价颌骨关系。

(6)颏兜治疗的长期稳定性：骨性Ⅲ类患者的下颌与骨性Ⅰ类患者比较在总的生长量、高峰期时间上无明显差异。有学者研究发现下颌骨各部分的大小与形状在同龄男女间没有差异，15 岁以后男性的下颌有更多的生长潜力，提示男性较容易复发。由此提示可参考一般生长理论使用颏兜控制Ⅲ类骨性畸形的发展。Deguchi 的颏兜治疗随访 4 年未见复发，不过其受试者选择没有基于头影测量分析，不一定都是Ⅲ类骨性；Iida 的研究发现长面型和非长面型Ⅲ类患者颏兜治疗的长期效果均很稳定，并保持了各自治疗前的初始骨骼形态特征。年龄、加力阶段、治疗疗程以及固定矫治阶段的措施不影响颏兜疗效的稳定性。

但是也有很多不同意见，认为使用颏兜矫治力几乎不能改变下颌骨的生长型。抑制下颌的生长在理论上可行，但临床效果较差。颏兜矫治对上颌骨前后向的生长没有作用，面中份的生长为适应性改变，是为了保持上下颌骨间的协调生长。研究还发现颏兜治疗后有复发的趋势，认为短期疗效好，长期稳定性差，不能对抗青春期生长高峰的变化，患者最终难免手术。

Ferro 认为，颏兜治疗后 Wits 值和∠ANB 较小、覆𬌗小、∠SNB 角大的患者复发可能性大。Bjōrk 认为下颌前旋是在青春晚期的一个自然生长趋势。Tahmina 也认为下颌继续生长前移及前上旋转是疗效不稳定的重要因素。当患者治疗前明显的前后向颌骨不调，下切牙代偿，开𬌗趋势，颏兜的治疗效果将很难保持，矢状向不调越严重，预后越差。复发的程度取决于颏兜改变的量和剩余的生长量之间的关系。下颌升支的生长是复发的最为关键的因素。Mitani 认为在颏兜作用的前两年，治疗可以促进上颌的向前生长，抑制上颌的垂直向生长和顺时针旋转，此效应可以维持；对下颌而言，当髁突适应治疗应力后，只要面部生长未停止，即使是已经改变了的下颌形态和髁突的形态也会继续生长导致复发的出现。

此外，一些学者的研究表明，颏兜治疗可能有一些危险因素，例如，非生理性颏兜作用力时间过长，对关节的影响尚有待研究；有学者认为颏兜引起关节窝加深和关节结节增高，使下颌运动时髁道更陡，可能对下颌运动造成影响；一项颏兜治疗后患者的长期随访研究（2～11 年）说明，颏兜不是 TMD 的危险因素但也不是有效的防治方法；生物力学研究认为，应用颏兜时对垂直生长型患者可能产生“下颌骨变形综合征”，建议选择水平生长型或平均生长型患者进行颏兜治疗。

对于Ⅲ类的治疗，最好不要使下颌旋转；深覆𬌗和牙尖交错𬌗的维持，以及最大限度地纠正颌骨关系有利于稳定，但是并不能保证防止复发；对于真性下颌前突，上颌无明显后缩的骨性Ⅲ类患者，没有关节症状和不准备手术的患者若选择颏兜治疗，应一直持续到生长停止，达到过矫治，并在夜间戴用作为保持。

总结起来，颏兜矫形的主要效应在于髁突生长型改变和下颌体形态改建。颏兜不适用于垂直生长型的Ⅲ类患者；对于垂直向的控制，主要效应在于减小下颌角和牙槽改建；颏兜的生物力学研究尚不充分；颏兜的治疗需要长期保持。临床上现在倾向于主要用于改正患者的下颌前伸习惯。

2.FR-Ⅲ型矫治器

(1)装置：FR矫治器是一类功能性矫治器，它有几种类型，治疗Ⅲ类错𬌗的是Ⅲ型。其结构包括上唇挡、上腭弓、下唇弓、颊屏等。适应证是上颌轻度发育不足，下颌基本正常或轻度前突；功能性下颌前突；处于生长发育高峰期或高峰前期的患者。

(2)FR矫治器的机制：①依靠咀嚼肌、颊肌和口轮匝肌的肌力，使用颊屏、唇挡牵张骨膜促进骨质增生，刺激牙槽骨与基骨的生长，促进上颌骨的生长，抑制下颌骨的生长。②利用颊屏支开颊肌、唇肌，发挥舌肌的作用，消除异常的肌力，恢复肌肉正常功能。③通过后退位进行𬌗重建，在下颌后退位制作矫治器。当矫治器就位时，就将强迫下颌后退的力量通过颊屏传导至上颌，利用唇挡伸开唇肌对上颌骨前段的压力，使上颌骨内外侧肌动力平衡被打破，相对说来，舌肌力量加强，可使上颌骨的唇颊向发育得更好。同时唇挡和颊屏的边缘伸展可牵张骨膜，刺激上颌骨的发育，从而可以矫治反𬌗(图11-9)。

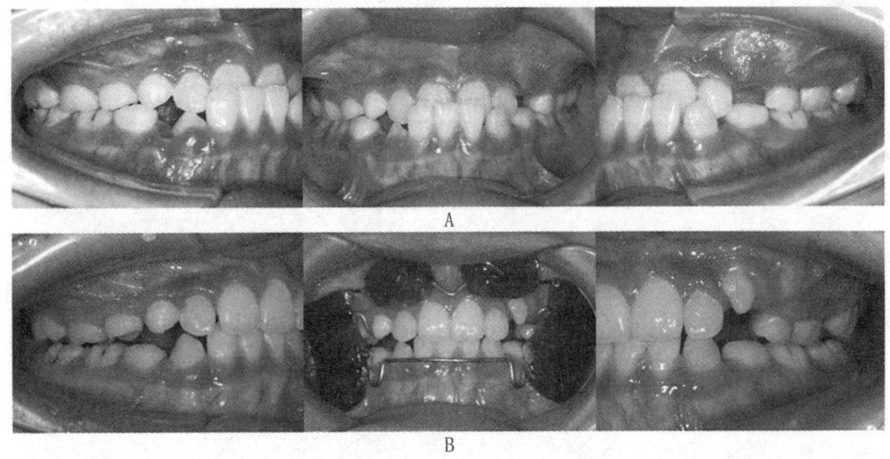

A.治疗前；B.治疗后。

图11-9　FR-Ⅲ型矫治器矫治反𬌗

(3)FR矫治器的制作：特别强调制作上唇挡时，前庭区模型的正确修整及铺蜡，以使其戴入时，上唇的作用将肌力传导到矫治器，唇挡可以牵张前庭沟底的骨膜，促进上颌骨的发育，同时作用力将通过弓丝传导至下颌，引导下颌后退(图11-10)。

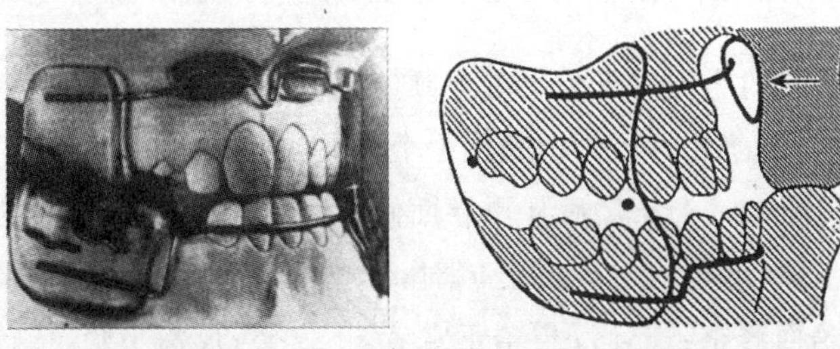

图11-10　FR-Ⅲ型矫治器唇挡伸开唇肌

3.Ⅲ型肌激动器

(1)装置:Ⅲ型肌激动器也是一种功能性矫治器。在日本称为 FKO(functions kiefer orthopadische),在国内称为肌激动器,或者 Activator,主要是由树脂和唇弓组成的(图 11-11),可以调节上下颌的矢状关系。它也是利用重建咬合后的肌力来达到抑制下颌的生长,使下颌远中移动,上前牙唇侧移动,下前牙舌侧移动的目的。

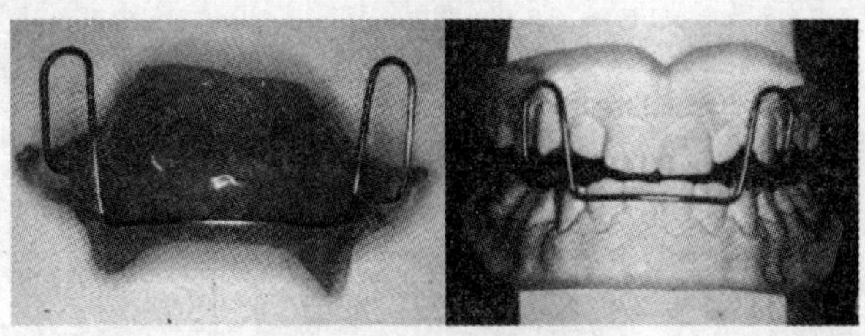

图 11-11 FKO 矫治器

矫治器戴入以后,强制性地让下颌处于远中的位置,从而使功能性环境发生了变化,肌力会导致下颌向前,回到原来的位置,但是下颌唇侧的诱导丝会对下前牙有压力,其反作用力会导致上颌前牙唇侧移动,这样就可以导致牙槽性移动。另一方面,矫治器戴入以后,肌肉和关节会发生适应性的变化,从而最终使治疗后效果稳定(图 11-12)。

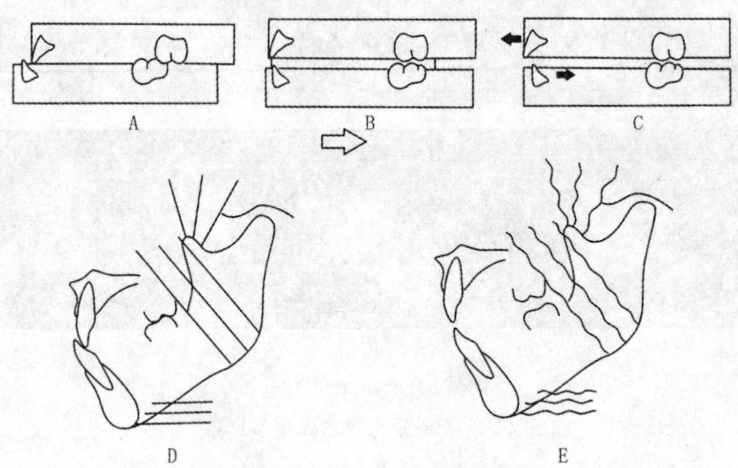

图 11-12 FKO 的咬合重建及肌力改变

A.最初的咬合位;B.重建的颌位;C.矫治器作用方向:促下颌后退,上颌向前移动;D.咬合位的肌紧张状态;E.重建殆位的肌肉松弛状态。

(2)诱导面的修整:目的为促进Ⅲ类患者上颌前移,下颌后移。①前牙诱导面:修整下前牙的舌侧基托前邻接面,在下前牙的舌侧调磨出一个诱导空间(每次约 1 mm),以利下前牙向舌侧移动,从而改善反殆(图 11-13)。②后牙诱导面修整:修整上后牙舌面的近中部分,形成牙弓可向近中移动的诱导空隙(每次约 1 mm)。同时,修整下后牙舌面的远中部分,形成牙弓向远中移动的诱导面。③殆面修整:前牙反覆殆正常者,不修整;反深覆殆,依殆曲线的情况而定。④切缘修整:Ⅲ类反深覆殆者,下切牙的切缘应覆盖塑胶;Ⅲ类下颌前突伴开殆者,如切牙萌出不足,可磨去切缘接触处基托塑胶,以利切牙伸长;Ⅲ类反覆殆正常者,切缘塑胶也应保留。

4. bionatorⅢ型矫治器

(1)装置:bionatorⅢ型矫治器的主要结构有:反向唇弓及颊曲,用1.0 mm不锈钢丝制作,就位于下颌前牙的唇侧;U形腭杆,用1.2 mm不锈钢丝制作,开口向后;树脂基托。改良设计时可附上颌唇挡,或者把下颌前段的塑胶变成连接体(图11-14)。

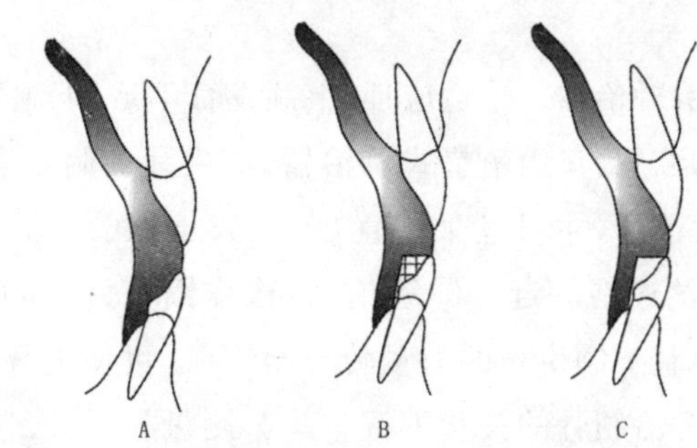

图11-13　前牙诱导面的修整

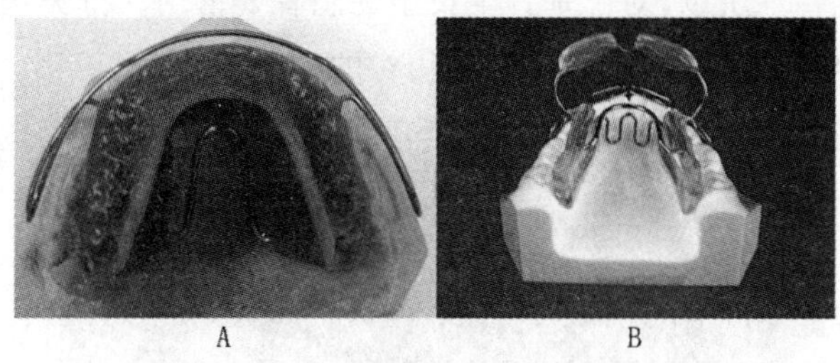

图11-14　bionatorⅢ型装置矫治器

A.bionatorⅢ型;B.改良型(增加上唇挡)。

(2)作用机制:舌的功能运动非常重要。Ⅲ类患者舌的位置靠前,使下颌前移,致下颌前突,前牙反殆。通过bionatorⅢ型矫治器,建立协调的口周肌力环境和口颌系统的功能适应性,消除异常的肌张力,阻断畸形的发展,引导牙颌面正常生长。该矫治器主要调节肌肉的功能活动,而不是激活肌肉。一般不主张过分打开咬合。

(3)诱导面的修整:与Ⅲ型肌激动器一样,Ⅲ类患者希望上后牙近中移动,下后牙远中移动。①后牙的修整:调磨上后牙舌侧近中邻面区,以便上后牙近中移动;调磨下后牙的远中舌面区,近中面与牙紧密接触,以便下后牙远中移动。②前牙的修整:缓冲下前牙舌侧的基托,以便下前牙舌侧移动。③殆面的修整:开殆患者,为压低后牙,让前牙萌出,只修整后牙殆面部中央窝的塑胶,保持牙尖与塑胶接触,压低后牙;深覆殆的患者,以殆曲线的情况而定。如需上下后牙均伸长时,则应去除上下后牙殆面塑胶。如需下后牙伸长,不需上后牙伸长时,可以只去除下后牙殆面塑胶。

5.其他

如反式双板矫治器(Twin-Block)、磁力矫治器施以磁力Ⅲ类牵引等均可用于早期功能性及轻中度骨性Ⅲ类限制下颌的矫治。

(二)促进上颌生长

1.常用前牵引上颌矫治器

(1)面罩式前牵引装置(图11-15)。①适应证:上颌发育不足、下颌发育基本正常的年轻患者。②装置:口内殆垫式矫治器,上尖牙处附牵引钩或固定矫治器;头帽,面罩。③矫治力:橡皮圈每侧300～500 g起。④使用目的:利用重力牵引,刺激上颌骨周围骨缝增生,从而刺激上颌骨的发育,改正颌骨关系。

(2)改良颏兜上颌前牵引矫治器。①适应证:上颌发育不足、下颌发育过度的年轻患者,最好是生长发育高峰前期。②装置:口内殆垫式矫治器,上尖牙处附牵引钩;头帽;改良颏兜;口内矫治器也可以使用固定矫治器,主弓丝采用直径0.457 mm(0.018英寸)以上的弓丝,附舌弓,将舌弓与主弓丝用结扎丝连在一起。③矫治力:橡皮圈,每侧300～500 g起。④使用目的:通过早期重力牵引,将抑制下颌生长的力量传导至上颌,可使上牙弓前移,上前牙前倾,上颌骨前移,从而完全或部分矫治颌骨的矢状不调。头影测量显示:A点前移,可促进上颌的前方生长;使上颌牙列近中移动;矫治器如果配合有扩弓装置,还可观察到上颌牙弓的扩大;下颌骨的远中移动;后下旋转。所以,对于垂直生长型的患者要慎用。待矢状关系改善后再用固定矫治技术进行常规治疗,最后到达正常的尖窝相对的咬合关系。

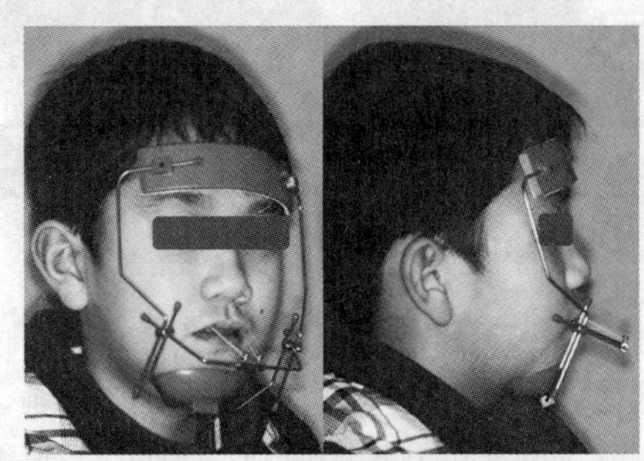

图11-15　面罩式前牵引装置

2.前牵引矫治的原理

Ⅲ类错殆在东方人群中的发病率高于西方人群。其中42%～63%的骨性Ⅲ类患者上颌骨发育不足。Ⅲ类错殆是一种与生长发育有关的畸形,随着生长有加重的趋势。因此,在儿童生长发育过程中,适时适当使用上颌骨前牵引,可以早期矫治上颌发育不足产生的骨性Ⅲ类错殆,改善上颌发育,获得较理想的面型。为了获得良好的前牵引效果,需要掌握前牵引的时机,选择具有明显的上颌骨发育不足且磨牙Ⅲ类关系的患者,选择适当的矫治器,并注意使用方法,才能获得比较好的治疗效果。

(1)刺激上颌骨矢状向与垂直向的生长:上颌前牵引矫治器能够将合适的力作用于上颌骨周围的骨缝,如额颌缝、颧颌缝、颧颞缝、翼腭缝,刺激骨缝区的骨沉积,使上颌骨得到改建,从而矫治上下颌骨关系不调所致的骨性错殆。

(2)升高上颌磨牙:在用前方牵引时,牵引力的作用会使上颌磨牙升高,刺激后部牙槽突的生长，从而使下颌向后旋转。这样对水平生长型的患者是有利的，而垂直生长型高角的患者需慎用。但是如果使用殆垫式口内矫治器，可以比较好地控制后牙的伸长。

3.患者的管理和使用

口外前牵引力对上颌骨与牙齿的影响取决于力的方向、力的作用点位置、力的大小、力的作用时间等。

(1)前牵引的方向：重力作用下，上颌骨的移动方向与前牵引的方向及施力点有关。当力线通过上颌复合体的阻力中心，则可使上颌骨近水平前移。1994 年，赵志河通过鼻上颌复合体的三维有限元模型精确测定了上颌阻力中心的三维坐标位置，即在正中矢状面上，高度约在梨状孔下缘，前后位置在第二前磨牙和第一磨牙之间，这就为临床上前牵引的方向提供了直接的证据。Tanne 研究上颌前牵引方向从相对殆平面＋90°～－90°范围内变化对颅面复合体的生物力学效应后，发现水平牵引时上颌复合体向前上旋转，而在－45°～－30°斜向下方牵引复合体几乎平行移动。2000 年，张国华等提出Ⅲ类错殆的患者其上颌后缩可能导致上颌复合体阻力中心较正常人有前移趋势，因此若希望上颌复合体平动而非旋转移动，则应该适当加大向前下牵引的角度，以前下－40°为宜。Hata 等却认为，除非施以向下方的重力，否则一般前下方向的前牵引力不能克服上颌复合体的逆时针方向旋转。

临床上实际操作要达到此角度有一定的困难，在此位置前牵引矫治器极易脱出；而且牵引角度过大，橡皮圈会压迫患者口角，引起不适。因此，实际运用时以－30°～－15°向下牵引为宜。有开殆倾向的Ⅲ类患者，为避免前牵引时的逆时针旋转，应采用前下 30°方向的矫形力，而对于前牙深覆殆的Ⅲ类患者，可借助前牵引的逆时针旋转减小覆殆，应该使用与功能殆平面平行或稍上的牵引角度。

(2)前牵引点：上颌骨的旋转还和牵引力作用点的位置有关。当牵引力点靠近上颌牙弓后部时，上颌骨逆时针旋转明显，为了避免这种不良反应，口内牵引点应尽量靠前。Ishii 等研究比较了口内牵引点不同对矫治效果的影响，发现上颌第一磨牙处牵引比前磨牙区处牵引所致的上颌前移及上颌旋转更多，认为会有开殆趋势，提倡前牵引点应该靠前，但是对于上颌发育严重不足前牙反覆殆深者，前牵引点可以适当靠后。

(3)牵引力的大小：牵引时应该用较大的矫形力，文献报道在每侧 400～800 g 都可以，也有学者提出每侧大于 1000 g。如果牵引力过小，则只能对上颌牙齿产生正畸移动而非对上颌骨的矫形作用。前牵引力的大小应根据个体的年龄、组织感受性、畸形程度以及戴矫治器的时间等进行调整。

(4)戴用时间：一般认为，每天矫形力的作用时间不应低于 12 小时，否则效果不明显。为了获得尽可能多的骨移动和尽可能少的牙移动，建议使用间断重力牵引，因为间断重力可使骨的潜行性吸收减少，骨效应多，牙移动少。因此，24 小时戴口外牵引力是不必要的和有害的，宜每天使用 12～14 小时为佳。

4.前牵引矫治器的使用时机

对前牵引的使用时机目前尚有争议。一般认为，前牵引矫治应该在儿童生长发育迸发期到来之前进行。但是，到底什么年龄段的儿童进行前牵引才能达到最好效果呢？为此许多学者把不同年龄的儿童分组进行临床试验。有学者将患儿分为3～6岁、6～9岁、9～12岁三组进行前牵引治疗，观察上颌的矢状向变化。研究结果表明，尽早治疗有利于颌骨关系的调整，年轻的患者在更短的时间内会有更好、更快的效果，面貌改观大，并且会减少畸形对患者的心理影响。Andrew等将患儿分为4～6岁、8～10岁、12～14岁三组比较年龄对其上颌骨、牙、软组织改建的影响，发现虽然早期治疗的效果最好，但是对10岁以上的患者也有较好的疗效。Baik研究发现8～13岁间各年龄段患者矫治后骨的改建无明显差异。Hägg研究得出8岁以上或8岁以下患者改建是一致的，都得到了相似的上颌骨前牵引骨效应。还有研究发现，一方面，侧切牙萌出2/3时使用前牵引矫治器，可以使∠SNA变大，∠ANB的变化更为明显，此期矫治效果最好；另一方面，侧切牙如果只有1/3萌出或者完全萌出以后，治疗效果主要是切牙的牙轴倾斜，∠SNA的变化相对就较少。也就是说，∠SNA的变化量与前牙牙轴的倾斜程度成反比。治疗周期较短如1个月就有覆盖的改善，往往可以发现∠SNB的变化比较大，而如果3～4个月等较长时间才有覆盖的改善，往往可以发现伴随有∠SNA的较大变化。

目前比较公认的前牵引最佳治疗时机有几个观点：Mc Namara认为混合牙列早期恒上中切牙萌出阶段比较好；Hickham认为8岁以前最好；而Proffit提倡9岁以前开始矫治。临床上一般建议替牙列晚期和恒牙列早期开始前牵引治疗，此期的患者多处于生长发育的高峰前期或高峰期，相对比较容易合作，效果更好。

5.前牵引矫治器的改良运用

(1)种植支抗：有学者报道，当口内固位不佳时，在上颌利用小钛板及微种植钉，在牙槽上植入种植支抗进行上颌骨前牵引，以及在上颌后部及下颌前部植入种植钉作Ⅲ类牵引，每侧800 g，20°～30°牵引，这类骨支抗的设计，效果良好(图11-16)。

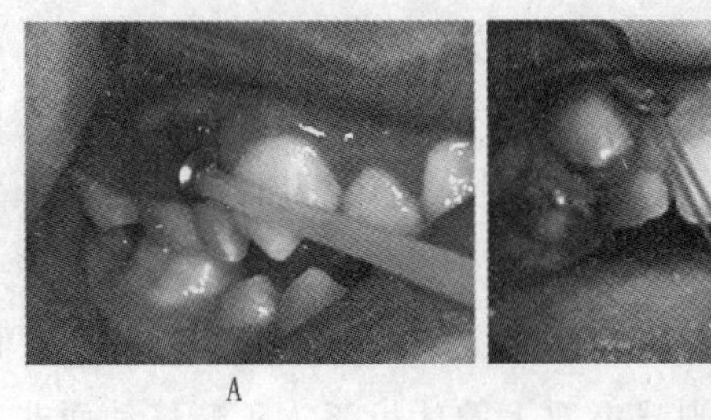
A

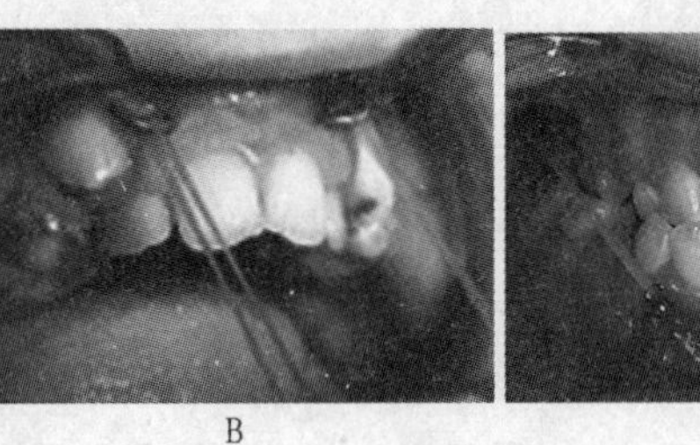
B

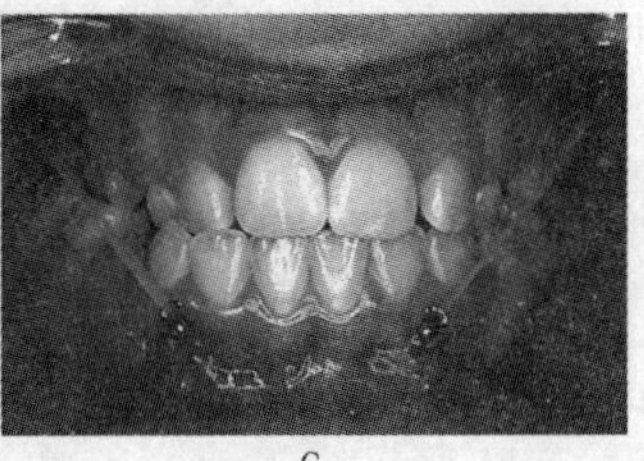
C

图11-16　利用种植体支抗

A、B.面框前牵引；C.Ⅲ类牵引。

(2)MPBA(the maxillary protractor bow appliance)：2000年，日本学者Kajiyama用一种改良的前牵引矫治器MPBA来治疗骨性Ⅲ类。MPBA也由三部分组成：面弓、牵引橡皮圈无特殊。其特点为口内装置的设计包括：在上颌第一乳磨牙和第一恒磨牙上粘带环，四个带环在腭部被腭托连接为一体。乳磨牙带环颊侧焊拉钩。力量为每侧400 g，牵引方向为20°～30°，时间为每天10～12小时，牵引10个月。这位学者提出，通过MPBA的矫治，患者前牙达到正常覆𬌗覆盖、后牙关系改为中性、面中份发育良好，侧貌得到很大改善，更重要的是患者治疗后不需保持,并在治疗1年后回访无复发。

(3)前牵引与快速腭扩展(rapid maxillary expansion,RME)的联合运用:研究发现,前牵引的内向分力作用于颅面复合体会产生对腭中缝的挤压力,这种压力由后向前增加,因此会造成腭部尤其是腭前部的压缩,建议在前牵引上颌的同时常规联合进行上颌扩弓。Turley认为,快速扩弓能打开上颌复合体周围的骨缝系统,激活骨缝内的细胞反应,从而增加前牵引的治疗效果,减少前牵引的治疗时间。Kim也认为,先扩弓再前牵引使A点有更多的前移,能产生更多的骨改建和较少的牙变化;如不扩弓直接牵引则上切牙会有更多的前倾,且需要更大的牵引力,治疗时间也延长。他认为扩弓可增加牙弓的支抗,且可使牙列产生间隙,有利于前牙轴倾度的改善。Baik比较了联合运用时扩弓与牵引应用顺序上的差异,发现前牵引与扩弓同时进行者矫治后的腭平面倾斜度比先扩弓后牵引者减少得多,即先扩弓后牵引更有利于防止矫治后腭平面的逆时针旋转。Baccetti T.对患儿进行RME+前牵引,发现联合使用会扩大前牵引对上颌结构的影响。不过也有不同意见,Vaughn将5～10岁的患儿分为三组,比较在面具前牵引的同时进行RME,结果发现进行RME与否对前牵引的效果并无影响。现在,临床已经将RME作为上颌前牵引治疗的常规组成部分。

(4)与其他矫治器的联合运用:Arslan对一位12.5岁的严重骨性Ⅲ类女性患者联合使用了头帽前牵引、RME、斜导和固定矫治器。治疗结束后,获得了理想的覆殆覆盖关系和美观效果。Cozza等将Delair面具与bionatorⅢ型矫治器联用,矫治后,患者∠SNA、A-NPg、A-PNS均有较大变化,下颌骨顺时针旋转,∠SNB减小,Ⅲ类关系得到改善。

6.前牵引治疗的稳定性

关于前牵引后的稳定性,仍有争议。有学者对22名面具前牵引治疗后儿童与未经治疗的骨性Ⅲ类患者的生长发育进行比较,发现前者上下颌骨生长趋势及上颌骨的生长量与后者无差异。另一个研究观察了16位使用面具前牵引+RME+唇舌弓矫治器的Ⅲ类患者,并与未做以上治疗的Ⅲ类患者在3.6年时间内的变化做比较,发现两者无差异。不少学者对前牵引稳定性的研究趋向于前牵引后的生长与未经治疗的Ⅲ类上颌骨生长发育趋势和生长量是一致的。

有研究发现,上颌面具前牵引+RME治疗后的患者进行常规Hawley式保持器保持,经过13.7个月的随访,覆盖减少,主要是因为上颌骨生长较正常少,而下颌骨继续生长。如果前牵引后用FR-Ⅲ型保持6个月,治疗效果大部分得以保持,FR-Ⅲ型可刺激面部垂直向发育,面中份发育较好。因此,前牵引治疗后需要继续刺激上颌骨的生长才能维持疗效。

依据Moss功能基质假说的渐成控制理论,生长发育受外源性和内源性两个因素的控制。因此,Kondo提出前牵引后主要应该通过功能来保持。首先应该建立一个稳定的咬合:重建功能性殆平面;减少由于下颌磨牙直立引起的垂直向不调;增加上颌前牙牙槽高度,这样有利于保持下前牙的倾斜度和垂直高度,从而获得更佳的唇形;开拓舌的活动空间,改善通气道、改正异常的舌习惯;进行唇舌系带切断术,规范咀嚼肌的活动性,并且经常进行功能舌活动训练(咀嚼口香糖),这样有利于治疗后的牙位的保持。

综上所述,前牵引的疗效已被肯定,使用前牵引后上下颌骨的矢状关系改变,∠ANB增大;上颌基骨增长,A-PNS 距离增大,Ptm-S 距离一般变化不大,说明上颌骨的长度增加,而相对与颅底的位置没有改变。上牙列前移,上前牙唇倾,上颌磨牙前移,磨牙达中性关系。下颌后下旋转,下前牙舌倾,∠SNB 略减小。前下面高增大,面中份突度增加,侧貌得到改善。

图 11-17 是一位患者使用了 5 个月的前牵引的效果示意图。患者为 9 岁 10 个月的女孩,实线为治疗前,虚线是治疗后。我们可以看出治疗后上颌骨向前改建,下颌后下旋转,侧貌有了明显的改善。该患者矫治前后的头侧位片分析表明,∠ANB 由治疗前的$-7°$变为治疗后的 2°,治疗发生了 5°的变化。

图 11-18 是一位唇腭裂患者前牵引前后的重叠图,治疗前患者 9 岁,治疗了 27 个月,可以看到上颌明显向前移动,下前牙略有一些舌侧倾斜,下颌后下旋转,共同的作用使患者改善了咬合和面容。

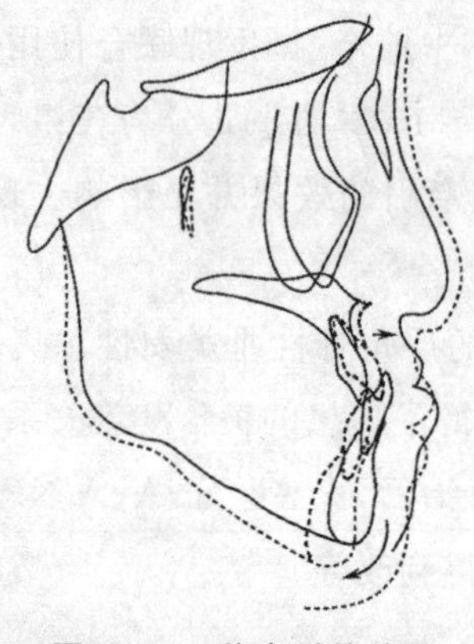

图 11-17 前牵引的效果

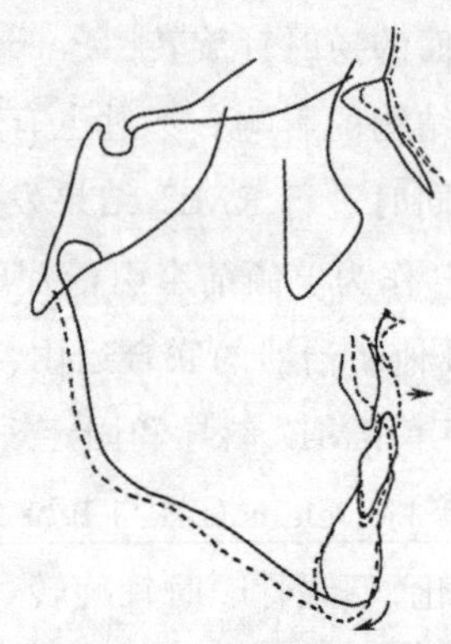

图 11-18 前牵引的效果

(三)唇侧移动上前牙

唇侧移动上前牙的方法有多种:固定矫治器,殆垫式矫治器,舌侧弓矫治器。殆垫式矫治器等前已述及。在此介绍仅一种国内使用较少的活动舌弓式矫治器。

1.装置

上颌第一磨牙作带环,预成舌面弓管(S-T lock,图 11-19)、舌弓丝、弹簧;其中弹簧包括指状弹簧、单式弹簧、复式弹簧等。

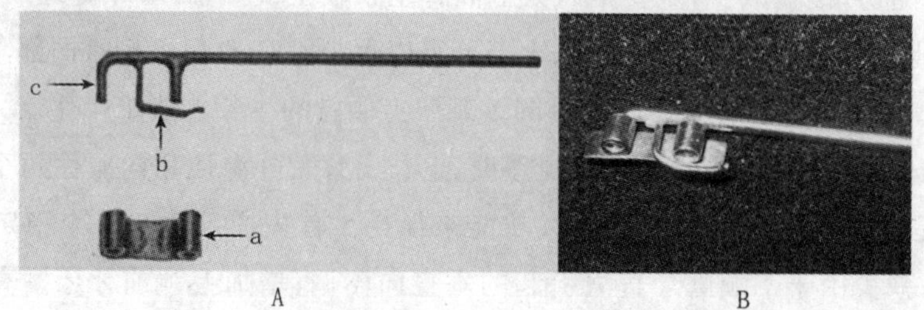

图 11-19 S-T lock

a.插管(基底可点焊于带环舌侧);b.固定丝;c.插销。

图 11-20 为该舌侧弓矫治器的示意图。图中 A 是主弓,一般为直径 1.0 mm 以上的不锈钢丝;B 是辅助弹簧,为作用力部分,直径一般为 0.7~0.8 mm;C 是主弓固位的部分。这是活

动式的，主弓借助后份 S-T lock 结构插取固定，也可以取下做调整后再重新戴入。整个舌弓丝，由三段弓丝组成，即前段弓丝、左右附插销的成品弓，根据牙弓形态弯制成形后焊接相连成一整体舌弓，因为分段弯制，因而成形十分方便贴合。

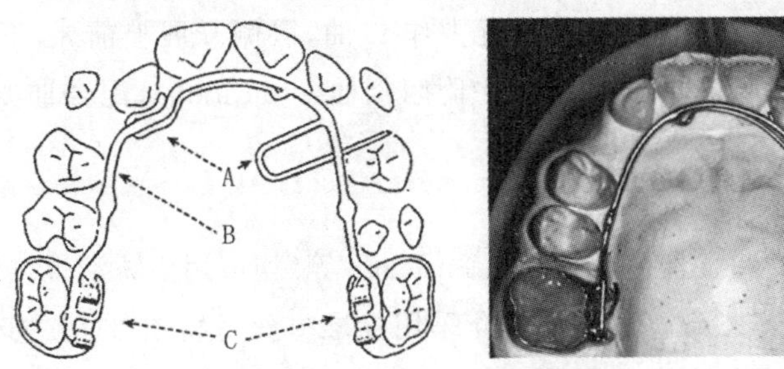

图 11-20　舌弓示意

A.舌弓；B.舌簧；C.S-T lock。

2.设计

矫治力源为在舌弓上焊接各种辅簧。通过辅簧力使牙列中的牙向各个方向移动（图 11-21），必要时还可以使牙弓扩大（图 11-22），加上附属结构还可以改正吮指的习惯。

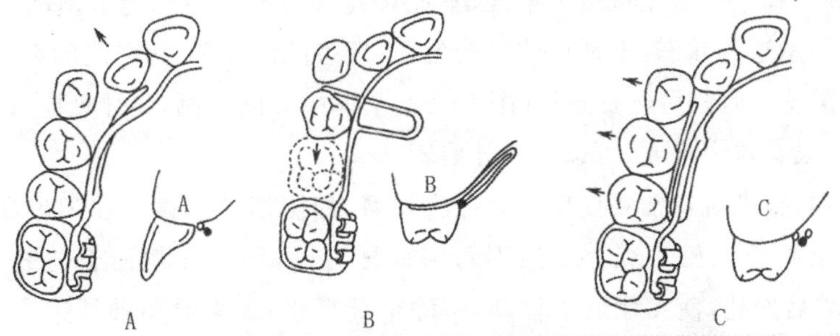

图 11-21　使牙向各个方向移动

A.唇侧移动前牙；B.远中移动前磨牙；C.颊侧移动多个牙。

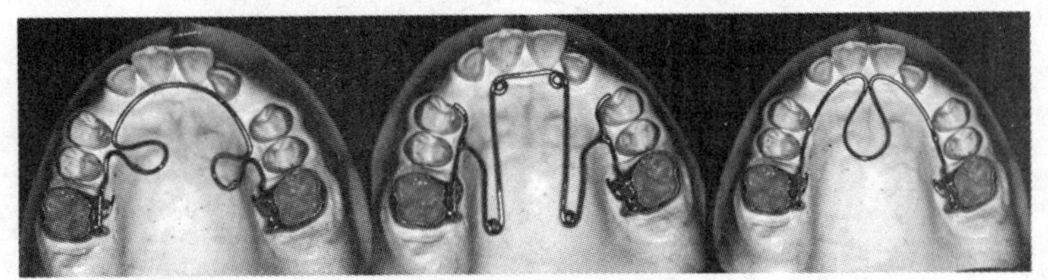

图 11-22　扩大牙弓

(四)舌侧移动下颌前牙

舌侧移动下前牙可以使用固定矫治器或活动矫治器。活动矫治器的装置包括下颌第一磨牙的箭头卡环固位，使用唇弓加力或橡皮圈内收下前牙。矫治力来源于弓丝和橡皮圈。多用于下前牙有间隙的患者。

六、固定矫治器治疗

(一)2×4 矫治器

2×4 矫治器，即为 2 个带环和 4 个前牙托槽的矫治器，同时配合Ⅲ类颌间牵引，多用于替牙期的反殆。主要用于第一期治疗,目的是改正前牙反殆,同时尽可能地使后牙关系改为中性关系。

使用时可以先用0.356 mm(0.014英寸)的Ni-Ti丝排齐前牙;再使用0.406 mm(0.016英寸)不锈钢丝弯制上颌弓丝,可以在颊面管的近中作Ω曲,唇侧开展上前牙,下颌弓丝也使用0.406 mm(0.016英寸)不锈钢丝,颊面管的近中附阻挡曲(stop loop),配合Ⅲ类牵引改正前牙反殆,下颌整体远中移动,使磨牙关系改成中性。

(二)标准方丝弓矫治技术

各类固定矫治器(方丝弓、直丝弓、细丝弓、Tip-edge等)均可用于矫治Ⅲ类错殆,但其矫治程式及步骤均大同小异,基本一致。以下仅简介采用标准方丝弓矫治技术二步法治疗Ⅲ类错殆的矫治过程、弓丝弯制要点及注意事项,大体均可简化为以下四个步骤。

1.排齐及排平

(1)弓丝制作要点:弓丝可直接选用0.014～0.016英寸的不锈钢圆丝,在第一磨牙的近中附有阻挡曲(stop loop),一般前牙需要唇倾时,stop loop应该抵住颊面管;而不需要前牙唇倾时则离开颊面管0.5～1.0 mm。末端后倾弯30°～40°,有适当的末端内倾弯。弓丝的宽度要以初诊时模型的尖牙和第一磨牙宽度为基准,不能过宽或过窄。强调上下颌的弓丝应该很好地协调,协调时应该呈这种状态:上牙弓前段较尖,下牙弓前段较平,两者之间有一个新月状的间隙,这就是覆殆覆盖。后段弓丝要平行(图11-23)。非拔牙的病例,尖牙处应该作外展弯,不过对于拔牙病例则没有这个必要,可以不作外展弯。

(2)注意事项:整平时常常要使用开大螺旋弹簧,如侧切牙拥挤时在尖牙和中切牙之间使用,注意此时的结扎应该松一点。如果不希望前牙唇倾,则应在颊面管与磨牙阻挡曲(stop loop)之间作末端后拴扎,使尖牙远中移动,解除前牙拥挤;如果希望前牙适当唇倾,则不需作末端后拴扎,使前磨牙处也可以有少许开展;如果有中线偏移时,可以考虑单侧不作末端后拴扎,有利于中线的改善。

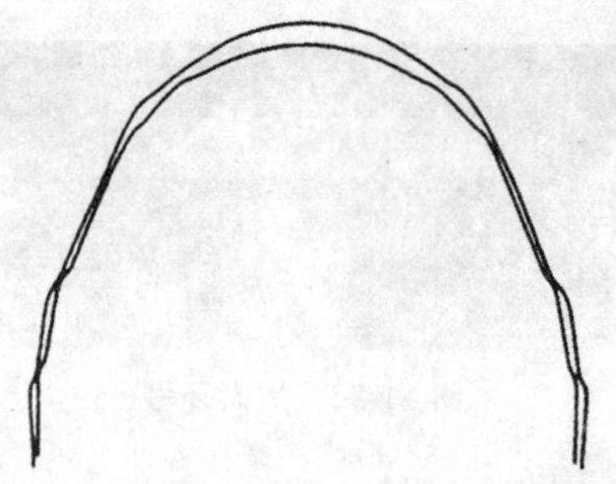

图11-23 上下弓丝协调形态

2.尖牙远中移动

(1)弓丝弯制要点:使用0.406 mm(0.016英寸)圆丝附stop loop,并抵住颊面管,弓丝较整平时稍大一点。结扎时注意,尖牙结扎只结扎远中翼,避免出现尖牙的远中旋转。因为尖牙移向远中的过程中,可能会出现尖牙的远中旋转。

(2)常用尖牙移动方法:①链状橡皮圈:使用链状橡皮圈。从磨牙(6/7)牵至尖牙的托槽远中翼。不强调末端后拴扎。②开大螺旋弹簧:使用开大螺旋弹簧。不需前牙唇倾时,必须作末端后拴扎。这样后牙和前牙可以作为一个整体做支抗,移尖牙向远中。③激活螺旋弹簧:使用长结扎丝激活螺旋弹簧,绕过第二前磨牙托槽的近中龈方至远中𬌗方,再到磨牙颊面管上的拉钩,最后回到前方结扎(图 11-24)。④J 钩:用于需要强支抗的病例,直接使用 J 钩力量使尖牙远中移动,支抗磨牙可以不动。同时还可以使上前牙有一定程度的压入,有利于咬合的打开,改善露龈。

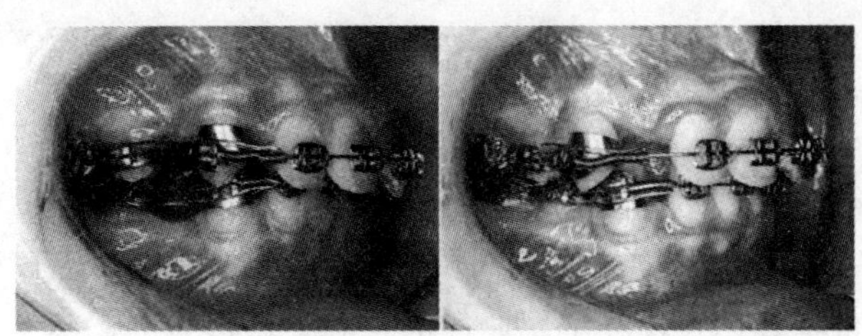

图 11-24 拴扎丝加力螺旋弹簧移尖牙向远中

3.关闭间隙

(1)弓丝弯制要点:上颌 0.457 mm×0.635 mm(0.018 英寸×0.025 英寸)方丝,下颌 0.432 mm×0.635 mm(0.017 英寸×0.025 英寸)方丝,均附有垂直关闭曲。垂直关闭曲设计于侧切牙托槽的远中 2 mm 处,高约 7 mm(下颌减1 mm)。第一磨牙处有外展弯。末端后倾弯稍小一点,5°～10°。尖牙处一般不作 offset。磨牙处焊接拉钩便于加力。依据侧位片上前牙的倾斜度,如果较直立而且前牙内收较多,可以用较大冠唇向的转矩;如上前牙已经代偿性唇倾,则可以加一定角度的冠舌向的转矩以控制上前牙的位置。内收下颌时,为避免下前牙舌倾,建议前牙段加一定的冠唇向的转矩。尖牙至第二磨牙转矩依据牙的具体位置确定。

(2)注意事项。①焊接:标准方丝弓矫治技术的一个重要部分,许多矫治部件的制作都会用到焊接。焊接时注意:使用还原焰(图 11-25);调节焊媒的浓度,使用量要适当;焊金使用量与主弓丝的粗细匹配;焊接时不能过热,保护主弓丝;至少 3/4 的主弓丝应该被焊金包绕。焊接好的拉钩与主弓丝成 45°,结扎加力后可以使垂直关闭曲打开,每次打开 1 mm 即可内收前牙关闭拔牙间隙 1 mm。②牵引:注意当前牙没有咬合,反覆盖较大时,应该先用Ⅲ类牵引配合弓丝内收下前牙,建立上下颌前牙间的正常咬合以后,再同时内收关闭间隙。因为有咬合力且上下前牙同时内收时,可以更好地控制牙的转矩。③时机:关闭间隙阶段是调整中线及磨牙关系的最有利时机,牙弓呈三段,调整相对容易,注意利用。改善Ⅲ类关系,需要使上颌第一磨牙近中移动,而下颌第一磨牙远中移动。使用的力系是Ⅲ类牵引,使上颌第一磨牙近中移动,同时向下伸出移动,有利于下颌的后下旋转。同时下颌方丝附阻挡曲,可使下颌第一磨牙甚至下牙弓远中移动。但是由于牵引会使上磨牙伸长,下颌后下旋转,这对于高角患者是不利的,使用时要综合判断。

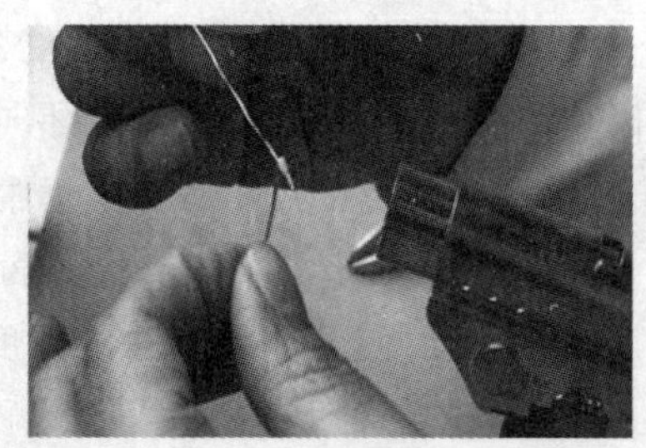

图 11-25　焊接时注意使用还原焰

4.标准弓

(1)弯制要点:上颌为 0.457 mm×0.635 mm(0.018 英寸×0.025 英寸)的方丝,下颌为 0.432 mm×0.635 mm(0.017 英寸×0.025 英寸)的方丝。上下颌弓丝应该很好地协调。前牙和后牙的转矩度数应该依据具体情况在上一阶段的基础上做适当的调整。

(2)注意事项:使用各种牵引,如三角形、箱形牵引调整牙位,稳定磨牙关系。

(三)拔牙矫治及正颌外科手术治疗

Ⅲ类错𬌗矫治中,由于拥挤的存在,常常需要拔牙。不同的病例拔牙的选择不同,常常是上颌第二前磨牙和下颌第一前磨牙。但是注意一个原则,在可能的情况下,上颌拔牙要特别慎重,避免拔牙导致上颌发育更加不足。对骨性Ⅲ类错𬌗,早期拔除第三磨牙牙胚,有利于终止其对下牙列的生长促进。此外,骨性Ⅲ类治疗中拔除第二恒磨牙(第三磨牙胚应正常),常更有益于磨牙关系的调整及减小下切牙的过度舌倾。

对于严重骨性错𬌗并影响面型美观的Ⅲ类患者,则需选择正颌外科手术治疗,才能最终解决形态、功能和美观的恢复和稳定的疗效。

(四)其他特殊情况的处理

1.扩大牙弓

当Ⅲ类患者的上颌发育不足牙弓狭窄时,特别是唇腭裂患者,多使用扩弓矫治器装置,包括 RME、活动式扩弓装置、Hyrax 扩弓矫治器、Hass 扩弓矫治器、黏结式扩弓矫治器、四眼簧扩弓矫治器等。此外,具有扩弓作用的设计还有弓形略大于牙弓的弓丝,多曲弓丝、直的Ni-Ti丝、Malligan 辅弓、改良多用弓、唇挡等。临床上可以依据不同的病例灵活选用。

扩弓的适应证包括:间隙分析认为是轻、中度拥挤;Howes 分析认为前磨牙基骨弓宽应约等于 12 个上牙宽的 44%,基骨弓有足够的长度容纳所有牙齿。如果比率小于 37%,则表明患者基骨长度发育不足,需要拔牙。如果第一前磨牙基骨弓宽度大于第一前磨牙牙弓宽度,则可安全有效地扩大前磨牙区。

时机的选择对扩弓的成败至关重要。对扩弓矫治的阻力影响最大的是腭中缝的钙化锁结情况,而后者主要取决于患者的年龄。一般认为,对扩弓的年龄并无严格的限制,混合牙列期、恒牙列早期直至成人都可。一般认为青春前期是扩弓的最佳时机。此期进行矫治,不但速度快,而且效果稳定。研究结果表明,恒牙列早期矫治组(平均年龄 9.2±1.3 岁)的效果较混合牙列期组(平均年龄 12.7±1.2 岁)稳定。两组患者对比,发现混合牙列期组磨牙和尖牙间宽度复发量更大($P<0.01$),此期牙和牙槽骨的倾斜移动更多。需要注意的是,年龄不是决定扩

弓疗效的唯一因素，即使年龄相同的患者，其骨缝钙化的程度也存在极大的变异，不能单纯根据年龄预测扩弓的稳定性，还应结合牙龄、骨龄、全身发育状况及咬合片等多种因素，进行综合判断。

(1)临床研究和改进：采用带䱵垫的扩弓矫治器，发现牙移动更接近平行，从而提高了骨效应的比例，有利于矫治效果的稳定，并减少后牙的伸长。能克服一般扩弓矫治器伸长后牙导致开䱵倾向的缺点，尤其适用于垂直生长型患者。随着成人矫治的兴起，手术辅助快速上颌扩张(surgical assisted rapid maxillary expansion，SARME)应运而生。通过外科手段松解腭中缝或者行 LeFort Ⅰ型手术切开颊侧骨皮质或两者同时进行，以减小阻力，再快速扩弓。比较 SARME 与 RME 的疗效和长期稳定性的研究表明，两者都能达到扩大牙弓的目的，但 SARME 的变化中骨矫形成分更多，效果更稳定，且牙龈退缩明显少于 RME 组。对不愿意手术且畸形程度不严重的成人患者也可进行常规的 RME 治疗，矫治的效果主要来自牙槽骨的改建和牙的倾斜移动。有学者提出将快扩和慢扩相结合用于成人扩弓——“半快扩法”，即先快扩1 周以启动骨缝，再改用慢扩，以减小对牙和牙周组织的损伤，可使骨效应在成人患者总的扩弓效果中的比例达到 40%，并且经过 3 年随访后，疗效稳定。

(2)扩弓的效果：扩弓主要的效果是扩大牙弓宽度，增加牙弓周长。一般认为扩弓矫治中，切牙前后向位置的变化对牙弓周径的影响最大，牙弓宽度的扩展次之。切牙前移 1 mm，牙弓周径增加 2 mm；尖牙间宽度增大 1 mm，牙弓周径约增加 1 mm；前磨牙间宽度增大 1 mm，牙弓周径约增加 0.7 mm；磨牙间宽度增大 1 mm，牙弓周径增加 0.3～0.5 mm。对下牙弓的变化存在两种认识，一些学者认为下牙弓会随上牙弓扩宽，而另一些学者的观察则认为下磨牙间宽度没有明显变化。除了上述效果，RME 还有使腭盖变平、上颌前移、鼻腔宽度增加和使下颌顺时针方向旋转、前下面高增加的效果。

扩弓治疗也有一定的不良反应，主要包括牙齿的颊向倾斜、旋转、牙龈退缩以及下颌后旋等。可以通过增加䱵垫将后牙联成一体的方法控制牙齿的颊向倾斜，用高位头帽颏兜牵引来对抗下颌的后旋。

(3)扩弓后的保持：扩弓矫治后一般采用 Hawley 式保持器或正位器保持，这两种保持器均可获得良好的保持效果。部分学者推荐尽量采用固定保持如腭杆或舌杆，认为这样比活动保持效果更稳定。

扩弓后保持时间尚存在争论。文献报道从 3 个月到 5 年不等，一般主张 3～6 个月，有学者建议尽量延长保持时间。放射性同位素研究显示保持 3 个月后，骨活性恢复正常水平，认为保持 3 个月就足够完成骨改建。唇颊舌张力研究显示保持 3 个月后，唇颊侧张力恢复到矫治前水平，而舌侧张力仍较矫治前低，说明舌的适应较唇颊软组织慢，并建议延长保持时间。

扩大牙弓是正畸临床常用的矫治手段之一，其稳定性受到多种因素的影响。通过合理选择适应证，优化矫治和保持方法可以减少复发，提高矫治效率。

2.伴有牙缺失时，可使用自体牙移植

Ⅲ类错䱵矫治中，常面临有上前牙埋伏阻生、异位、过小、缺失问题，并导致前颌骨部发育不足，而此区的牙缺失对面型的影响十分明显。而正畸治疗有时会拔除下颌牙齿，内收下前牙，改正反䱵。这时，自体牙移植就是一个非常好的选择。自体牙移植最大的问题是供齿(donor)。一般来说，除了第三磨牙，其余的牙拔除的可能性都不大。但是，正畸治疗时，由于拥挤或前突需要拔牙的场合很多，于是拔除的牙可以作为供齿，自体移植于缺失处，成为治疗牙缺失的一个有效的选择方法。

自体牙移植在正畸中的应用是一个比较新的研究方向。自从奥斯陆大学正畸科的 Slagsvold 教授在 1974 年首次报道了前磨牙自体移植成功之后，其引起了广泛的关注。他们考察了 43 颗牙根未完成的前磨牙移植后的牙根生长，结果表明：3 年后移植牙的存活率是 100%，只有 5%的移植牙牙根变短了 10%。如果牙根未完成的移植牙上皮保存完全，基本上可以继续正常发育。Schwartz 在 1985 年对 26 年间进行的 291 例自体牙移植进行了多变量分析研究，表明移植的成功与否和移植牙牙根的发育完成程度、患者的年龄、移植牙的种类、移植牙有无异位、移植牙在口腔外的时间、口腔外科医师的技术等密切相关。近 10 年随着外科手术水平的进一步完善、相关基础研究的进行、冷冻保存技术的提高，自体牙移植逐渐在国外临床上广泛应用。作为正畸医师，有必要具有自体牙移植的相关知识，从而与他科医师合作，为患者提供更好的服务。

自体牙移植的类型多种多样，主要有以下三类：前磨牙的移植，可以移植到除下前牙以外的几乎所有牙位；异位萌出的尖牙的移植；第三磨牙移植至第一或第二磨牙区。有学者调查了日本新泻大学近 8 年来所做的 49 例 60 颗自体移植牙的情况，结果表明：移植牙的 88%是修复失牙间隙，其余 12%是外科移动的尖牙和侧切牙。移植牙的 60%是前磨牙，这是由于正畸治疗减数时大多拔去前磨牙，17%为下颌第三磨牙。生存率是 100%，其中有 82%的移植牙没有任何临床症状，另有 5%有明显的松动，还有 13%发生了固着。为了提高移植牙的生存率，减少并发症的发生，需要很好地把握自体牙移植的各个相关环节。

(1)牙移植前的检查：①患者有无全身疾患，如果有糖尿病则不适合移植。②移植牙的牙周袋深度，一般认为牙周袋不应大于 3 mm，这样才有足够的健康的牙周膜附着。③移植牙的牙根形态和长度，如果是弯根或多根牙，拔牙时较为困难，容易伤及牙根表面，影响牙周膜的附着，所以不宜用于移植。④牙根发育的完成程度。牙根未完全形成的牙髓有再生的可能性，可不做根管治疗进行观察。而牙根完全形成的牙拔牙后牙髓坏死，感染可以通过牙本质小管至牙根表面，引起牙根的吸收，所以应该在牙移植后 3 周左右做根管治疗。Czochrowska 等(2000 年)研究了 45 颗前磨牙移植至上前牙区 4 年后牙周组织的状态，并与正常前牙进行了比较。结果表明：移植牙的动度较正常牙稍有增加，龈乳头有增生，未发现有髓腔病变。冠根比例两者基本相同，表明青年期前牙缺失后，用牙根尚未完全形成的前磨牙移植后，可以诱导骨的改建。在可能的情况下，最好在牙根尚未完全形成时作移植最为理想。⑤受移植部位牙槽骨的宽度和高度，即使宽度不足但高度足够者仍可作移植。注意，术后移植牙不能承受侧方的咬合力。⑥移植部位距上颌窦腔底部和下牙槽神经管的距离。如果距下牙槽神经管的距离不足，则不能做牙移植，否则易引起下牙槽神经的麻痹损伤。对于上颌窦腔来说，不是那么严格。有报道移植牙洞穿上颌窦腔后，窦腔黏膜可以逐渐修复覆盖牙根表面。⑦移植部牙龈是否健康。移植区若有残根或牙周病患牙存在，术后缝合后形成无效腔的可能性较高。此时，应先拔除残根或患牙，组织修复之后再作移植；移植部位如果有较大的囊肿或埋伏牙等，应在移植前 1 个月左右做手术摘除。

(2)移植前的正畸治疗:移植前正畸治疗的主要目的是集中间隙并确定受移植部位。与种植牙的植入相同,要确保移植部位有足够的间隙,避免与邻牙牙根过于接近。利用开大螺旋弹簧集中间隙,方丝上加上适当的转矩角度调整邻牙牙根的位置等是常用的治疗手段。

(3)外科术式。①移植牙的拔除:注意不要损伤或污染牙周膜,不要接触牙根表面,尽量不要让牙根表面沾上唾液。减少移植牙在口腔外的逗留时间。拔牙时如果发生小的根折,可以先做移植观察,因为仍有可能发生牙周膜的再生。②移植窝的准备:注意不要造成骨组织的热损伤。③移植后的位置:将移植牙放入移植窝内,使其与牙龈牙槽骨等周围组织轻轻接触,处于中立的平衡位置。这时,移植牙与对颌牙无䢷接触,移植牙应稍低于䢷平面 1 mm 左右。如果移植牙高于䢷平面,则咬合力作用容易导致牙根的吸收,牙根变短。另一方面,移植牙在1～3 个月会发生自发的伸出运动,达到咬合平面,同时可以观察到牙槽骨高度也随之增加。④龈瓣的缝合:使牙龈和移植牙紧密接触,不留死腔,防止感染的发生。为减轻术后的肿胀,可放置引流条,第 2 天拔除。⑤移植后的固定:固定一般用正畸弓丝或固定用树脂。注意用树脂时不要污染牙根表面。为使移植牙适应新的环境,同时避免妨碍其自发的伸出移动,维持牙行使功能时的生理性动度,防止或减少固着的发生,建议用半固定。3～6 周后拆除,因为 6～12 周是大多数移植牙发生伸出移动的时期。有报道术后 3 周即观察到有早期的伸出移动。若固定时间过长,会对移植牙有压入力,影响了其伸出运动。不过,对于移植牙的伸出,也有学者认为是由于移植窝处的新骨形成,从而使牙伸至䢷平面,此观点尚未得到实验证实。另有学者建议用两阶段法,即移植窝形成后 2 周再做牙移植,其有效性并不明确。

(4)术后观察:①移植后 1 周拆线,3～6 周以后去除固定。②牙周袋深度的检查:一般希望牙周袋在3 mm以下。③松动度:如果牙周膜修复正常,3 个月后移植牙有正常的生理动度;如果完全没有松动度则说明发生了置换性吸收,移植牙发生了固着。④叩诊音:置换性根吸收时叩诊音较高清脆,而炎症性根吸收则是钝性的叩诊音。⑤牙片检查:4 个月以后可以在牙片上看到牙周膜的再生,移植牙牙根周围有清晰的牙周间隙。骨白线一般 7 个月之后才能观察到。⑥髓腔的变化:牙根未完全形成的牙,移植后如果髓腔变窄,表明牙髓已经存活。髓腔没有变化时,则牙髓坏死的可能性较高。⑦术后的修复或正畸治疗要在牙周膜再生确认之后再进行,一般 4 个月以后。⑧特别要注意术后 6 个月到 1 年的随访观察。因为牙周膜再生以后是否发生牙根吸收,以及吸收的速度对于移植牙的长期存活的预后判断非常重要。⑨关于根管治疗:牙根已完成的牙应该在移植后第 3 周左右做 $Ca(OH)_2$ 根管治疗以防止炎症性根吸收的发生,6 个月至 1 年后再做牙胶尖根管充填。至于治疗时间,建议移植后在口内无菌环境下进行,不赞成拔牙后在口腔外做根管治疗,因为容易引起根尖部的置换性吸收,并有可能发生牙周袋加深,无效腔形成或移植牙固着。

(5)术后并发症。牙根吸收及处理:①表面性根吸收。牙根表面牙骨质的损伤较浅,范围较小时(多因拔牙时拔牙钳造成的),可通过成牙骨质细胞增生逐渐修复。②炎症性根吸收。其发生是由于牙髓坏死或感染根管的残留,导致感染沿牙本质小管移向牙根表面,发生牙骨质的吸收。牙片可见透过影像。牙冠变色,钝性叩诊音,松动度增加是炎症性根吸收的初期症状,但也有患者并无上述症状却也发生了根吸收。牙根未完成的移植牙若发生这种情况,可暂时不做根管治疗,观察 1 个月以后再作决定。多数情况下,炎症性根吸收可以通过 $Ca(OH)_2$

根管治疗而停止。③置换性根吸收。当牙根表面的损伤较深范围较广时，在周围的成牙骨质细胞修复之前，牙槽骨会发生改建包围移植牙的牙根。严重时会很快发生牙冠的脱落。一般发生于移植后 6 个月到 1 年。无自觉症状，检查可发现有较高的叩诊音，无生理性的牙动度，牙片显示牙周膜间隙消失，无明显的透过影像。置换性根吸收一旦发生就很难制止。

(6)术后正畸治疗：对牙根未完成的牙，建议至少 4 个月以后进行正畸治疗。为避免正畸治疗时矫治力对牙髓血液循环的影响，尽量在髓腔闭合，移植后 6～9 个月完成正畸治疗。但是如果确因需要延长正畸治疗的时间，也可视情况对移植牙做根管治疗，移植 6 个月以后再开始正畸移动。对于已做根充的移植牙可在牙周膜修复完成之后 2 个月开始做正畸治疗。不过，目前有关的基础和临床的研究还有许多不明之处。例如，移植牙固着后可以做半脱臼处理，然后直接施加矫治力以改善其固着状态。也许，将来可以在移植术后直接施加正畸力，进行牙移动。研究表明：移植后的前磨牙与未移植的其他前磨牙相比要短一些，如果施加正畸力则牙根有进一步缩短的倾向。但是其他的接受正畸治疗的牙因治疗力系的不同也有不同程度的缩短，所以没有必要因对移植牙正畸移动后的牙根缩短而过于担心。

3.微种植体在Ⅲ类错𬌗正畸治疗支抗中的应用

矫治Ⅲ类错𬌗时常常需要内收下前牙，通常使用Ⅲ类牵引或下颌颌内牵引。对于高角患者长期使用Ⅲ类牵引可能导致上颌磨牙过度伸长，不利于面型的改善；长期使用下颌颌内牵引关闭间隙会导致下颌磨牙前移，不利于磨牙近中关系的改善。这时使用微种植体就是一个很好的选择。在下颌第一磨牙和第二磨牙之间植入微种植体，主弓丝使用 0.432mm×0.635mm (0.017 英寸×0.025 英寸)以上的方丝，尖牙和侧切牙之间焊一拉钩，微种植体与牵引钩之间进行弹性牵引，一次完成 6 颗下前牙的内收。这样可以减少弓丝的弯制，缩短疗程，减少支抗的丧失。据生物力学分析，这样下颌前牙内收时力量更加接近阻力中心，可以使前牙尽可能地整体内收。而且在这个过程中，支抗磨牙也可能由于种植体产生的后移力，引起整个下颌牙弓整体向后移动。此外，以微种植体为骨支抗行Ⅲ类颌间牵引，可前移上颌、内收下颌，使整个牙弓相对移动，这对颜面外观的改善有重大意义。

4.MEAW 技术治疗Ⅲ类错𬌗

MEAW 技术治疗Ⅲ类错𬌗的适应证是轻中度骨性Ⅲ类，下后牙近中倾斜，高角伴开𬌗倾向的病例。MEAW 技术治疗Ⅲ类错𬌗的原理是：第一，使后牙压低竖直，使𬌗平面得到调整；第二，期待髁突的改建可以有利于Ⅲ类错𬌗的矫治。

MEAW 技术使用 0.559mm(0.022 英寸)系统的方丝托槽，常规排齐整平后，制作 MEAW 弓丝。可以上下颌都使用多曲弓丝，也可以上颌使用带磨牙阻挡曲(stop loop)的平直弓丝，下颌弓丝上制作多曲。上颌弓丝的前段加一定的冠唇向转矩，并将颊面管与 stop loop 紧紧扎在一起，使上颌牙弓成为一个整体；下颌弓丝在每个靴形曲的远中加 5°左右的后倾弯，同时配合前牙间重力垂直牵引对抗后倾弯的不良反应以及短Ⅲ类牵引。通过下后牙的竖直获得间隙，使下颌牙弓逐渐后移，上牙弓整体前移，可以使反𬌗得到改正，磨牙关系也有可能改成中性。对于单侧Ⅲ类关系的患者，可以在磨牙关系近中侧加一定的后倾弯，如上所述加重力牵引。中线不齐时可以使用斜行牵引。

参考文献

[1] 王兴,刘宝林.中国口腔种植临床精萃(2020 年卷)[M].沈阳:辽宁科学技术出版社,2020.
[2] 左艳萍,尉静,李雅,等.实用口腔正畸矫治方法与技巧[M].北京:科学技术文献出版社,2017.
[3] 孙建欣,彭澜.口腔医学美学[M].武汉:华中科技大学出版社,2019.
[4] 赵佛容.口腔护理诊疗与操作常规[M].北京:人民卫生出版社,2018.
[5] 李毅萍.口腔疾病与全身健康[M].北京:科学技术文献出版社,2017.
[6] 刘俊红.口腔临床常用实践技术[M].天津:天津科学技术出版社,2019.
[7] 罗恩,祝颂松.正颌及关节外科诊疗与操作常规[M].北京:人民卫生出版社,2018.
[8] 曹文帅.口腔正畸与修复治疗[M].北京:科学技术文献出版社,2019.
[11] 李龙江.口腔急诊诊疗与操作常规[M].北京:人民卫生出版社,2018.
[13] 敖凯.口腔诊疗技术与美学修复[M].北京:科学技术文献出版社,2019.
[14] 赵志河,房兵.口腔力学生物学[M].上海:上海交通大学出版社,2017.
[15] 王德超.口腔常见病治疗实践[M].哈尔滨:黑龙江科学技术出版社,2019.
[16] 姜晓蕾.口腔临床医学新进展[M].北京:科学技术文献出版社,2017.
[17] 潘业登,孙永红,张亮亮.实用口腔医学治疗技术与临床应用[M].北京:金盾出版社,2018.
[18] 战金辉,黄敬东,王汉思.新编口腔科疾病诊治与预防[M].天津:天津科学技术出版社,2019.
[20] 袁得铭.实用口腔疾病诊疗与临床应用[M].北京:科学技术文献出版社,2018.
[21] 张磊,刘莉娜,吴江.临床口腔疾病检查技术与治疗实践[M].南昌:江西科学技术出版社,2018.
[25] 孙新国.实用口腔正畸修复学[M].天津:天津科学技术出版社,2017.
[27] 潘亚萍.牙周病就医指南[M].北京:人民卫生出版社,2019.
[28] 任改仙,鲍萍萍,张岩.口腔工艺技术[M].北京:科学技术文献出版社,2017.
[29] 丁一,吴亚菲.牙周科诊疗与操作常规[M].北京:人民卫生出版社,2018.
[30] 陈晓华.现代口腔科学精编[M].北京:金盾出版社,2019.
[31] 陶建华.实用常见口腔诊疗学[M].长春:吉林科学技术出版社,2017.
[32] 王新颜.五官科疾病检查方法与治疗实践[M].长春:吉林科学技术出版社,2018.
[33] 吕霞.现代口腔科学[M].昆明:云南科技出版社,2019.
[34] 李晓荣.实用口腔临床诊治技术及应用[M].北京:科学技术文献出版社,2017.
[35] 陈鑫琳.现代临床口腔科常见病诊断与治疗[M].西安:西安交通大学出版社,2017.